NATURE FIX

THE NATURE FIX
WHY NATURE MAKES US HAPPIER,
HEALTHIER, AND MORE CREATIVE
BY FLORENCE WILLIAMS

自然が最高の脳をつくる

最新科学でわかった創造性と幸福感の高め方

フローレンス・ウィリアムズ

栗木さつき・森嶋マリ＝訳

NHK出版

NATURE FIX
自然が最高の脳をつくる
最新科学でわかった創造性と幸福感の高め方

フローレンス・ウィリアムズ　栗木さつき・森嶋マリ＝訳

NHK出版

THE NATURE FIX

BY FLORENCE WILLIAMS

自然の世界を初めて見せてくれた父、
ジョン・スケルトン・ウィリアムズに。
おかげで、自然はいつだって
魔法がかかっているような魅惑に満ちていた。

目次

PART 4

三日間――大自然が脳に与える効果

PART 5 庭のなかの都市

＊本文中の〔　〕は原注、〔　〕は訳注をあらわす。注番号は巻末の原注を参照のこと。
＊本文中の書名は、邦訳版があるものは邦題を表記し、邦訳版がないものは初出に原題とその逐語訳を併記した。

プロローグ——戸外の大気は人を元気にする強壮剤[1]

ひとけのない曲がりくねった危険な山道のずっと先に、息を呑むほどの絶景が広がっていますように。[2]

——エドワード・アビー

どこにいるかが幸福度を左右する

アメリカ、ユタ州のアーチーズ国立公園をハイキングしていたとき、スマートフォンにインストールしてあるアプリ〈マッピネス〉の電子音が鳴った。うるさいと思う人もいるだろうけれど、わたしは違う。だってこうして戸外に出て美しい大自然のなかに身を置き、自分がどれほど幸せな気分でリラックスしていて、頭が冴えているのかを、ようやくアプリに報告できるのだから。

わたしはスマフォの画面をタップし、「幸福度」「リラックス度」「思考の明晰度」の項目すべてに「最高、最高、最高」と入力する。そして目の前に広がるサーモン色のすべすべとした巨大な岩々が連なる絶景を、勝ち誇ったように写真におさめる。岩の亀裂から顔をのぞかせる苔《こけ》が織りなす繊細な等高線。紺碧の空に散らばる真っ白な雲。大学の窓のない研究室にこもってこのアプリのデータを収集している陰の監視者《ビッグ・ブラザー》に、この画像をランチタイムに楽しんでもらうとしよう。

このアプリを使いだしてから数か月が経過した。アプリの電子音が鳴るたびに、わたしはそのときの気分を報告してきた。その数、計二三四回。ところが音が鳴るときはたいてい室内で仕事をしていたため、〈マッピネス〉の研究プロジェクトにとっても、わたし自身にとっても、あまり役に立ってはいなかった（そもそも電子音が鳴るタイミングが悪すぎる。だってわたしはけっこう戸外ですごしていたはず……）。〈マッピネス〉の研究プロジェクトはいま、複数年にわたる大規模なデータ収集を実施している。数万人のボランティアの協力を得て、一日に二回、ランダムにアプリの電子音を鳴らし、「いまの気分」と「いましていること」を回答してもらっているのだ。こうして得た回答を、GPSの正確な位置情報から入手した天気や日射量などの環境特性と照らしあわせる。その目的はシンプルそのもの。次のふたつの疑問の答えをさがしているのだ。なにが人間を幸福にするのだろう？　そのときいる場所によって、幸福の感じ方は大きく変わるのだろうか？

このアプリを開発した陰の監視者《ビッグ・ブラザー》――というより新進気鋭の科学者《ビッグ・サイエンティスト》――は、イギリスのサセックス大学の気さくな若き経済学者ジョージ・マッケロンだ。彼はわたしにこう説明した。幸福に関する既存のデータの大半は、人間関係、人の活動、経済行為との関わりを調べたものであり、そこから得られた結果は周知の事実となっている。つまり地域社会と深く関わり、友人に恵まれ、生命の維持に必要な条件が満たされていれば、人間はもっとも強い幸福感を覚える。さらに自分のことばかりにかかずらうのではなく、崇高な目的や社会のために尽くすことができれば、なおさらいい。だがマッケロンはそこから一歩踏み込み、幸福になるためのこうした条件をすでに満たしている人の場合はどうなるのだろうと考えた。いや、そうした条件を満たしていない人の場合とて同じことだ。日々の生活を送るうえで、人間の幸福感に違いをもたらす要因はほかにもあるのだろうか？

この疑問に答えるべく、二〇一〇年、マッケロンはスマートフォン向けアプリ〈マッピネス〉を開発し、一年間で二万人の協力者を集め、一〇〇万件以上のデータを収集した（その数年後にわたしがそのアプリを利用しはじめたころにはデータ数は三〇〇万件に達していた）[3]。こうしたデータからわかったのは、仕事をしているときや病床にあるときは幸福度がもっとも低く、友人や恋人と一緒にいるときはもっとも幸福度が高いということだ。また、気分は天候にも左右される（参加者の大半がイギリス在住であることを考えれば、意外な話ではない）。ところが意外なことに「だれと一緒にいるか」「なにをしているか」のほかにも、幸福度を大きく左右する要因があった（ただし、このプロジェクトに協力しているｉＰｈｏｎｅユーザーの大半が、職に就いている教養ある若者だという背景はあったが）。それは「どこにいるか」だ。マッケロンはある論文で次のように述べた。「平均すると、被験者は都会にいるときより、屋外の緑豊かな場所や自然のなかに身を置いているときのほうが有意に、かつ確実により深い幸福感を覚えている」（休暇中の効果が反映されないよう、データは調整されている）

都会にいるときと豊かな自然がある環境（とくに海岸沿い）にいるときの幸福度の差は、ひとりでいるときと友人と一緒にいるときの差よりはるかに大きく、なにもしていないときと歌やスポーツなど好きなことをしているときとの差と同程度だった。さらに注目すべき点は、わたしと同様、回答したときに戸外にいた例がごくわずかしかなかったことだ。アプリの電子音が鳴ったとき、回答者の九三％は屋内か乗り物のなかにいた。交差点に立っていたり郵便物をとりに出ていたりするときも、アプリはちゃんと「戸外」にいることを認識できるというのに。わたし自身のデータはといえば、あまりにも情けない結果だった。回答時に戸外で運動したりリラックスしたりしていたのは、たったの一七回。一年間で収集したデータのわずか七％相当だった。もっとも回数が多かったのは仕事をしているとき。その次に多かったのは育児をしているときで、そのあとに通勤、家事、食事（楽しんでいた時間がここでようやく滑り込む）と続いた。気分転換に瞑想をしていたときに届いたのは、たった二回だった。

〈マッピネス〉は、戸外から隔絶された場所ですごす状態が、現代人のあいだで疫病のように広がっていることだけでなく、現代社会の構造や習慣に対しても鋭い告発をしている。つまり、わたしたちの自己認識そのものにも問題があると指摘しているのだ。作家のアニー・ディラードが述べたように、人生をどう生きるかは日々をどうすごすかで決まる。それなら、脳をもっと幸福にするほうがいいにきまっている。それなのに、わたしたちは日々の生活に忙殺されて疲れはて、緑から遠く離れて室内での気晴らしに慰めを見いだし、ゲーム機やスマフォばかりいじってはいないだろうか？　たしかにそれも一因だけれど、自然のなかですごさなくなったことには、ほかにも理由がある。

オンタリオ州にあるトレント大学の心理学者エリザベス・ニスベットは、一五〇人の学生に、運河沿いの小径か、大学構内の建物を結ぶ古ぼけた地下通路のいずれかを歩いてもらうことにした。事前に学生たちには、歩いている最中にどの程度幸せな気分になるかを予測させた。歩きおえると、学生たちは幸福度を評価する質問紙に回答を記入した。すると事前の予測では、どの学生も、地下通路を歩くときに感じる幸福度を過大評価し、屋外を歩くときのそれを過小評価していることがわかった。社会科学者はこうした予測の誤りを「予測誤差」と呼ぶ。どのように時間をすごすかを決める際に、残念ながらこの予測誤差が大きな影響を及ぼす。ニスベットは落胆した調子で、こう結論をだした。「自然と隔絶した生活を続けるうちに、人々は自然から得られる快楽の恩恵を過小評価するようになり、自然のそばですごすのを避けるようになったのかもしれない[4]」

こうしてわたしたちは、イライラさせられることばかりにいそしむようになった。そうせずにはいられないのだ。週に一五〇〇回もスマフォをチェックするいっぽうで[5](大げさな数字ではない。なかでもiPhoneユーザーはアンドロイドユーザーより一日に二六分も長くスマフォをいじっている[6]。だから結婚相手にはアンドロイドユーザーがお勧め)、深いよろこびを得られる機会をかえりみずに日々すごしている。たしかに、わたしたちは忙しい。さまざまな責任も負っている。でも、いま進行しているのはそれよりもっと大きな変化だ。都市化とデジタル化が進み、いまの世代は自然に関する記憶を集団で失いつつあるのだ。アメリカとイギリスの子どもたちが戸外ですごす時間は、両親が子どもだったころの半分程度に減っている[7]。学校にいる時間をのぞいても、子どもたちは一日に七時間もモニターを見てすごしている。

自然環境に身を置く時間がなくなったため、自然に接すれば心身ともに元気になることを実感する機会もなくなった。自然に触れるとより健康に、より創造的になるうえ、思いやりをもてるようになり、社会や人とうまく関われるようになることは、さまざまな研究からもあきらかになっているのに、そうした研究結果にはだれも目もくれない。自然は文明社会に大いに貢献するというのに。

本書は、詩人や哲学者には太古から自明であったこと、つまり「どこにいるか」が幸福度を左右するという事実の背景にある科学をさぐっていく。アリストテレスは、野外を逍遥《しょうよう》すれば頭が冴えると信じていた。ダーウィン、テスラ、アインシュタインはみな庭や木立を歩きながら思索に耽《ふけ》った。アメリカ歴代大統領のなかでもとりわけ多くの業績を残し、「テディ」の愛称で親しまれたセオドア・ルーズヴェルトにいたっては、大自然のなかに数か月も逃げ込んだものだ。山を愛する思想家ジョン・ミューアが一九〇一年に指摘した「疲れはて、神経をすり減らし、過度に文明化された人間[8]」になる風潮に、彼らはみなある程度抵抗をしてみせたのだ。詩人のウォルト・ホイットマンは、自然が乏しい都会の「卑小で有害な満足[9]」に警鐘を鳴らした。公衆衛生の重要性を訴えた造園家のフレデリック・ロー・オルムステッドも、自然の重要性をよく理解し、わたしの故郷ニューヨークをはじめとする多くの都市の景観を変えた。

一八世紀後半から始まったロマン主義運動の基盤には、自然こそが人の魂と創造性を救済するという考え方があり、ヨーロッパに産業化の波が押し寄せるなか、息苦しさを覚えた詩人たちは、高い峰々を讃える抒情詩を詠んだ。ワーズワースは「円い太陽であり、新鮮な大気であり、青空であり、人の心の中であった[10]」と表現する自然の世界に埋没するよろこびを詠んだ。ベートーヴェンは裏庭の菩提樹を文字どおり抱擁し、さまざまな交響曲で自然の風景を表現し、「森、木立、岩々を眺めていると、人間が欲する共鳴が伝わってくる[11]」と記した。ワーズワースとベートーヴェンはともに、内なる世界と外なる世界との融合を表現した。こむずかしくて、なんだかよくわからないと思うかもしれない。ひらたくいえば、ふたりとも二一世紀の神経科学が探究している問題について論じていたのだ。つまり人間の脳細胞が周囲の環境を敏感に察知するのを知っていたのである。わたしたちの神経系は自然界に由来するさまざまな心地よさに共鳴するようにできている。ロマン派の芸術家たちがとうの昔に見抜いていた真実を、科学はいまようやく立証しようとしているのだ。

「自然と脳」の研究はこれから

ニューヨークの路地にひしめくようにして林立する戦前に建てられたアパートで育ったわたしは、緑あふれるセントラルパークの広々とした空間が大好きだった。中学生になると毎日のようにセントラルパークに出かけ、週末には公園でパナソニックの錆《さ》びた自転車に乗ったり、散歩をしたり、スケートをしたり、ウォークマンを聴きながら日光浴を楽しんだりした。人は動物だ。そしてほかの動物と同様、自分に必要なものを得られる場所をさがそうとする。だから機会さえあれば、子どもはツリーハウスに身を隠したり、基地をつくったりする。安全な拠点を確保しながらも、自由に走りまわれる空間がその周囲に欲しいからだ。そして大人になると懸命に働き、身の丈にあった家を建て、庭をつくる。経済的に余裕ができれば、海辺に一軒家を買ったり、海岸沿いのホテルに宿泊したり、田園地帯でゴルフを楽しんだりする。街路樹が並ぶ閑静な通りに面した部屋を好み、そのために大枚をはたく人もいるだろう。いずれにしても、ほんとうは最初から「見晴らしがよく、かつ安全に身を隠せる」自分の城が欲しいと思っているのだ。[12]専門家によれば、そうした住まいを好むのは、どんな文化であれどんな時代であれ、一貫して変わらない。

心理学者や神経科学者たちがこうした好みについて真剣に研究するようになったのは、ごく最近のことだ。「自然界が脳に及ぼす影響の大きさに関する研究は、恥ずかしながらまだ始まったばかりでね」と、二〇〇八年のベストセラー『あなたの子どもには自然が足りない』の著者、リチャード・ループはわたしに語った。「二〇年、いや、五〇年前から研究されていてしかるべき問題なんだが」では、なぜいまになって研究されるようになったのだろう。おそらくそれは、いまだかつてないスピードでわたしたちが自然とのつながりを失いつつあるからだ。人口増加とテクノロジーの進歩の相乗効果により、これまでのどんな世代より、わたしたちは自然から遠く離れた場所で暮らしている。と同時に、室内で多くの時間をすごしているせいで、慢性の不調に悩まされ、近視、ビタミンD欠乏症、肥満、うつ病に苦しみ、孤独感や不安感にさいなまれている。

東アジアの一部では、インドア志向が蔓延し、ティーンエイジャーの近視率が九〇%を超えている。近視は本の読みすぎが原因だと考えられてきたが、いまではハダカデバネズミのように日光を避けて暮らしているせいではないかと言われている。日光は網膜のドーパミン受容体を活性化させ、目の形状に影響を及ぼす。屋内でばかり生活をしていると網膜細胞にどんな影響が及ぶのかに関しては、目下、研究が行なわれている。では、脳にはどんな影響が及ぶのだろう？

インターネットの登場により、わたしたちはさまざまな恩恵にあずかってきた。ところが、そのいっぽうでイライラしやすくなり、だれかと実際に顔をあわせる回数が減り、自己愛が強くなり、気が散りやすくなり、認知機能が衰えていると指摘する専門家も多い[13]。あらゆる不調を自然との触れあいがないせいにはできないが、日々の不満が多いのは精神的な回復力が弱っているせいだ。そのいっぽうで、イライラがおさまったり、ふだんより思いやりがもてたり、集中できたり、どんと構えられたりするときもあるはずだ。そうした状態になるには、自然の力を利用できる。本書で紹介するさまざまな研究者が、自然には人間を元気にする力があることを立証できると口をそろえている。

自然と脳の関係についてわたしが考えるようになったのは、アプリがきっかけでもなければ、ジョン・ミューアの影響を受けたからでもない。夫の仕事の関係で、山間《やまあい》ののどかな田舎町から大都会ワシントンDCに引っ越したからだ。ある夏の夕暮れ、わたしたちはコロラド州ボルダーの家に別れを告げた。暑い日で、空は晴れわたっていた。わたしたちは道端に立ち、大きな段ボール箱や家具や道具類が引っ越し業者のトラックに次々と積み込まれていくのを眺めていた。最後に載せられたのはカヤックだった。ジェリービーンズのように色鮮やかなカヤックは、長年使い込んだせいで、船底に岩でこすれた傷がついていた。よもやこれから大都会のコンクリートの駐車場に向かうとは、カヤックには知るよしもない。

隣の一家がぞろぞろと出てきた。隣家の子どもたちがうちの子どもたちの肩に手をまわした。ほどなく袋小路になっている界隈の子どもたちが、キックスクーターに乗り、あるいは犬を連れて、三々五々集まってきた。当時、一〇歳と八歳だったうちの子どもたちは近所の子たちより年上だったので、なにをするにもリーダー格だった。プラスティックのカップを用水路に浮かべてボートレースごっこをしたり、アライグマをさがしに出かけたり、木登りをしたり、石ころに絵を描いたり、茂みのなかで大騒ぎをしたりして遊んだものだ。毎日、学校が終わると夕食までたっぷり外で遊んでいた。子どもたちがいったいなにをして遊んでいたのか、わたしにも正確なところはわからない。

空が薄桃色に染まった。コロラドの夏の夕焼けほど美しいものはない。トラックのドアが閉まるころには、わたしは泣いていた。隣人も泣きだし、セージの植え込みの前で、ふたりで人目もはばからず泣きじゃくった。

二〇年間暮らした西部を離れるのがつらい理由はたくさんあった。友人や同僚、子どもの学校や仲良しのお友だち、林のなかに立つわが家、連なる山々とはとりわけ別れがたかった。家の近くの山道《トレイル》はどこを歩いてもよろこびに満ちていた。赤ちゃんサソリが大急ぎで小径を横切り、別れのあいさつをしてくれたこと、野の花の大群が見るたびにその表情を変えていたこと、必死の形相で走るトレイルランナーに道を譲りつつ、お喋りに花を咲かせて仲間とハイキングを楽しんだことなど、思いがけない感動をいくど味わったことだろう。

それなのにご多分に漏れず、失って初めて、自分がどれほど恵まれた環境にいたのかを思い知らされることになった。引っ越し業者の大型トラックが家財道具を載せて走りだしたあの夕べ、周囲の山々が強壮剤となり、どれほどこれまで元気づけられてきたかが、まだわたしにははっきりとわかっていなかった。毎日のように山に散歩に出かけたり、山頂まで登ったり、山容を眺めたりしたものだ。ひとりのときも多かった。ボルダーの住人には山にスピリチュアルなものを求める人や、とことん身体を鍛えようとする人も多いけれど、わたしはハイキングの最中に精神が高みに達することを望んでいるわけではなかったし、肉体改造だけを望んでいるわけでもなかった。そもそもニューヨークで生まれ育ったわたしは「強壮剤」などという言葉をふだん使うことはない。それに心拍計を装着したことも、短距離全力疾走のタイムを計ったことも、オリンピック選手のコーチが推奨する曲のプレイリストをダウンロードしたこともない。ただ外に出て、たいていは歩くだけ。外に出られないと不機嫌になった。足を動かしていると考え事ができたし、それよりもっと歩きつづけると、たいてい頭がすっきりしてきた。ときには物書きとしてうまい言いまわしがふっと頭に浮かんだり、期せずして物事の本質が見えたりすることもあった。

山には精霊が宿っていると本気で信じているわけではない。そもそも、都会だって大好きだ。安くておいしいタコスが食べられるし、お洒落な眼鏡をかけた賢そうな人たちが闊歩している。ただ都会で暮らすようになってから、自分がどこにいるかによって、気分、創造性、想像力、生産性が大きく変わることに気づき、この件について深く掘りさげてみようと思い立ったのだ。

自然欠乏障害の広がり

引っ越し業者の大型トラックは理想郷からほど遠いアメリカの首都をめざしてひた走り、わたしたちは気乗りがしないまま、そのあとをついていった。ようやく到着すると、ワシントンDCの気温は四〇度で、わたしの髪は金属たわしのように縮みあがった。ここ、ほんとうに東海岸なの？　いやいや、たしかにスーツ姿の人は多いけれど、この暑さはブラジルのマナウスでしょ。そうぼやきながら、わたしは早朝の近所の公園に探検に出かけることにした。ところが公園に行くにはハイウェイを全速力で横断したあと、陸橋を踏破しなければならず、その先ではスプレー塗料ででかでかと書かれた卑猥な単語にでくわすという始末。家の近くには川があったけれど、主要空港があるせいで一分置きにジェット機が頭上を低空飛行していく。そのうえ騒音、スモッグ、灰色の空、暑さにも悩まされた。

あの峰々が恋しかった。そして山を恋しく思えば思うほど、むなしくなった。どうあがいても、もう目にすることがないからだ。そして数か月がすぎたころ、はたと気づいた。自然が脳に及ぼす影響をこれから探究するのであれば、山の不在が意味するところもよく理解しなければならないはずだ、と。だがそのころ、わたしはまともにものを考えられず、意気消沈し、うつ状態にあった。そのうえ、どういうわけかひとつのことに集中できず、問題を最後まで考え抜くこともできなくなっていた。決断がくだせなくなり、朝、ベッドから出たくなくなった。もしかしたらわたしは、ジャーナリストのリチャード・ルーブが「自然欠乏障害」と名づけた病にかかりかけていたのかもしれない（この病は『精神疾患の診断・統計マニュアル』《ＤＳＭ》には掲載されていないけれど、医師なら薬で治療したがるはずだ）。ルーブによれば、自然欠乏障害は子どもに多く見られ、自然のなかですごす機会が少ない、またはゼロである場合に、不安感や注意力の低下など心身にさまざまな問題が生じるという。彼はまた「ネイチャー・ニューロン（自然の神経細胞）」という美しい言葉を編みだし、神経系と人間が進化してきた自然界には基本的なつながりがあることを強調した。はたして自然界と人間とのつながりは、ほんとうに遮断されてしまったのだろうか？　自然欠乏障害という考えを裏づける科学はあるのだろうか？　科学的に見て、どの程度自然に囲まれていればこの病は治癒するのだろう？　作家ジーン・クレイグヘッド・ジョージの小説の主人公のように、ツガの大木のうろを住処《すみか》とするべきなのだろうか？　それとも、窓から外を見るだけでいいのだろうか？

いま、世界では多くの人たちが都会の住まいでただ生き延びている。でもわたしは、もっと豊かな人生を送りたい。だから、どうにかしてその方法をさぐりだしたかった。たとえば、人間にはどんな自然が必要なのだろう？　最高の自分でいるためには、生活にどの程度自然があればいいのだろう？　こうした疑問の答えを見つけようと調査を開始し、神経レベルでの人間と自然のつながりについて考えるようになった。都会に居を構えてから数週間後、わたしはたまたま日本に出張した。つかみどころがなく、どこか神秘的な「森林浴」に関して、記事を書くためだった。その結果、自分が経験した都会での不調の背景にどんな科学があるのか、学ぶことができた。日本の研究者たちは「俳句」の世界に自然をゆだねてご満悦なわけではなかった。自然の効果を科学的に測定し、詳細なデータを記録にまとめ、行政や医療関係者にエビデンスを提出しようとしていたのだ。とはいえ日本の研究者にも、なぜ自然にはさまざまな不調を改善する力があるのかという正確な理由はまだわかっていなかった。ほかにも解明できていないことは多々ある。どんな人がもっとも自然の恩恵を受けるのか？　自然は脳と身体のメカニズムにどのような影響を及ぼすのか？　どのくらい自然に触れているのが最適なのか？　そもそも、どんな条件を満たしていれば「自然」の範疇《はんちゅう》に入るのか？　この最後の問いについては、わたし自身はオスカー・ワイルドの大雑把《おおざっぱ》な定義が気に入っている。いわく「調理されていない鳥が飛びまわっている場所」。

世界各国の研究者が、こうした疑問に対する答えを見つけようと研究に取り組んでいる。わたし自身もその答えを見つけようと、アイダホ州で女性の退役軍人たちと一緒に川下りをしたり、韓国で屈強な消防士の一団が森のなかで手をつないでいる光景を見たり、ストレスの回復度を測定する音響研究所を訪ねたり、3Dのバーチャルリアリティ画像を見ながらウォーキングマシンで歩いたり、スコットランドのエディンバラの繁華街でポストモダン版イバラの冠といったおもむきの脳波計を頭に巻きつけたりした。黒色炭素《ブラックカーボン》（煤《すす》）の量を測定したことも、自分の血圧、脈拍数、コルチゾール値を測定したことも、ひいては「畏敬の念」を抱いたときの顔の反応まで測定したこともある。自然の力の神秘は幾何学的なフラクタル・パターンに潜んでいる、いや特定の音波振動にある、いやいや樹木が発散する微粒子《エアロゾル》にあるなど、さまざまな持説を熱弁する研究者たちにも耳を傾けてきた。まさに知覚の饗宴といったところだ。

科学者たちはいま、自然が人間の気分やウェルビーイング〔心身ともに、また社会的にも良好な状態であること〕だけではなく、思考力に及ぼす影響を数値で示そうとしている。記憶し、計画を立て、創造性を発揮し、空想に耽り、集中する力、そして社交能力までもが自然によって左右されるというのだ。わたし自身はといえば、そうした説をあやしんだこともあれば、信用したこともある。リサーチの過程で、心身の回復に努めている人や頭の回転を速くしたいと願っている人、幼児教育の最善の手法を模索している人たちと一緒に時間をすごした（子どもとは本来好奇心のかたまりで、探究心にあふれ、活発だ。こうした資質はどれも戸外ですごせばいっそう伸びる）。そのいっぽうで、狂乱状態のこの社会で、わたしのようにただ正気を保とうと努力している人たちにも出会った。本書を執筆するにあたり、二年をリサーチに費やした結果、わたし自身、気持ちがずいぶん晴れ晴れとしてきたし、その背景にある驚くべき科学の存在に気づくことができた。たしかに「ウェルビーイング」とはずいぶん漠然とした用語ではあるけれど、このウェルビーイングこそが肝心なのだ。そしてウェルビーイングを高めれば寿命が延びることは、すでに立証されている。

本書はテーマを明確にするために、また読者のみなさんが参照しやすいように五部構成とした。第一部では、脳が自然を必要とする理由を説明するうえで主流となっているふたつの説を紹介する。こうした説に触発されて、わたし自身もリサーチに取り組もうと決意した。第一章で、わたしは日本に飛んだ。日本の研究者たちは、生命愛仮説《バイオフィリア》に基づき、ストレスをやわらげ、精神面の健康を増進するうえで自然がはたす役割を科学的に測定している。このバイオフィリア仮説とは、人間は自然のなかで進化してきたのだから、自然に囲まれているときがいちばん「くつろげる」という考えだ。第二章では、ユタ州へと大きく針路を変える。そこではアメリカ人の神経科学者たちが、自然の力がどのように注意散漫となった脳の認知機能を回復させるかという問題に取り組んでいる。第二部以降では、どのくらいの時間、自然に接していればいいのかという「量」に着目した。自然に触れた直後に脳の機能がぐんと上昇すること、つまり嗅覚、聴覚、視覚という三つのおもな感覚に対して、「自然のそばにいる」状態がどれほど大きな影響を及ぼすかをさぐっていく。さらに第三部では、フィンランドの研究者が推奨する時間——一か月に五時間——よりも長いあいだ戸外ですごした場合、脳や身体にどんな影響が及ぶのかも検証する。第四部では、雄大な自然のなかに深く長く身を沈めた。すると脳ではじつに興味深い変化が生じることがわかった。これこそ、ユタ大学の神経科学者デヴィッド・ストレイヤーが言う「なにか深遠な変化が起きている」状態だ。そして最後に、大勢の人が暮らす都会での生活における自然と脳との関係を考察する。

本書では全編を通じて、日々の生活を、あるいは人生そのものを、そして地域社会をよりよいものにし、全員が利益を得る方法を模索していく。とはいえ、どうぞご心配なく。スマートフォンをいますぐ滝に投げいれろとは言わない。いまやあらゆるものがコンセントやネットにつながっていなければ成り立たない時代だ。だからまず、わたしたちの生活がいかに急激に屋内へとシフトしたかを思い起こすこともまた大切だ。こうした生活の変化が、わたしたちの神経系にどんな影響を及ぼしているかがわかれば、その衝撃をやわらげ、対処できるようになるはずだ。

わたしの都会への引っ越しは、地球規模で考えれば人口統計学的にも地理学的にもじつに微小な変化にすぎない。なにしろホモサピエンス全体で見れば、人類が正式に都会に生息する種になったのは、二〇〇八年のことだ。この年、世界保健機関（WHO）が、都会に住む人の数が田舎に住む人の数を初めて上回ったと報告した。アメリカ合衆国では昨年、この一〇〇年間で初めて郊外より都市部が速く成長した。その変化をべつの視点から見れば、現代は人類史上最大の集団移動のさなかにあるといえる。人間の活動拠点が都市部へと移っているのに、そこに計画性はないに等しく、わたしたちが心理的に求めているものを都市空間に取り入れるために資源を費やし、インフラを整備するような試みはまったくなされていない。

二〇一三年春、イスタンブールでは、この都市に残る最後の緑地とされてきたタクスィム・ゲジ公園の取り壊し計画に対する抗議運動が起こり、デモに参加した八人が命を落としたうえ、数千人が負傷した[14]。新空港への道路とボスポラス海峡にかかる新たな橋の建設のために、すでに二〇〇万本以上の樹木が伐採されていた。計画では公園の跡地にショッピングモールや高級マンションが建築される予定だった。都会の森をなぎ倒すべくブルドーザーが次々と公園に入っていくと、その前に市民が立ちはだかった。最後の憩いの地を守るためなら命を捨てる覚悟だった。「この公園はぼくたちのものだと認められるまで、ここを動く気はない」と、二四歳の若者は言った（本書を執筆している時点では、この森はまだ残っているけれど、この先どんな運命が待ち受けていることだろう）。

タクスィム・ゲジ公園は都会生活における自然の重要性をあらわすシンボルとなり、さらには民主主義そのものの象徴にもなった。造園家のオルムステッドには、とうの昔にわかっていたのだろう。「ふだんは感じられない解放感というものは、だれにとっても、どんな時代であっても、公園がもたらすもっとも確実でもっとも貴重なよろこびだ」[15]と記しているのだから。

ところが、自然は贅沢品であり、必需品ではないと考える向きがある。自然がどれほど人間を元気づけ、そして社会全体をも向上させているかがわかっていないのだ。この現状をもどかしく思ったからこそ、わたしは本書の執筆を思い立ったといっても過言ではない。脳の神経細胞《ニューロン》はじつに敏感に自然に反応する。それが科学的に裏づけられていることを、本書をとおして多くの人に知ってもらいたい。こうした科学的知識を得られれば、自然の景観が人の脳と深くつながっているという事実を驚きをもって理解できるはずだ。

わたしが〈マッピネス〉に苔むした岩の写真を送った場所からさほど遠くないところで、二本の大河が合流している。グリーン川とコロラド川だ。この合流地点のことを考えると、わたしはちょっと愉快な気分になる。かつて、知り合いのお調子者の大学生兄弟がタイヤのチューブと荷役台《パレット》で即席の筏《いかだ》をつくり、服を脱ぎ捨て、グリーン川の川岸から漕ぎだし、コロラド川との合流地点をめざしたことがあったからだ。所持品は少量の携行食、ピーナッツバターの瓶二本、ウォーターボトル数本のみ。川の流れは穏やかで、ふたりはまさに今という瞬間を生きていた。三週間ほどそうして筏に乗っているつもりだったのに、出発から約二時間後、自然保護官に行く手を阻《はば》まれた。幸い、当時は許可証、火の後始末用の皿、簡易トイレの携行は義務づけられていなかったが、上半身裸のふたりの若者にはライフジャケットが一着足りなかった。ふたりはつかまり、郡の裁判所に連行され、罰金を科せられ、ライフジャケットを一着買わされ、娑婆に戻された《バック・ザ・リバー》（ムショ送り《アップ・ザ・リバー》にならずにすんでなにより）。じつはこのふたり、わたしの義理の兄たちだ。このときの逸話は、うちの子どもたちが何度も聞かされてきた数々の「伯父さんたちの災難」のひとつだ。だが、そんな冒険談が残せる時代なんてはるか昔のことのように思える。ふたりの大学生が大自然のなかへと冒険に繰りだし、大いに楽しみ、文明生活にいっさい触れることなく数週間を生き延びるだなんて。裁判所への連行はべつだけれど。ところが、当時大学生だったふたりには、いまでもまだ白髪がほとんどない。つまり、この冒険談はたった一世代前の話なのだ。

いま、自然の世界を探検する機会は、子どもの生活でも大人の生活でも激減している。気づかないうちにどんどん減っていて、そのことについてあらためて考える暇もない。「人は自然のなかで進化した。にもかかわらず、これほど自然とのつながりが希薄になったのは奇妙ではないか」とニスベットは述べている。なにかを失いつつあるとき、人はそれを自覚しにくいものだ。「だけどさ、ペットだっているし、ときどき海にも行ってるじゃないか。なんだってそんなに大騒ぎするんだ？」ごもっとも。たしかに、どうしてこの問題が一大事なのだろう？　その答えを、わたしは知りたかった。それにほんとうに大切なものを失いつつあるのなら、それを取り戻す方法も知りたかった。

わたしはジャーナリストとして、環境問題についてよく記事を執筆している。そのため、人体の組織に入り込む難燃剤《なんねんざい》や、発達過程にある脳に及ぼす大気汚染の影響など、環境が人体に及ぼす害について何度も言及してきた。だからこそ、周囲の環境が心身の不調をやわらげるという事実は希望であり、世界保健機関が定めた健康の定義「完全な肉体的、精神的及び社会的福祉の状態であり、単に疾病又は病弱の存在しないことではない」〔公益社団法人日本WHO協会のホームページより〕という状態に心身を近づけるための新たな道筋にもなる。

湿気の多い都会でちりちりになった髪をジェルで押さえつけ、ビタミンDの錠剤を飲み込むと、わたしは心に決めた。こうした疑問の答えをさがす旅に出よう、と。

PART 1

「ネイチャーニューロン」をさがして

1 バイオフィリア効果

要するに脳は生物中心《バイオセントリック》の世界の中で進化した。[1]

——エドワード・O・ウィルソン

見る処《ところ》花にあらずと云ふことなし、思ふ処《ところ》月にあらずと云ふことなし。[2]

——松尾芭蕉

日本人と森林浴

シンリンヨク、すなわち「森林浴」という言葉を聞くと、鳥がさえずり、木洩れ陽が射し込む原生林のなかで、眠れる森の美女が横たわる光景が頭に浮かぶ。彼女はどういうわけか事態を把握しており、いつの日かセクシーな王子が迎えにきてくれること、そうすればさわやかに目覚め、生まれ変われることを自覚している。でも、こうしたわたしの想像には間違いが多々ある。第一に、日本には原生林がさほど残っていない。第二に、屍《しかばね》のように横たわったままでいるのはお勧めできないし、みずからもっと行動を起こさなければならない。東京から電車で一時間半ほどのところに広がる秩父多摩甲斐国立公園で、わたしは蟬《せみ》の声と渓流のせせらぎになんとか気持ちを集中させようとしていた。ところが途中で三菱のバンが一台、大きな音を立てて通りすぎていった。近くにキャンプ場があり、そこからときおり車が吐きだされてくるのだ。おまけにキャンプ場では釣り竿やピンク色のシートクッションをもった子どもたちが駆けまわっている。これが自然だった——日本流の。

わたしと同じグループで森林浴を楽しむ十数人の日本人は、こうした騒音が気にならないようだった。日本人は森林浴をこよなく愛し、予防医学の一種として受けいれている。森林浴には、森に向けて五感を解放し、感覚を研ぎ澄ます行為も含まれる。つまり日本の森林浴とは、ただ大自然のなかに身を置くことではない。日本人が数千年をかけて育《はぐく》んできた、自然と文明の融合を意味するのだ。あたりを少しばかり散策し、俳句を詠み、黒花蠟梅《くろばなろうばい》の小枝を折り、その芳しい香りを胸いっぱいに吸い込む。こうして五感が刺激を受けると、太古からの人間と自然との絆がよみがえると考えられている。

「都会から森林浴目当てにいらっしゃる方は大勢います。文字どおり、緑のシャワーを浴びるのです」と、ガイドのクニオさんが説明する。「こんなふうにすると、心身ともにリラックスできます」そう言うと、ボランティアでガイドを務めているクニオさんは、わたしたちを山腹に立たせ、両手を脇に垂らして動かずに渓流のほうを見てくださいと言った。わたしはあたりを見まわした。傍《はた》から見れば、宇宙船のライトに照らされて立ちすくむ地球人さながらだっただろう。日に焼けたクニオさんは、はつらつと指導を続けた。七秒かけて息を吸い、五秒間息をとめ、それから息を吐きだしてください、と。「下腹部に意識を集中させるのです」

わたしたちには、この森林浴が必要だった。参加者のほとんどが都会のデスクワーカーで、大豆のように青白い顔に疲れた表情を浮かべている。わたしの横に立っていたのはイトウ・テツヤさんという東京在住の四一歳のサラリーマン。このあたりに大勢いる日帰りのハイカーのご多分に漏れず、過剰なまでの用具をそろえ、その大半をベルトからぶら下げている。携帯電話、カメラ、水筒、じゃらじゃらと揺れるキーホルダー。優秀なボーイスカウトになれること間違いなし。どうりで日本人は先進国のなかでも最長の労働時間をこなすオフィスワーカーなのだろう。だが長時間労働も度を越せば、働きすぎで命を落とす「カロウシ」を招きかねない。この現象が世間で認識されるようになったのは、一九八〇年代のバブル経済時代、働き盛りの人が相次いで急死するようになったからだ。この「過労死」という概念は後世に受け継がれ、ほかの先進国にも広がっていった。文明のせいで命を落とす可能性があるという認識を世間に植えつけたのだ。イトウさんとわたしは松の香りを胸に満たすと、タコや根菜の漬物がぎっしりと詰まった弁当をもぐもぐと食べた。ガイドのクニオさんがあたりを歩きまわり、小枝と見まがうばかりのナナフシをみんなに披露した。イトウさんの肩から少しずつ力が抜けていくのがわかる。

「ここにいると、あれこれ考えずにすむんですよ」イトウさんはそう言うと、大根の漬物を器用につまみあげた。わたしはといえば、漬物を地面の木の葉へとぶざまにまき散らしてしまった。

「『ストレス』は日本語でなんて言うんですか？」と、わたしは尋ねた。

「ストレス」というのが、彼の返事だった。

日本における「森林セラピー」の試み

秩父多摩甲斐国立公園には巨木が連なる日本でも有数の森があり、日本の健康科学《ウエルネス・サイエンス》の最新理論を実践するうえで理想的な場所となっている。[3] 空へと垂直に伸びる杉の木立の下、クニオさんは大きなデイパックから水筒をとりだし、山で採れたわさびの根と葉を乾煎《からい》りしたお茶を参加者にふるまった。「森林浴」とは一九八二年に行政が提唱した造語ではあるものの、その核には五感を通じて全身に自然を浸透させるという太古の神道と仏教の修養がある。つまり、わさび茶を味わうこともまた、味覚を通じた修養のひとつなのだ。わたしはひんやりと苔むす岩の上に寝そべった。どこかで鴨が鳴いている。たしかにここはナチュラリストのジョン・ミューアが愛した人里離れた地に広がる岩だらけの未開の地ではないけれど、森林浴は未開の地でなくてもできるのだ。わたしは気持ちがほぐれていくのを実感したし、それが事実であることを、あとで科学的に検証できるだろう。その日のハイキングを終え、血圧を測定したところ、ハイキング前と比べて数ポイント下がっていた。イトウさんの血圧はもっと大きく下がっていた。

血圧を測定できたのは、わたしたちが歩いたのが当時日本に四八か所あった「森林セラピー基地のセラピーロードだったからだ。国土の六七％を占める森林を、[4] 優良な自然環境の維持・保護に配慮しつつ、国民の健康増進に役立てようと、千葉大学（当時、森林総合研究所）の宮崎良文教授らは二〇〇四年に研究費として文部科学省と農林水産省から約二億六〇〇〇万円、森林セラピー基地経費として約一億二〇〇〇万円、計約三億八〇〇〇万円を調達した。当時、宮崎教授はその後一〇年間で一〇〇か所の森林セラピー基地を認定する計画を立てていた。[5] こうした基地を訪れた人たちは協力施設に立ち寄り、血圧などの計測を行なう。日本ではこのように公的研究費の交付を受けた研究が行なわれ、全国各地にセラピーロードが認定されている。それればかりか、ごく少数ではあるものの、森林医学を専門に研究する医師までいる。これがじつにめずらしい例であることは、いくら強調しても強調し足りないほどだ。

「日本の取り組みは、わたしにとって大きな拠りどころとなっている。いわばロゼッタストーンだよ。さまざまな事実を解読する鍵を握っているんだ」と、アラン・ローガンはわたしに語った。彼はハーヴァード大学で講師を務めるほか、国際自然・森林医学会（当然のことながら日本の学者が中心となって立ちあげた）の科学委員会のメンバーであり、自然療法医《ナチュロパス》でもある。「森林浴が有効であることを、ストレスの生理学を通じて科学的に立証しなければならない。いつまでもウォールデン池のほとりにたたずんでいるわけにはいかないからね〔一九世紀のアメリカの思想家ソローがウォールデンの池のほとりで自給自足の生活を送り、回想録『ウォールデン 森の生活』を発表した〕」

日本人がストレス解消法を研究するのも無理はない。長時間労働はもとより、受験や就職、職場での競争やプレッシャーのせいで、日本の自殺率は世界で三番目に高い[6]（一位は韓国で、二位はハンガリー）。日本では四人にひとりが首都圏で暮らし、八七〇万人が毎日地下鉄を利用している。その地下鉄はと言えば、ラッシュアワーには白い手袋をはめた係員が乗客を電車に押し込まなければならないほどの混雑ぶりで、「ツウキンジゴク」なる言葉まであるほどだ[7]。

バイオフィリア仮説とは

閉塞した都会で暮らしているのは、もちろん日本人だけではない。わたし自身も自然と隔絶した都会生活を送っている。そしてあまりにも長時間、室内で座ってすごしている。複数のソーシャルメディアを使っているせいで注意力や思考力が衰え、ひとり静かに内省をする気力もない。

ワシントンDCに越してきてからは渋滞に泣かされ、疲労のあまり高速道路の路肩に車を寄せ、仮眠をとることさえあった。たとえ「森のなか」へと脱出しても、まるで場違いなことばかりしていた。鳥のさえずりに耳を澄ますことも、木洩れ陽に目をやることもなく、自分の肩にのしかかる重荷の不満ばかり並べたてた。ついてないったらありゃしない、人間関係はうまくいかないし、子どもたちの送り迎えは軍隊並みに正確にこなさなくちゃならないし、渋滞を先読みしないと遅刻しちゃうんだもの、などなど。

ワシントンDCでの新生活が始まってから数か月がたったころ、なんだか気が滅入って仕方がないんですと、わたしは新たなかかりつけ医に相談した。すると、その女性医師はいかにも総合診療医らしく、抗うつ剤を処方しただけでわたしを自宅に戻した。アメリカでは中年女性の四人にひとりが抗うつ剤を服用しているか、過去に服用した経験がある。また、子どもの一四人にひとりが感情や行動に問題を抱えて薬を服用し、その割合は一九九四年と比べて約五倍に増えている。わたしの場合、軽度のうつ病に苦しむ大勢の人と同様、処方された抗うつ剤では効果がなく、頭痛、不眠、性欲の減退などの副作用が不快でたまらなかった。

なんとかして打開策を見いだそうと、こんどは愛好家の多い瞑想を試してみることにした。瞑想をすれば脳に変化が起こり、頭の回転が速くなり、人に思いやりをもてるようになり、人生のあれこれにもっと泰然としていられるようになる。それはすでに科学的に証明されていることだ。ところが困ったことに、抗うつ剤と同様、瞑想に効果を感じない人も大勢いる。ペンシルヴェニア州立大学の生物行動心理学者ジョシュア・スマイスによれば、標準的な八週間の瞑想コースを受けた人のうち、「今後も熱心に取り組みたい」と答えたのはたったの三割だった。瞑想をだれかれかまわず勧めるには、あまりにも低い割合だ。

だが森の懐《ふところ》に抱かれるようにしてひとときをすごすだけなら、猫背になって画面ばかり見ている人にもできる。森林セラピーの効果を実証できる人物をひとり挙げるとするならば、宮崎良文教授にほかならないだろう。生理人類学者で、千葉大学環境健康フィールド科学センターの副センター長である宮崎教授は、自然のなかで進化してきた人類は、たとえ自覚はなくても、自然に囲まれているときがもっとも快適で心地よさを覚えると考えている。

宮崎教授はまた、ハーヴァード大学の昆虫学者として広く敬愛されているエドワード・オズボーン・ウィルソンが提唱して知られるようになった説を支持している。それこそが「バイオフィリア仮説」だ。この仮説はこれまで、環境心理学者が「ストレス低減理論」や「進化心理学的理論」と呼ぶものにあてはめられて考えられてきた。そもそも、「バイオフィリア」という造語を考えだしたのはウィルソンではない。その栄誉に輝くのは社会心理学者のエーリッヒ・フロムだ。一九七三年、バイオフィリアとは「生命とすべての生きているものに対する情熱的な愛である。それは人間であれ、植物であれ、思想であれ、あるいは社会集団であれ、その成長を促進しようとする願望である」[8]と、フロムは記している。

ウィルソンはその考え方をさらに突きつめ、命あるものが自然界に存在することを明確にし、バイオフィリアを「人間が他の生きた有機体と情緒の面で生まれつき密接な関係をもっていること」[9]と定義し、人類はただ生き延びることだけを目的として進化的に適応してきたのではなく、もっと深い充足感を求めていると考えた。バイオフィリア仮説を裏づける特定の遺伝子はまだ見つかっていないが、自然界からの刺激に人間の脳が生来的に強く反応することはいまでは広く認められている——皮肉なことに、そうした事実をあきらかにした研究のなかには「バイオフォビア」、すなわち自然の刺激に対して生物学的に備わっている恐怖心の研究も含まれている。バイオフォビアのもっともわかりやすい例は、蛇！　人の視覚野は蛇の模様や動きを、ほかの生物の模様や動きより早く認識する。カリフォルニア大学の人類学者リン・イスベルによれば、蛇のおかげで人類はきわめて鋭敏に空間の奥行を認識できるように進化した。彼女は脳の視床枕《ししょうちん》——人間、類人猿、サルに特有の視覚部位——に特殊なニューロンがあることを発見した。毒蛇がうようよしている場所で進化してきた霊長類は、蛇がいない場所で進化した霊長類より視力がすぐれているという。

とはいえ、生き延びるには危険を避けるだけでは足りない。質のいい食料、安全なねぐら、さまざまな資源を見つけることもまた肝心だ。そう考えれば、脳が蛇や蜘蛛をおそれることを学んできたように、ある種の居住環境が「幸せホルモン」の分泌をうながすこともよくわかる。それにくわえて、わたしたちの祖先はストレスから回復する方法を、いわば危険に満ちた更新世〔約二五八万年～一万一七〇〇年前。人類の祖先からホモサピエンスの誕生・繁栄にいたる時代〕スタイルで身につけなければならなかった。ライオンに追いかけられたり、絶壁から貴重なジャガイモを落としたりしたあと、彼らはそこから立ちなおり、自分の部族のもとに無事に帰りつかなければならなかった。そうしなければ、生き延びるチャンスはまずない。バイオフィリア仮説では、自然のなかにある穏やかで生命を育む要素により、人間が心の平静、明晰な認知機能、共感、希望といったものを取り戻す力を得ると仮定している。たとえ愛情、笑い、音楽といったものが周囲になくても、美しい夕焼けならだれもが日々の暮らしで目にすることができる。自然が発信する穏やかな美や息づかいをもっとも敏感に察知できる者は生き延び、次の世代にその能力を受け渡す。バイオフィリア仮説は、わたしたちがいまでも海沿いに家を建てる理由、子どもがテディ・ベアを欲しがる理由、アップル社の社名が果物にちなんでいる理由、アップル社のＯＳの各バージョンに高貴なネコ科の肉食動物やサーフィン・スポットや国立公園にちなんだコードネームがつけられている理由の説明にもなる。アップル社はユーザーの心をとらえると同時に、バイオフィリアへの切望と愛情をじわじわとユーザーの心に浸み込ませているのだ。

　脳と自然の関係についてさまざまな議論があるのは当然だが、人間の神経系が進化してきた世界と現代人が暮らす世界を隔てる溝は広がるばかりだという現状はかえりみられていない。たしかに人間の脳には可塑性《かそせい》があり、それはありがたいことだけれど、その可塑性にも限界がある。「これまで進化をとげてきた過程のなかで、人間は九九・九％の時間を自然のなかですごしてきました。ゆえに、われわれの生理機能はまだ自然に対して適応しているのです。日々の生活のなかで、自分のリズムと周囲の環境のリズムが同調するとき、われわれは心地よさを覚えるのです」と、宮崎教授は言う。もちろん、彼が指す周囲の環境とは、日本の山地の自然を満喫できる場所であり、いかにも有害そうなかすが浮いている池や不毛の地ではない。たしかにそうした場所もまた自然の一種ではあるけれど、そんな場所にオフィスワーカーを突っ立たせたところでリラックスなどできるはずもない。宮崎教授によれば、戸外のいわゆる自然環境（心身ともに生き生きできる場所）は、わたしたちが五感をフル稼働させることができる唯一の場所だという[10]。いわばサバンナで進化してきた人間の脳は――ジョン・ミューアの言葉を借りれば――自然こそ「故郷」であると感じている。意識していようがいまいが、自然こそが人のふるさとなのだ。それとは対照的に、大自然に触れていない時間について、ミューアは「わたしはカネを稼ぐ機械《マシン》に退化している」と記している。しかも、そのマシンのパイプは詰まっている。

異なる環境に対する生理機能の反応を調べるため、宮崎教授は二〇〇四年から数百人の被験者を森に送り込んできた。彼と千葉大学の同僚、李宙営《イジュヨン》は、森のなかをゆっくりと散策すると、都会を歩いているときと比べて、従来ストレスホルモンと呼ばれていたコルチゾール値が一六％も下がることを発見した。それだけではない。交感神経の活動が四％、血圧が一・九％、心拍数も四％下がった。また質問紙で心理面について質問したところ、気分が良くなり、不安感が軽減したという結果が出た。

宮崎教授は二〇一一年に発表した論文で「こうした結果は、多大なストレスを感じている状態が森林セラピーで緩和できることを示している」と報告した。そして日本人はその報告をきちんと受けいれ、現在、人口の四分の一近くがなんらかの形で森林浴を楽しんでいる。そして森林セラピーの基地として認定された森のなかを、毎年、数十万もの人たちが歩いているのだ。

「自然の風景」の効果

わたしが宮崎教授と待ちあわせたのは、東北地方の津軽国定公園内の白神山地の端に位置する十二湖で、この実験を行なったあと、森林セラピーの基地として認定を受けた場所だった。白髪交じりの髪をきちんと整えた宮崎教授は、顔にとまった蚊をぴしゃりとはたいた。リラックスしているようすはまったくない。もうすぐ被験者に歩いてもらう実験を始めるというのに、先日の雨のせいで山道《トレイル》がぬかるんでいるのが心配だという。彼は邪魔な小石を蹴とばしつつ、ミニ研究室となるテントの設営を監督していた。翌朝には、森のなかで歩いたり座ったりするごく一般的な森林浴を一二人の男子大学生ボランティアに体験してもらい、その後、血圧や心拍数などを測定する。その翌日には、ここから車で二時間ほどの人口約一〇万人の弘前の繁華街で同じ実験を繰り返す予定だった。わたし自身も実験台となり、この実験に協力することになっていた。

トレイルがどうにか歩けそうだとわかると、わたしたちは数人で弘前に移動し、静かな料理店に立ち寄った。靴を脱ぎ、床の上であぐらをかいて座る。宮崎教授が注文をすませると、なんだか得体の知れない料理が次々に運ばれてきた。どろりとした卵、ゼラチンのような団子、魚介類とステーキが一緒に盛られた皿。

「どうして日本人はこれほど自然について考えているんでしょう?」と、エイを食べようとしている宮崎教授に、わたしは尋ねた。

「アメリカ人は自然について考えないんですか?」と、逆に問い返された。

わたしは考え込んだ。「考えている人もいますが、考えていない人もいます」そう応じたものの、本音を言えば、考えていない人のほうが圧倒的に多いはずだった。その証拠に、アメリカ人が戸外ですごす時間や公園に足を運ぶ回数は減少の一途をたどっている。

「そうですか」そう言うと、宮崎教授はしばらく物思いに耽った。「日本では、自然は心や肉体や哲学の一部です。昔から、万物は互いに相関しあって相対的であると考えられてきました。いっぽう西洋では、万物はそれぞれが絶対的です」

わざと煙《けむ》に巻こうとしているのだろうか? 彼の話はわたしにはちんぷんかんぷんだった。

「言語にも、その違いはあらわれています」と、彼は先を続けた。「たとえばあなたに『人間は犬ではありませんよね？』と尋ねたら、アメリカ人のあなたは『いいえ、人間は犬ではありません』と答えるでしょう。ところが日本では『はい、人間は犬ではありません』と答えるのです」

自然研究の偉大なる先生は、箸《はし》をもったままこちらをじっと見た。わたしは禅宗の修行僧が師に問いかけた逸話を思いだした。修行僧が「これほどたくさんのものをどうやってご覧になっているのですか」と尋ねたところ、師は「目を閉じるのだ」と仰せになったという。

宮崎教授の話にまごつくと同時にもどかしいような気にさせられるのは、禅問答と同じだからかもしれない。とにかくこの人物はなにかを悟っているのだと、信じなくてはならなかった。

翌朝、トレイルの起点に設置された仮設テントのなかで、わたしは男子大学生たちと一緒に順番に腰を下ろした。まず舌の下に筒状の硬い綿を入れ、二分後に試験管のなかに吐きだした。これにより、副腎皮質から分泌されるコルチゾールの量がわかる。それから近赤外線の送光部と受光部をはめ込んだセンサーを両面テープで前頭部に装着した。センサーはまるでヒルのように額にぴたりとくっついた。研究チームは、近赤外線分光法を用いた装置で脳の前頭前野の活動を計測している。予定では、トレイルの歩行中にこの方法で脳活動を計測し、さらに町中でも計測することになっていた。

環境に対する生理的反応を調べるために、宮崎教授と李は、血圧、心拍数、心拍変動性〔リラックス時に高まる副交感神経活動とストレス時に高まる交感神経活動を計測〕、唾液中コルチゾール濃度の変化に着目している。またその年は新たに、前頭前野の活動を知るために、ヘモグロビン濃度の変化の計測も開始した。こうしたデータを集計すれば、枝分かれして広がる神経系の全体像が浮かびあがってくる。その環境でリラックスしてくつろいでいられれば、副交感神経系――「休息と消化」部門と呼ばれることもある――が働きだす。だから野外での食事はおいしく感じられるのですと、宮崎教授は説明する。ところが現代の生活では用事が山積みとなっているうえ、外部から絶えず刺激が入ってくるため、闘争・逃走反応〔恐怖に対し、闘うか逃げるかの決断に直面したときの一連の脳と身体の反応〕をつかさどる交感神経系の働きが活発化しやすい。はい、交感神経の出番。はい、また交感神経の出番。はい、またまた出番。そのせいで、わたしたちは苦しむことになる。[11]一九三〇年代から脈々と続けられてきた研究によれば、つねにコルチゾール値が高く血圧も高い人は、心臓病、代謝疾患、認知症、うつ病に罹患しやすくなる。[12]最近の研究によれば、都会生活のストレスをつねに感じていると脳に変化が生じ、統合失調症、不安障害、気分障害を発症しやすくなるという。

一五分間森のなかを散策する順番がまわってくると、ようやく気分が楽になった。森のなかに足を踏み入れると、蟬の声がけたたましく響き、森のなかで振動しているようだった。ブナやトチの木から木洩れ陽がやさしく降りそそぎ、地面からは雨上がりのような芳香が立ちのぼる。初老のご夫婦がトレッキングポールを突き、熊よけの鈴をぶらさげてゆったりと歩いてくる。ふいに目の前に黄色い蝶があらわれ、目を奪われる。十二湖では湖が点在し、そこを青葉茂れるトレイルが結んでいる。認定を受ける森林セラピー基地の有力候補となっているのもうなずけた。地元の行政と公園関係者が認定を心待ちにしているのは、森林セラピー基地になれば観光客が押しよせて、お金を落としていってくれるからだ。いっぽうで、宮崎教授はどこか謎めいた雰囲気を漂わせているが、彼を駆りたてているのはより多くのデータを収集したいという強い思いだ。森林セラピー基地の認定は、地元の人たちにとっても彼のような研究者にとっても、じつにありがたい制度なのだ。

生理機能と脳の関係に関する日本の研究は、脳科学の最新ツールを利用している。とはいえ、その基盤には、数十年前から心理学の世界で認識されてきた、自然のなかですごすと健康増進に効果があるという考え方がある。自然によってストレスが軽減されることを科学的に記録したのは宮崎教授が最初ではない。若き心理学者ロジャー・ウルリッヒは、ミシガン州を車で走るドライバーがショッピングモールに行く際、なぜ遠回りになってもわざわざ並木のある車道を走りたがるのだろうと考えた。一九八六年、当時は高価で扱いにくかった脳波計を健康な被験者の頭に装着し、自然の風景のスライドか、無機質なビルが並ぶ都会の風景のスライドのどちらかを見せた。すると自然の風景のスライドを見た被験者の脳波ではアルファ波が高まることがわかった。アルファ波とは、リラックスしているときや瞑想しているときなど、セロトニンの分泌量が増えるときに活発になる脳波だ。またべつの実験で、ウルリッヒは一二〇人の学生に木工所で起こったむごたらしい事故の映像を見せ、強いストレスを与えた。そして精神性発汗、心拍数、血圧を計測して交感神経活動を測定したところ、被験者たちが苦痛を覚えていることがわかった。その後、被験者をふたつのグループに分け、いっぽうには自然の風景を一〇分間見てもらい、他方には同じ時間、都会――ショッピングモールの舗道や道路を走る車――の風景を見てもらった。すると、大きな違いが生じた。自然の風景を見た被験者の脳は五分後には通常の状態にまで回復したが、人工的な風景を見た被験者の脳は一〇分以上経過したあとも、ある程度しか回復しなかったのである。[13]

当初の期待に反して、自然と脳の関係に関する研究はその後数十年間、ほとんどかえりみられなかった。当時の医学界では、こうした研究は従来の科学とは異なるソフトサイエンスだと見なされていたのだ。つまり遺伝学や現代化学などのように脚光を浴びることがなかったのだ。ましてや、鉢植えの草花や庭の眺めでは収益を得られないのだから、製薬会社が資金提供をするはずもない。ところが近年、ふたたび耳目を集めるようになったのは、脳が自然から影響を受けるという考えが現実と一致するようになったからだ。環境が遺伝子に及ぼす影響が世に知られるにつれ、わたしたちが（たとえ裕福なコミュニティに暮らし、より多くの薬を服用していようと）肥満、うつ病、不安障害といった症状にたえずさいなまれ、戸外の生活からどんどん遠ざかっているという現状を、専門家も社会も無視できなくなってきたのである。

ナチュラルキラー細胞を増やす！

十二湖の緑深いトレイルでの散策に比べれば、都会での散歩がそれほど快適でなかったのは当然の話だ。弘前の繁華街はワシントンDCと比べてはるかに緑が少なかった。複数の路線が乗り入れる駅があり、日用品を販売する店が軒を連ね、通行人がゆきかっている。季節は真夏で、アスファルトは焼けるように熱かった。客があわただしく出入りする百貨店のウィンドウからは「トマトクリーム・スパゲッティ」という看板が見える。わたしは四か所の駐車場、二か所のタクシー乗り場、一か所のバス停、排気ガスを吐きだし大きな音でアイドリングを続ける二台のバスの横を通った。わたしの神経系は明確に反応した。収縮期血圧（上の血圧）は、森のなかを歩いたあとには六ポイント下がったのに、町中を歩いたあとには六ポイント上がった。ひとつの疑問が頭をもたげてきた。自然のなかで感じる快適さは、どのくらい継続するのだろう？　渋滞につかまったとたんに、あるいは携帯電話が鳴ったとたんに消失するものなのだろうか？

宮崎教授と共同研究を行なっていたことがあった李卿《りけい》も、同様の疑問をもった。李は当時、東京の日本医科大学の衛生学公衆衛生学教室で環境医学を研究する免疫学者だった。自然が人間の気分やストレスに与える影響は免疫系に明確にあらわれると、彼は考えていた。彼はなかでも病原菌から人体を守るナチュラルキラー細胞（NK細胞）と呼ばれる免疫細胞の研究に力を注いでいた。NK細胞は、コルチゾールやヘモグロビンと同様、研究室できちんと計測できる。白血球の一種であるNK細胞は全身をめぐり、腫瘍やウイルスに感染した細胞に「自己破壊せよ」というメッセージを送る。このNK細胞の数がストレス、加齢、農薬といった要因により一時的に減少することは、かなり前から知られていた。そこで李は、自然がストレスを軽減するのであれば、NK細胞を増やすこともできるのではないかと考えた。そうなれば感染症やがんと闘う力になるはずだ。

この答えを求め、二〇〇八年、李は東京在住の中年のビジネスマンの一団を森に連れていき、三日間、二～四時間ほど森のなかをハイキングしてもらった。三日後に血液検査を実施したところ、ビジネスマンたちのNK細胞が四〇％も増大していることがわかった。さらにその後も七日間、NK細胞が増えた状態は持続した。一か月が経過しても、NK細胞の数は森ですごす前よりも一五％も多かった。いっぽう、同様に三日間、都会で散歩してもらったところ、NK細胞の数に変化は見られなかった。その後、李が男女を対象に同様の実験を行なった結果を論文にまとめたところ、論文は査読されたうえで学術誌六誌に掲載された。ある研究では、一時間ほどかけて町中の公園に行くだけでも同様の効果が得られるかどうかを検証しようとした。というのも、たいていの人には週に三日間も森のなかを散歩するなど無理な話だからだ。すると、町中の公園に行くだけでNK細胞の数が増えることはわかったが、その状態は長続きしなかった。

この背景にはなにがあるのだろう？　鍵を握るのは樹木に違いないと、李は推測した。とくにNK細胞が「芳香性揮発物質」、すなわち樹木が発散するいい香りで活性化するのではないかと考えた。この香りはフィトンチッドとも呼ばれ、常緑樹をはじめとするさまざまな樹木から放出され、ピネン、リモネンなどテルペン類の天然化合物を含んでいる。森林中には一〇〇種類以上のフィトンチッド成分が存在するとのことだが、公園内の大気を除けば、都会にはまったくない。これはなにも主流から外れた研究ではない。二〇〇二年以降、複数の研究により、土壌には放線菌のように人間の健康に貢献する成分が含まれていることがわかってきた。そうした土のにおいを、人間の鼻は一〇〇〇億分の一の濃度でも嗅ぎとることができる。そればかりか、土から採取したカビの胞子からペニシリンをはじめとする重要な抗生物質を人工的につくることもできる。土には人間を癒やす力があるのだ。二〇〇七年と二〇一〇年にはイギリスとアメリカで個別の実験が実施され、どこにでも生息する土壌細菌マイコバクテリウム・バッカエに運よく触れたマウスは迷路で道に迷いにくく、あまり不安を覚えず、幸福感と関連があると多くの科学者が見なしている神経伝達物質セロトニンをより多く産生することがわかった。

このフィトンチッドの効果を検証すべく、李は一三人の被験者にホテルの部屋に三泊してもらった。一部の部屋では、日本によく生えているヒノキから抽出したオイルを加湿器にセットし、気化させた。ほかの部屋では香りはいっさい放出させなかった。はたして、その結果は？　ヒノキの香りが漂う部屋で睡眠をとった被験者は、三日後にNK細胞が二〇%増大した。そうした被験者は疲労感が軽くなったと報告した。いっぽう、香りのない部屋ですごした被験者にはなんら変化は見られなかった。

「奇跡の薬のようなものですよ」東京にある大学の研究室でわたしの取材に応じ、李はそう答えた。

　常緑樹の香り――タクシーのバックミラーからぶらさがっている芳香剤の香りと似ていなくもない香り――で長生きできる可能性があるとは、なんだかインチキ臭くて、にわかには信じられない。だが、李がシャーレ上のフィトンチッドにNK細胞をくわえたところ、同様の結果を得た[14]。NK細胞のみならず、抗がんタンパク質、腫瘍細胞の細胞死をうながすグラニュライシン、グランザイムAとB、パーフォリンといったタンパク質分解酵素も増大したのである。香りの化合物の分子に魔法のような成分が含まれているのか、それとも香り自体が人間を快適な気分にさせてストレスを軽減するのか、正確なところはわからない。李の嗅覚説は斬新ではあるものの、五感を研ぎ澄ますことを重んじる禅の教えのようでもある。アメリカの研究者たちは被験者に自然の写真を見せたり、キャンパス内の緑地をぐるぐる散歩させたりする程度なのに、日本の研究者たちは香りの効用までも調べようと、被験者の孔《あな》という孔に自然を注ぎ込んでいる。

　当時、森林医学研究会の代表世話人を務めていた李は、日常生活にも自身の発見の一部を取り入れていた。「冬はほぼ毎晩、加湿器にヒノキのエッセンシャルオイルを入れています」と李は言う。なにも自分でヒノキを切ってくる必要はない。李によれば、市販されている一般のアロマテラピー用オイルで充分に効果があるそうだ。

「ほかにもなにかお勧めはありますか？」マッシュルームカットのような髪型をしている目の

前の中年男性に、わたしは尋ねた。

似たような質問をこれまでに何度も尋ねられてきたのだろう。彼は手短にてきぱきと例を挙げた。「休暇がとれたら町には出かけず、自然のある場所に行く。一か月に一度、週末はそうした場所に出かける努力をする。週に一度は公園に行く。庭仕事もいい。都会を歩くときには芝生の上を歩くのではなく、木立の下を歩くようにする。静かな場所に行く。水辺もいいでしょう」

ワシントンDCに戻ったら、わたしの朝の散歩コースががらりと変わるようすが目に浮かんだ。


自然が脳と免疫細胞によい影響を及ぼすというデータがもっと増えれば、さらに多くの人が森に行くようになるだろうか？　緑色の野菜をもっと食べるべきだとわかっていても、大半の人はそれができずにいる。ある意味で、自然とケールはよく似ているのかもしれない。たとえば曇天の冬の日は、あえて自然のなかに出かけていく気にはなれないけれど、厳しい風があるからこそ恩恵がもたらされることもある。少なくとも、シカゴ大学のマーク・バーマン教授の実験ではそうした結果が出ている。彼は寒風吹きすさぶ冬の日に、被験者に植物園を散歩させた。被験者は散歩を楽しめなかったが、それでも短期記憶と注意力のテストでよりよい成績を残した。バーマンのこうした研究については、次章でくわしく説明しよう。

日本の研究者たちは人間が自然に惹かれるという観点から研究に取り組んでいるが、アメリカの研究者たちは人間が自然から離れてしまったせいで、注意力が衰え、無気力になり、なんらかの依存症になっていることばかりに目を向けているようだ。インドアの誘惑を断ち切り、自然のなかですごすよう心がければ生産性が上がるのかどうかを、アメリカの研究者たちは知りたがっている。おそらく、こうした文化の違いについて、宮崎教授はエイを食べながら語っていたのだろう。すべてが「一体」だと考える日本文化と、「自分」中心に考えるアメリカ文化。アメリカ人は、自然——すぐそこにあるもの——が自分たちにどんな利益をもたらすのかを知りたいと思っている。芭蕉ではなくベーオウルフ〔イギリス最古の叙事詩ベーオウルフに登場する英雄〕として、自然の世界で竜を退治し、意気揚々と祝宴の席に帰還したいのだ。自然の荒々しさを生き生きと描写するのは、人間の活躍を引き立てたいからだ。デジタル世界の自然を利用すれば、本来は自然につきものの虫や雨などないことにもできる。

わたしはその後アメリカに戻り、ユタ州の研究者たちがどんな研究に取り組み、どんな実験の準備をしているのかをこの目で見ることになる。彼らは認知機能と創造性の向上に焦点を当てている。つまり自然が人間の脳にどのような作用を及ぼすのかという問題に関して、主流となる新たな考え方の枠組みを打ち立てているのだ。それまではしばらく、松ぼっくりを引っかいて、そのにおいを嗅ぐことにしよう。わさび茶？　それはまあ、ほどほどに。でも苔には存分に触れて、感触を楽しもう。なんといってもわたしはいま、自然の風情を静かに味わう文化の国にいるのだから。

2 脳を最大限に活かすには

生物学的な観点から見れば、
わたしたちは脳の処理能力を超える量のモノを所有しているのだ[1]
——ダニエル・レヴィティン

認知機能に的を絞る

砂漠めざして車を走らせるときには、デヴィッド・ストレイヤーにハンドルを握っていてもらいたい。ストレイヤーは運転中、ぜったいに携帯電話に文字を入力したり、通話したりしないからだ。車中での食事もよしとしない。彼はユタ大学の応用認知研究所の認知心理学者であり、人間の脳がミスを犯しやすいことを熟知している。とりわけ複数の作業を同時に行なうマルチタスクをしていたり、気が散りそうになったりしているとミスをしやすい。こうした問題の研究に関してわが国の第一人者であるストレイヤーは、運転中の携帯電話使用の危険性について議会で何度も報告している。彼の研究によれば、運転中に携帯電話を使用すると、アルコールを摂取した場合と同じくらい注意力が低下する。最近はＳｉｒｉ（シリ）〔Ａｐｐｌｅの端末に搭載されている音声アシスタント機能〕や、大半の新車に搭載されるようになったコンピュータの音声認識技術の研究にも取り組んでいる。

「Ｓｉｒｉにはしょっちゅう話しかけているんですよ」ストレイヤーが運転するトヨタのＳＵＶフォーランナーの後部座席から、わたしは声をかけた。スマフォをポケットに入れていたので、当然のことながら胸躍る〈マッピネス〉のアプリもポケットのなかにある。

「Ｓｉｒｉに話しかけるのはお勧めしない」ストレイヤーはわたしだけではなく、車に乗っている全員に注意した。

アップルはむっとするだろう。ＧＭ《ゼネラルモーターズ》やフォードだっていい気はしないはずだ。「ながら運転」の危険性の権威であるストレイヤーは、近年、その対極にあるものの研究に取り組んでいる。自然だ。長年川下りを楽しみ、バックパックを担いで旅やハイキングを続けてきたからこそ、手つかずの自然のなかにいると最高のアイディアが浮かんでくることを、彼はよく知っている。そしていま、その理由をさぐっている。

ブッダ、イエス・キリスト、リース・ウィザースプーン〔人生の再出発のためにロングトレイルを踏破する女性を描いたアメリカ映画『わたしに会うまでの１６００キロ』の主演女優〕はみな、知恵をさがしもとめて荒野に向かった。ストレイヤーも先達にならい、六人の神経科学者を荒野に連れだした。人間の脳という美しく複雑なものに、自然という美しく複雑なものは影響を与えている。その影響の度合いを測定する方法をさぐろうというのだ。日本の研究者は生命愛《バイオフィリア》――人間の感情は生来、生命あるものとつながりをもっている――という仮説に基づいて研究を始め、かたや〈マッピネス〉は人間の感情を評価している。そしてストレイヤー率いるこのグループは、認知機能に焦点を絞って調査している。彼らはウェルビーイングなどという曖昧模糊とした概念ではなく、思考力、問題解決能力、共同作業の能力が自然によってどう向上するかを観察し、計測することに専心している。その結果を比較照合し、画像化し、計測し、図表化し、ふたたび分析し、複製し、カイ二乗検定〔仮説の妥当性を調べる統計手法〕を実施し、さまざまな予期せぬ角度から検証するべきだという。今回のユタ州の調査では、彼ら自身も他の研究者たちも納得できるような計画を練り、認知機能を評価する質問を考えだすのが目的だった。

そのためには、神経科学者たちをそれなりのハイキングに連れていかなければならない。ストレイヤーがハイキングの場所として選んだのはユタ州南部のモアブという町だ。古代王国にちなむ地名のこの町にやってくるのは、マウンテンバイクや川下りの愛好家ぐらいで、町中は閑散としている。とはいえ、少し足を延ばせば絶景が広がり、さらには、アルコール度数三・二％と控えめなエールをお伴にできる。となれば、自然が脳に及ぼす影響を評価する実験についてみんなで話しあい、計画を練るにはうってつけの場所に思えた。ストレイヤーの役どころは、映画『オーシャンズ11』のジョージ・クルーニーといったところ。難問に切り込んでいく科学オタクたちのリーダーだ。彼の手には地図、食料、装備品、そして米国科学アカデミーからの助成金がある。いっぽうわたしは、神経科学者たちがそれぞれどんな持論を展開し、どんな疑問や偏見をもっているのか知りたかったし、自然と健康に関する自分なりの調査も開始したかった。その旅の初日、わたしと同じ車に乗りあわせたのは、ワシントン州プルマン近郊にある別々の大学の心理学者、リーサ・フォールニアと夫のブライアン・ダイアーだった。ダイアーは今回のグループのなかでだれよりも懐疑的だった。

「自然に回復効果があるとは思えないんだよ」と、ダイアーは言った。「たしかに自然のなかにいれば心地よさは感じるだろうが、それが自然のメカニズムのおかげだという説には納得できない。だって、ただ日常の雑務から解放されて、気分転換ができているだけかもしれないだろう？ 気分転換をするには安上がりで手っ取り早い方法だっていう、それだけの話だと思うね」つまりダイアーは、自然のなかですごすのは音楽を演奏したり美術館に行ったりすることとなんら変わりはないと考えている。気晴らしになるし、楽しいし、ときには人と交流する機会にもなる。それだけの話だ、と。

すでに、音楽、友人との交流、文化的なイベントといったものが心の健康に貢献することは科学的に立証されている。こうしたものよりすぐれている点が自然にはあるのか？ そうあってほしいと一部の環境保護活動家が願っているだけでは？ 彼らの進歩的な目標を達成するうえで格好の理由になるからでは？ もっと公園を増やして湿原を保護しろ、地面をアスファルトで固める大規模開発やテーマパーク建設はやめろと言いたいだけでは？ そもそも、美術館、コンサート、大勢の友人といったものは田舎より都会にあるじゃないか、というわけだ。

疑念を表明しながらも、ダイアーはあたりの風景に見とれていた。わたしたちはまずアーチーズ国立公園のなかを歩きはじめた。風化してつるつるになった赤い岩がどこまでも連なっている。切り立った岩場と壮大な眺めに圧倒されていると、とうとうダブル・オー・アーチという絶景スポットに到着した。まるでドラゴンの背中を歩いているような感じがした。木の標識には「このトレイルは整備されていません。通行注意」と書いてある。最高の気分。ワシントンＤＣははるか彼方、広大な大地の空気を吸い込むと、地下室から這いあがってきたような気がした。どこを向いても、空、陽射し、この世のものとは思えない色、奇妙な形に風化した巨岩が目に飛び込んでくる。どこを見てもわくわくする。

細長い岩の上でピクニックを楽しんだあと、ふたたび歩きはじめると、こんどは上下にふたつ連なるみごとなアーチが見えてきた。浮き輪の上に巨大な岩のブレスレットを置いたような形だ。数人のメンバーと一緒に、細いブレスレットの上部へと慎重に登っていった。てっぺんから下を眺めると、世界が真っ二つに分かれ、無限に広がっているように見えた。身がすくんだけれど、スリルもまた楽しい。下を見ると、アダム・ガザリーがごろりと仰向けになっている。彼は『ネイチャー』誌に神経科学に関する主要な論文を執筆するかたわら、写真撮影に熱中している。わたしたちはポーズをとり、何枚か写真を撮ってもらってから、アーチを下りた。

「たったいま、すごい体験をしたんだ」と、わたしたちを待ちかまえていたかのように、ガザリーがまくしたてた。「ここに寝そべって、自分の足とあっちの岩と空を撮ろうとしたら、突然、ひらめいた。垂直方向のパノラマ写真が撮れるぞって。地面から空まで！」そう言うと、ガザリーは愉快そうに笑った。そしてスマフォで撮影した小さな垂直パノラマ写真を見せてくれたけれど、逆光にくわえて画像のサイズが小さく、あまりよく見えなかった。

「自然のなかで半日すごしただけで、もう創造性が豊かになったのね！」と、わたしは言った。

「だろ？」と、ガザリーが応じた。

創造性が五〇％も向上！

神経科学者が談笑するこの集いをデヴィッド・ストレイヤーが主催したのは、これで三回目だった。第一回は二〇一〇年、やはりユタ州のグランドガルチ原生林保護区での約五〇キロのトレッキングで、第二回は前回より多い参加者を迎えて五日間の川旅を敢行した。途中、一艘《そう》が転覆し、ふたりの高名な神経科学者が川に落ち、『ニューヨーク・タイムズ』紙のカメラマンがその瞬間を写真におさめた。相当、ばつが悪かったことだろう。この川旅で、ストレイヤーは同僚たちに少々風変わりな持論を体感してもらおうとした。腕時計を外し、各種デバイスの電源を切り、大自然の奥深くへと進んでいけば束縛から解き放たれ、創造性が高まり、気持ちも穏やかになることを実感してもらおうとしたのだ。その一団のなかで「自然の力」をだれよりも確信しているのはストレイヤー当人だった。だからこそ、情報の発信源になってくれる人物や専門的技術に造詣の深い研究者を味方につけなければならなかったのだ。

その目標は充分に達成できたようだった。五日後、参加した科学者たちはじつにリラックスしたようすで、これほどリラックスできたのは数年ぶりだと感じた参加者もいたほどだった。だから当然のことながら、彼らはストレイヤーの持説を検証するテストを受けることに同意した。すると、〈アウトワード・バウンド〉〔イギリス発祥の非営利の冒険教育機関〕が実施した予備調査をテストに取り入れてはどうかという声があがった。〈アウトワード・バウンド〉は、プログラムの参加者五六人の創造性を測定するために、被験者の半分には三日間のハイキングに出発する前に「リモート・アソシエイツ・タスク（RAT）」というテストを受けてもらい、残りの半分にはハイキングを終えた三日後に同じテストを受けてもらったのだ。RATとは直観力と「収束的創造性」なるものを楽しみながら測定できるテストで、たとえば三つの単語を見せ、それに関連する単語を答えてもらう（「水、タバコ、薪ストーブ」という単語が並んでいたら、答えはパイプ。もう少しむずかしくすると「道《ウェイ》・地面《グラウンド》・天気《ウェザー》」の答えは、57ページの傍注を参照のこと*。答えがわからなかった場合は、一本の樹木をじっと見つめてから、もう一度考えてみよう）。小規模な実験ではあるものの、その結果は科学誌『プロスワン』に掲載され、研究者たちを驚かせた。ほんの数日間自然のなかですごしただけで、五〇％も創造性が向上したのである。[2]

五〇％！　自然の力を利用しない手はない。だが、こうした実験はかならず繰り返し実施し、厳しく評価しなければならない。そこでストレイヤーは新たに助成金を獲得し、この地に科学者たちを連れてくると、彼らの協力を得て、もっと規模が大きく、もっと意欲的な研究を実施することにしたのだった。この旅で、科学者たちが宿泊するのはホテルだったが、屋上にはたき火ができる炉があった。快適さを優先するか、原始的な生活を追求するかを天秤にかけたうえでの折《せっ》衷案《ちゅうあん》だった。昼間はハイキングや川下りを楽しみ、夜はたき火を囲んで酒を酌みかわしながら実験について活発に意見交換をするという算段だ。

〈アウトワード・バウンド〉が利用した単語連想テストという案も興味深くはあるものの、そこには多数の変数が含まれるうえ、ほかにも結果を鵜呑《うの》みにはできない理由が多々あった。被験者の正答率が上がったのは、ほんとうに「自然」のおかげなのだろうか？　それとも、数日間、参加者が互いにさまざまな刺激を与えつつ、仲間と楽しく遊んだおかげなのか？　気分が明るくなったから、頭が冴えただけなのか？　ひょっとすると、ふだんよりたっぷり眠れたおかげかもしれないし、栄養豊富なレンズマメの粉末を摂取したおかげかもしれない（その可能性は低いだろうけれど）。クライミングのインストラクターといちゃついたおかげだという可能性だってある。ことほどさように「自然のなかですごす」という体験を分析するのはきわめてむずかしい。「見る、気づくといった感覚が微調整されるはずなんです」と、ストレイヤーは説明する。「この仮説を主張するにせよ、反論を論破するにせよ、実験データをもっと集めたいと思っています」

テクノロジーと自然

助成金のおかげで、参加者たちはフリーズドライのフムス（ヒヨコマメのペースト）よりは数ランク上の食事にありつけた。アーチーズ国立公園を歩いたあと、一日目の夕食はモアブの町いちばんの（かつ唯一の）タイ料理店に繰りだした。店には、イリノイ大学の神経科学者で、同大学ベックマン先端科学技術研究所の所長でもあるアート・クレイマーがひと足先に到着していた。六〇代前半のクレイマーは参加者のなかでは古株で、いわばヨーダのような存在だった。彼はわたしたちを出迎えると、パッシーユーというヌードルを豪快に食べはじめた。小柄だが、がっちりとした体格の持ち主で、なにごとにも精力的に取り組むといった印象の男性だ。「クレイマーはリスみたいに早口だぞ」と、わたしはあらかじめ参加者から注意されていた。今回の参加者は（ガザリーを除いて）全員、過去にクレイマーと一緒に研究をしたことがあるか、クレイマーの研究所で働いたことがあった。クレイマーが初めて指導した博士課程の学生がストレイヤーで、当時はパイロットエラー（航空機事故などの原因となるパイロットのミス）に関する研究に取り組んでいた。クレイマーは学習能力や人がミスを犯す原因といった問題につねに深い関心をもち、軍部、NASA、連邦航空局などのコンサルタントも務めている。

神経科学の世界では著名なクレイマーだが、その名が広く知られるようになったのは、運動をすれば加齢による認知機能の衰えを抑制できることを立証したからだ。世間に大きな影響を及ぼ

＊答えは「フェア」（フェアウェイ、フェアグラウンド（屋外催事場）、フェアウェザー（好天時の））。

した彼の研究のなかでも、とくに記憶力、実行機能、空間認識能力をつかさどる部位で、運動をすると新たな脳細胞が増えるという研究結果は注目を集めた。クレイマーがこうした事実を示すまで、身体的活動がそこまではっきりと脳に重要な影響を及ぼすとは、だれも想像していなかったのだ。いまでは、加齢による認知機能の衰えを防ぐには運動が最高かつ唯一の方法だと、ことあるごとに言われるようになっている。クレイマーの研究は、専門家と社会の考え方を大きく変えた。それこそ、研究者ならだれもが夢見る成果だ。

「一九九二年当時、運動と脳の関係について論ずることは、いま、自然と脳の関係について論ずることと同じだった」と、ストレイヤーは言う。「わたしの目標は、クレイマーが運動と認知機能に関する研究でなしとげたことを、今後一〇年間で自然に関する研究でなしとげることだ」

もしも、ビニールクロスがかけられたテーブルを囲む研究者たちが関心をもっている科学的問題を、集合の関係を示すベン図であらわすとするならば、すべての円が重なる部分にはひとつのテーマがある。それは「注意力」だ。自然が脳に及ぼす影響の研究といっても、そのテーマはさまざまだ。感情の調節、ストレス、免疫系といったものに関心をもつ研究者もいる。だが、ここに集結した「チーム・モアブ」の面々にとって、注意力とはあらゆる精神状態から湧きあがる共通語だ。注意力については、本書でこれからくわしく説明していく。

クレイマーはラッシーを飲みながら、携帯電話にちらりと目をやった。そこでわたしはすかさず尋ねた。ストレイヤー先生のご指示どおり、この三日間、デジタル機器にはいっさい触れずにすごすつもりですか、と。彼は真顔でこちらを見た。

「パソコンを四台もってきたんだ」そう言うと、クレイマーは間を置いた。「その気になれば電源を切っておけるよ。一か月、雪洞《せつどう》のなかで暮らしたこともあるんだから」数人が、クレイマーのほうをさっと見た。

「先生は五感に刺激を求めるタイプですから」と、ストレイヤーが言い添えた。

「そのとおり」と、クレイマーが応じた。

「まだハーレーに乗ってるんですか？」と、だれかが尋ねた。

「ああ」そう言うと、クレイマーは携帯電話をとりだし、赤いバイクの写真を見せた。

「いまでも革の服を着て？」と、ストレイヤーが尋ねた。

「ああ、革ジャンをね」

「ズボンのほうは？」

「おいおい、ズボンをはかずにバイクに乗るやつがいるか」


携帯電話が通じない場所でデジタルを断つ生活を送るのも悪くないと、わたしたちは少しずつ実感していた。二日目はハンターズ・キャニオンを歩く予定だった。ガザリーはスマフォのたぐいをすべて宿に置き、愛用の本物のカメラを持参するという。いっぽうわたしは、ハイキングの途中で見つけた野生の花の名前を調べたかった。だがインターネット使用禁止となれば、昔ながらの手法に頼るしかない。ラミネート加工されたポケット花図鑑だ。その日の朝、カンザス大学の心理学者ルース・アン・アチュリーから拝借したものだった。ルースの夫、ポール・アチュリーもまたストレイヤーと同様、運転時の注意力散漫の専門家であり、夫妻はなんと数週間前までスマフォをもたずに生活していたし、旅先のこの地ではメール の送受信にしか使用していないという。スマートフォン・ゲーム〈クロッシーロード〉でこっそり遊んでいないのは言うに及ばず、だ。

集合場所のロビーで待っていると、ポール・アチュリーがふと疑問を口にした。自然に回復効果があるのは自然そのものの力ではないかもしれない。つねにネットと接続し、刺激を受けつづけている日常生活から精神が解放されるおかげで回復するのかもしれない、と。たしかにそのとおりだった。今後の研究においてそうした要素をどう排除するかという問題は、わたしたちの会話に何度も出てくる検討課題のひとつだった。

「ぼくたちを夢中にさせるテクノロジーが次から次へと誕生して、脳が他人との交流を負担に感じている可能性があるんじゃないか？　だから脳が共鳴できる環境に戻ると癒やされるのかもしれない」と、ポールは自問自答した。彼はストレイヤーと同様、スタンフォード大学の社会学者、故クリフォード・ナスの研究に多大な影響を受けている。ナスはのちに有名になった実験で、複数のメディアを同時に利用するマルチタスカーは、認知機能を要する作業への集中力が低いことを示した。さらに小学校高学年の女子二三〇〇人を対象にした研究を実施し、メディアを長時間利用する女子は社会性や情緒の発達が未熟であることを示した（残念ながら健康増進効果があるはずの自然は、ナス本人にはあまり効果を発揮しなかったようだ。彼はハイキングを楽しんだ直後、五五歳で逝去した）。

「ほら、メトロポリタン美術館で、携帯電話で話しながらジャクソン・ポロックの絵にうっかり寄りかかった男がいただろう？」やれやれと頭を振りながら、ポールが言った。

「自然と触れあわずにテクノロジーの世界に埋もれていると、人の本来の姿も変わってしまうんだろうか」と、ストレイヤーも会話に参加した。

「いやいや、わたしはテクノロジーのおかげで生きながらえているんだぞ」と、クレイマーが口をはさんだ。「コレステロールを減らす薬のおかげで、なんとかやっているんだ」

「ぼくの言っているテクノロジーは、電話、テレビ、デジタル・メディアのたぐいです」と、ストレイヤーが応じた。「刺激が強くて、ちかちかして、おそらくは依存性もある」

熱を帯びた口調で、ポール・アチュリーが言った。「三六%の人が、セックスの最中にもケータイをチェックしている。それにケータイを離さずに寝ている人は七〇%もいるんですよ」

ストレイヤーも持論を展開した。「携帯電話を見る回数は一日に平均一五〇回です。一〇代の子どもは一か月に平均三〇〇〇回、テキストメッセージを送っています。あきらかに依存症や強迫性パーソナリティ障害の徴候も出ています。でも人間は本来、生身の相手と交流をもつようにつくられている。たき火を囲んで腰を下ろし、顔と顔をあわせて交流するようにできているんです。こうした社交こそが、人間を元気にさせる」

ルース・アン・アチュリーが話をまとめようとするように、日焼け止めを差しだした。彼女はいつも、もてなし役を務め、参加者たちの潤滑油の役割もはたしている。「あなたの言うこともわかるけれど、自然の話はどうなったの？」と、彼女は夫に尋ねた。

「いつもこんな調子なのよ」と、ルースはわたしに向かって言った。「夫はテクノロジーと距離を置くべきだという話をする。わたしは自然のなかですごすべきだという話をする。わたしはディズニー映画の大ファンで、夫は『ハウス・オブ・カード』〔野心ある政治家を描いたアメリカの人気連続ドラマ〕が大好き。夫はね、人間はもともとネガティブな生き物だと思っているの」ポールが肩をすくめはしたものの、反論はしなかった。「わたしはね」と、ルースが話を続けた。「自然のなかですごしていると、マインドフルネス〔そのときの自分の内面的・外的経験にフルに注意を向け、あるがままを受け入れること〕が生じるんだと思う。周囲の世界がつねに変化を続けるなか、受け身の状態になる。だからうつ病にも効果がある。自然のなかを歩くのは、バラ色のレンズの眼鏡をかけているようなものじゃないかしら。自然に囲まれていると、なにもかもが少しポジティブに感じられるし、自然との一体感も感じられる。こうした世界にこそ、わたしたちの居場所があるはずよ。それに子どものころ、自然のなかで楽しくすごした思い出がある人も多いでしょう？」

　ガザリーがロビーにやってくるなり、話に割って入った。「たしかにぼくは自然のなかにいると、どんな場所にいるときよりすぐにリラックスできる。でも、子どものころは自然とは無縁だったよ」彼はニューヨーク州のロッカウェイで育った。ブロンクス科学高校には往復四時間かけて通ったという。「それでも、きのうのランチのころには、すっかりリラックスしていたけど」

　それまで口をつぐんでいたリーサ・フォールニアが声を発した。「それじゃあ、今回の実験結果を初めから決めてかかっていることになる。先入観があると、思い込みを裏づけるデータだけを採用し、結果をだすことになりかねないんじゃない？」

　ルース・アン・アチュリーが言った。「たしかに〈アウトワード・バウンド〉の参加者は自然の効用に期待している人たちばかりだったわ。でも、わたしたちが（認知機能テストで）なにを調べているのか、彼らはまったく知らなかった」

　フォールニアは引きさがらなかった。「プラセボ効果は強力よ」

　クレイマーがなだめた。「われわれはみな、頭から効果を信じているわけじゃないよ」

ポール・アチュリーがデイパックを肩に背負った。「『Xファイル』のサブタイトルと一緒だと思うね。『わたしは信じたい《アイ・ウォント・トゥー・ビリーブ》』」

注意力が鍵を握る

こうして、懐疑派と信奉者たちはベストウェスタンホテルをぞろぞろと出ていった。わたしはポール・アチュリーとストレイヤーと一緒の車に乗り、トレイルをめざした。褶曲《しゅうきょく》地層をむきだしにした不思議な風景が次から次へと目の前にあらわれ、思わずストレイヤーの持説について考えさせられた。注意力が非常に重要であること、自然が認知機能を向上させるうえで注意力が大きな役割をはたしていること。心理学者たちは何年も前から注意力というテーマに魅了されてきた。そしていま、気が散ることだらけの時代を迎え、注意力《アテンション》がふたたび脚光を浴びはじめた。さもなければ、ポール・アチュリーが言うところの「アテンション・エコノミー」が。

アテンション、すなわち「関心」や「注目」といったものは現代の貨幣であり、希少性が高まっている。実験心理学の提唱者であり、作家ヘンリー・ジェームズの兄でもある哲学者のウィリアム・ジェームズは、一八九〇年に出版した名著『心理学原理（*The principles of Psychology*）』の一章すべてを「注意」に割いている。そのなかで彼は「注意とはなにかは、だれもが知るところだ。それは精神によって所有され……[3]」「わたしの経験は、注意を向けることに自分が同意したものである……関心を向ける対象を選択しないでいると、われわれの経験は混乱をきわめる[4]」と記している。

彼は注意を基本的にふたつのタイプに分け、それはいまも注意に対する考え方の基盤となっている。ひとつは自発的・能動的注意（ひとつの作業に集中しているときなど）。もうひとつは無意識のうちに反射的に向ける注意で、たとえば騒音や物音、光が織りなす美しい光景に気づいたときや、ふとなにかを思いついたときなどに、無意識に喚起される注意だ。携帯の着信音が鳴りひびくはるか前から、ウィリアム・ジェームズが「混乱し、ぼんやりし、注意散漫な脳の状態、フランス語で『ディストラクシオン』という」と言及した状態に、多くの哲学者たちが関心をもってきた（ウィリアム・ジェームズの話を終える前に、一八九八年、彼がうつ病を患っていたときにニューヨーク州北部のアディロンダック山地にハイキングに出かけ、精神に大きな変化が生じるほどの衝撃を受けたことに触れておきたい。ジェームズは妻への手紙に「これ以上ないほど、精神が活発な覚醒状態に入った」[5]と綴った。彼の名付け親がラルフ・ウォルドー・エマソン〔超越主義を唱え、『自然について』を執筆したアメリカの思想家〕だったことを考えれば、彼にはもともと、そうしたことに自発的に注意を向ける下地があったのかもしれない）。

ひとつのタスクに注意を向けつづけるのはきわめて困難なことも、そしてナスが確信していたように、注意力が散漫な状態では間違いなく頭の回転がある程度遅くなることも、ジェームズにはわかっていた（とはいえ見方を変えれば、デジタル時代では注意力が散漫なほうがより多くの情報にアクセスできて、多くの記憶を引きだせるのかもしれない）。おもしろいことに、わたしたちは周囲の状況の情報を収集する能力に、制限を設けている。そうしないと脳が大量の刺激に圧倒されてしまうからだ。それに、人間の視野は信じられないほど狭い。聴覚もさほど鋭敏ではない。そのうえ見たり聞いたりしたことのほとんどは処理されないまま放置されている。それなのに人類がこれほど繁栄してきたのは、自動的に優先順位をつける能力がきわめてすぐれているからだ。

「ほとんど休むことなく、脳は物事をふるいにかけつづけています」と、ストレイヤーがハンドルを握りながら言う。黒いＳＵＶは舗装されていないでこぼこ道を進んでいく。「戦略的なプロセスなんですよ。道が混んできたら、脳はＮＰＲ〔アメリカの公共ラジオ〕を聴くのを文字どおりやめる。ラジオを聴くという行為はいわばシグナルを受信しているだけだから、会話とは違い、シャットアウトできるんですよ。ところが、あなたがご主人と電話で話をしている最中に、ご主人の声を完全に聞かないようにするのはむずかしい」だから携帯電話で話していると、信号や標識や歩行者にすばやく反応できなくなる。ツイッターやメッセージやメールを使っている人なら経験があるだろうが、ソーシャルメディアの情報にはつい注意を惹かれてしまい、シャットアウトするのはむずかしい。わたしの頭に、休暇中の科学者から送られてきた愉快な自動返信メールの文言が浮かんだ（もちろん、そのメールの内容はツイッターで知ったのだけれど）。「現在、オフィスを留守にしていますが、メールはときおり確認しています。あなたがくださったメールが緊急の用件ではなくても、いずれにしろ、こちらから返信を差しあげるでしょう。困ったものです[6]」

「問題の鍵を握っているのは、注意力なんだよ」助手席に座っているポールが身をよじってこちらを向き、説明を始めた。「注意力がなければ、人は見ることも、聞くことも、味わうこともない。いっぽう脳は、一度に四つの物事に注意を向けることができる。ではどうやって重要なものとそうでないものを見分け、優先順位をつけていると思う？　それはね、抑制機能を駆使しているからだ。脳でいちばん発達しているのは、抑制機能をつかさどる回路なんだよ。じつに興味深いだろう？　脳は処理しきれないほど大量の情報を入手している。だから脳の仕事の大半は、情報を選別し、不要なものを排除することなんだ。そのおかげで、ぼくたちは意味のあることに集中できるというわけさ」

観察、選択的注意、抑制。この三つの相互作用で、人間は高次の認知機能を発達させてきた。創意工夫で問題を解決するのも、目標を達成するのも、計画を立てるのも、マルチタスクをこなすのも、すぐれた認知機能があってこそだ。とはいえ、問題もある。抑制と取捨選択を続けていると、認知機能を駆使するために必要なエネルギーを使いはたしてしまうのだ。そうなれば大打撃だ。スタンフォード大学の神経科学者ダニエル・レヴィティンは著書『ジ・オーガナイズド・マインド（*The Organized Mind*）』で、人間の脳の処理速度は一二〇ビット／秒で、信じられないほど遅いと述べている。[7] ちなみに自分に話しかけている相手を認識するには、六〇ビット／秒を要する。方向性をもった注意、すなわち自発的注意とは、限りある資源のようなものだ。その資源が減れば、わたしたちはミスを犯し、怒りっぽくなる。そのうえ近年はマルチタスカーが増え、ひとつの作業から次の作業へとせわしなく注意を向ける対象が替わる。脳の前頭前野などの部位では、グルコース（ブドウ糖）が酸素と反応し、エネルギーを得ている。ところがマルチタスクを続けていると、このエネルギー源を消費しつくしてしまうのだ。[8] すると認知機能を駆使したり身体を動かしたりするエネルギーが足りなくなり、脳がうまく機能しなくなる。広々とした場所で蝶を眺めていると、気分が落ち着いてくるのも不思議はない。もちろん、自然のなかにいても脳は働きつづけるが、機能するのはマルチタスクに必要な部位ではない。この点が重要な鍵を握っている。

目的のトレイルが近づくにつれ、フロントガラスには赤い絶壁と、それとは対照的に真っ青な空が広がりはじめた。回廊のように延びた緑の谷が急にあらわれる。「こういうことじゃないかな」そう言いながら、ポール・アチュリーがフロントガラスを拭くような手つきで大自然を指し示した。「こういう場所にいれば、当然、脳にとって選択肢が減る。選択肢が減れば、高いエネルギーを必要とする物事に注意を向けられるようになる。オフィスではメールがきたり着信音が鳴ったりと、なにかしら音が聞こえているだろう？　つねに取捨選択を迫られている状態だから、脳は物事を深く考えられなくなる。でも、ここにいるあいだは、さほど取捨選択を迫られないから、ひとつの物事にじっくりと集中できるようになるんだよ」

脳のデフォルト・ネットワークの働き

このプロジェクトに参加するまでは、雄大な自然だろうと、ささやかで心地よい身近な自然だろうと、とにかく自然に囲まれていればストレスがやわらぎ、頭が冴え、落ち着いた気分になり、自分がよりよい人間になったように思えるのではないかと想像していた。でも、更新世の祖先たちのほうがはるかにいい環境で暮らしていたという説に、しだいに疑問をもつようになった。ここモアブに集まった中年科学者の一団は、携帯電話を毛嫌いし、大学生の大半がスマフォのせいで注意散漫になり、覇気を失い、不安にさいなまれていると考えている。でも、現代人のストレスだらけの生活のほうが祖先のストレスだらけの生活より悲惨だと決めつけるのは、あまりにも短絡的《たんらく》で、歴史を軽視していないだろうか。自然を賛美する人たちは洞穴人《どうけつじん》（とくに男の）を美化しすぎているように思える。たしかに大昔の男たちは筋骨隆々で、獲物を追って草原を駆けまわり、ぱちぱちと音を立てて燃えさかるたき火の灯りで仲間と儀式を行なったのだろう。でも、いいことばかりではなかったはずだ。狩猟採集民の子どもの死亡率の高さを考えれば、どれほど多くの家族が深い悲しみに暮れていたかがわかる。それに、その日に食べるものさえ事欠いていいたに違いない。天候にも苦しめられていただろうし、縄張り争いもあったはずだ。

人間の脳は人間関係や精神的なストレスに敏感だ。そして、そうしたストレスは人間とは切っても切り離せない。だからこそ、ストレスの原因にばかり目を向けるのではなく、そこから立ち直る回復力をつちかうことが肝心なのだ。そこが、もっとも重要な点だ。夜空、すがすがしい空気、鳥たちの美しいコーラスとは無縁の世界で生きているうちに、わたしたちはそうした回復力を失ってしまった。ところが心地よい自然のなかを歩いていると、自分には時間も空間もたっぷりあるのだと実感できる。深く息を吸い込めば自然の芳香が胸に満ち、景色を眺めればよろこびが湧きあがる。ぬかるむ山道や川の流れに足を踏み入れれば、まぎれもない大地の力を感じずにはいられない。そんな会話を車中で続けているうちに目的地に到着し、わたしたちは車を降り、なんとはなしにふたり一組となって、小川沿いのトレイルを歩きはじめた。道は砂が多く、空はどこまでも青く、そよ風が足もとの菅《すげ》を揺らしている。

道を進んでいくと、クレイマーに追いついた。彼にはいま、これまでの数々の冒険のつけがまわってきていた。スキーの直滑降で転倒して痛めた左膝にはサポーターをつけ、左足を引きずるようにして歩いている。それでも歩くスピードは速い。苔の成長をじっくりと観察するタイプではないのだろう。彼はわたしに、グランドティトン国立公園を歩いていたときに脱水症状で死にかけたことや、アラスカで激流を横断したときのことを話してくれた。ニューヨーク育ちの彼は一〇歳のころ、ボーイスカウトのOA（オーダー・オブ・ジ・アロー）という名誉ある儀式に参加することになった。ナイフ一本と卵一個と火を熾《おこ》す道具一式をもたされ、三日間、森のなかでひとりきりですごすのだ。そのときの経験が人生の糧《かて》になっていると固く信じてはいるものの、当時の彼に、おかげで血圧が下がったとか、沈思黙考に耽るいい機会だったなどと思えるはずもない。「若いころは、本格的なロッククライミングを楽しんだものさ。ヨセミテのエル・キャピタンみたいな巨壁の登攀《とうはん》に成功すると、心身ともに緊張から解放され、生きているよろこびを実感したものだ。当時は、それで活力を取り戻したという感覚はなかったが、実際にはそうだった。山から戻ったあとの数週間は、じつに快調だったからね」

氷の洞窟であろうと〈クラブメッド〉のリゾート地であろうと、日常とはまったく異なる場所ですごせば、日々のストレスや単調な仕事から解放され、心身が癒やされるというのはもっともな話だ。それはいわば回復のプロセスなのだろう。だが、ストレスの原因そのものはどうなるのだろう？　太古の祖先と比べれば、現代の生活には独自の注意力を求めるものが山ほどある。そうしたストレスにさらされながら、どう生き延びていけばいいのか見当もつかないという人は多い。神経科学者のダニエル・レヴィティンは「平均的なアメリカ人は平均的な狩猟採集民と比べて、数千倍ものモノを所有している。生物学的な観点から見れば、わたしたちは脳の処理能力を超える量のモノを所有しているのだ[9]」と記した。たしかに、ストレス源を減らしたくても方策は限られているのが現状だ。

ストレイヤーによれば、それこそが現代人が抱えている問題だ。「ぼくたちは、進化をとげてきた環境の産物だ。それなのに、人類は人工的に環境をつくりかえている。霊長類は周囲の環境を操作し、適応するのが得意だが、だからといってかならずしも自分たちで考えるほどうまく適応できるわけじゃない」つまり高層ビル群、何車線もある道路、メールといったものに、わたしたちの知覚システムや認知システムがきちんと対応できるとはかぎらないのだ。ではそもそも、知覚システムや認知システムとはどういうものなのか？　これについては、少々考察が必要だ。これらのシステムこそが脳と自然のつながりの核であり、その構造がわかれば、弱ったシステムを修復する最善の方法があきらかになるからだ。

ストレイヤーの説明では、どんな環境で活動していようと、人間の脳のなかでは三つの主要な神経回路網《ネットワーク》が機能している。ひとつめは実行ネットワーク。集中して知的作業を行なう前頭前野などが、刺激への対応と行動の抑制を実行する。ふたつめは空間知覚ネットワーク。これによって人間は自分の位置を把握し、その名のとおり空間を知覚する。三つめはデフォルト・ネットワーク。これは実行ネットワークの活動が低下しているときに活動を始める。この三つのネットワークはいわば陰と陽、水と油であり、それぞれが対立する。つまり、どんなときでもどれかひとつのネットワークだけが活動しているのだ。

とりとめのないことを考えたり、空想に耽ったり、ぼんやりしたりしているときのホワイトノイズ、それがデフォルト・ネットワークだ。ウィリアム・ジェームズは、なすべきことができなくなるのはそのせいだと嘆いた。と同時にこのネットワークは、とらえどころがないものの、カリスマ性のあるヒッピーのようなものだともいえる。近年デフォルト・ネットワークに関しては、不品行で手に負えないトラブルメーカーなのか、それとも詩を詠んだり人間性を形成したりするうえで欠かせないものなのかという議論がかまびすしい。くよくよと深く考えすぎるのも、うつ状態におちいるのも、自分のことしか考えられないのも、自分を責めすぎるのも、すべてはデフォルト・ネットワークのせいだと心理学者は言う。そのいっぽうで、共感する力や創造力を生みだすとも、洞察力を高めるとも考えられていて、「注意力」を研究する科学者たちは、デフォルト・

ネットワークを崇高なものとして崇《あが》めている。「このネットワークのおかげで、人間はもっとも人間らしい経験ができるし、審美眼を養うこともできる。こうした深遠な意味をもつ行動を起こせる能力は、人間に特有のものなんだ」と、アチュリーは言う。ずいぶんと崇めたてまつられているように思えるが、科学者がこのネットワークを好むもっと重要かつ実際的な理由はほかにもある。デフォルト・ネットワークは脳の実行機能を休ませ、最高の力を発揮できるように脳を回復させるからだ。

自然には先進医薬のような効果があるという、心惹かれる説もある。たとえば最新のホルモン療法は、体内のエストロゲン受容体だけに作用して骨を強くするが、がんのリスクを高める受容体には作用しない。そうした賢い錠剤のような作用を、自然はデフォルト・ネットワークに及ぼす。わたしたちが自然のなかで気持ちのいい体験をしているときに作用し、デフォルト・ネットワークの効果だけを引きだして、問題を起こす部分には作用しないというわけだ。実際、自然のなかを歩いていると、町中を歩いているときと比べてネガティブにならずにすむことは、いくつもの実験で証明されている。

日常生活で次々と襲ってくるストレスをすべて回避できるわけではないけれど、ストレスを一時的にでも解消する努力はできる。ちょっと自然に触れる、あるいは、長期間自然に身をゆだねれば、脳は回復するのだ。ここユタ州で、わたしはそれを実感しはじめていた。

脳には対立するネットワークがある。そう意識して歩いていると、ハンター・クリークのおかげでデフォルト・ネットワークのスイッチが入ったことがよくわかった。最初のうち、わたしの頭のなかでは実行ネットワークが活発に動いていた。日焼け止めは？　もった。ボトルウォーターは？　もってる。蜂に刺されたときの薬とハラペーニョ味のポテトチップは？　もちろん。おなかがすいてない？　すいてるけど、みんなと一緒に食事をする時間まで我慢よ。ポテトチップのことは考えちゃダメ。もう、ダメだってば。なら、チョコレートをかじるのは？　ダメダメ……。

わたしは靴底に砂が当たる感触を楽しみながら歩きつづけた。御柳《ぎょりゅう》の枝が脚を撫でる。やがて少しあたりがひらけ、小さな汽水湖《きすいこ》がいくつも見える場所に出た。鳥のさえずり。咲き乱れる花々。そうしたものに無意識のうちに五感が反応する。ふだんより感覚が鋭敏になり、あれこれ分析しなくなる。神経科学者に言わせれば、トップダウン処理ではなく、ボトムアップ処理を行なっている状態になったのだ。脳の進化上古くからある部位がお喋りな新皮質を抑えつけ、自己主張を始めていた。二本の足を交互に前にだして自然のなかを歩く行為に、さほど集中力はいらない。人類が二足歩行するスピードは、脳に浸み込んでいるのだから。

小川のそばに連なる気持ちのいい巨岩の上でランチをとると、わたしはポケット花図鑑をとりだした。そしてみんなで小川のほうに下り、草地に円を描くようにして集まった。あたりには茎の先に白い花をつけた植物が生えている。ポケット花図鑑に掲載されている花の種類はごくわずかで、その白い花に似た植物は載っていなかった。「ソバの花じゃないか」と、だれかが言った。

「いや、葉が違う。先端がとがってる」

「これだ、レンゲソウ」と、アチュリーが花図鑑を指さした。

「正確には、スティンキング・ミルクヴェッチ」

まるで博物学の会議のようだった。知識に基づく推測、議論、自信満々の結論がじつは間違っていたと判明する……。脳科学の研究でも、同様のことがつねに行なわれているのだろう。

注意回復理論とストレス低減理論

自然がオーケストラの指揮者のような役割をはたし、注意を要する作業をする際に、脳内のエネルギー配分を決めているという考え方は昔からある。一八六五年、造園家のオルムステッドは次のように綴っている。自然を眺めれば「頭を疲れさせずに活動させられる。頭を鎮めると同時に活気づけるのだ。すると、頭から肉体へと影響が及び、身体のシステム全体が生き返り、ふたたび活力が湧いてくる」[10]と。オルムステッドの見解は長い歳月をかけて少しずつ専門家のあいだに浸透していった。一九八〇年代初頭、ミシガン大学のスティーヴン・カプランとレイチェル・カプランは、心理的な苦痛は脳の疲労と関係があると考えた。仕事や用事に追われる生活が前頭葉を疲弊させるのだ。カプラン夫妻によると、近代以前から前頭葉は働き者だったが、昔のほうが休んでいる時間が長かったという。

モアブにくる前に、レイチェル・カプランと話をする機会があった。レイチェルはミシガン大学アナーバー校のオフィスのそここに鉢植えを置いている。レイチェルと夫のスティーヴンは著名な環境心理学者で、よき師として優秀な研究者を数多く育て、世界各地に送り込んできた。本書でも、夫妻の研究の成果を何度か紹介させていただいている。そんなレイチェルに、脳を休ませるにはどうすればいいのでしょうと尋ねると「うっとりとした穏やかな状態でいること」という返事が返ってきた。夕陽やそぼ降る雨を眺めているときの状態だ。レイチェルによれば、脳をもっとも回復させる景色は、興味を惹かれると同時に、興味を惹かれすぎない景色とのことだった。すなわち注意を惹かれはするものの、集中する必要のない景色。その人の審美眼と一致し、少し神秘的な雰囲気も漂う景色だ。運がよければ室内でもそうした光景を見つけられるかもしれないが、自然環境に身を置けば簡単に目にできる。

カプラン夫妻は自分たちの説を注意回復理論《アテンション・レストレーション・セオリー》、略してＡＲＴと呼んでいる。彼らはまず数値ではなく質に着目した実験を行ない、自然の風景の写真を見たあとや実際に戸外ですごしたあとには、被験者の思考が明晰になり、不安感が減るという結果を得た。二〇〇八年、スティーヴン・カプランは教え子の大学院生マーク・バーマンと共同で、より実証的な実験を行なった。その結果、（都会の風景写真を見たときと比べて）自然の風景写真を短時間見ただけで、被験者の脳は少なくとも部分的に「回復」して機能することがわかった。[11] とりわけ、認知機能と物事を実行する際に必要な注意力の測定結果に大きな改善が見られた。自然のなかですごす時間が長くなれば、その効果も大きくなると、レイチェルは考えている。

カプランの初期の教え子のひとりが、前章でも紹介した脳波の研究者ロジャー・ウルリッヒだ。カプラン夫妻が注意回復理論を唱えたのに対して、ウルリッヒはストレス低減理論《ストレス・リダクション・セオリー》、略してＳＲＴを唱えた。ＡＲＴとＳＲＴのおもな違いは、タイミングだ。どちらの説も、自然が人を幸福に、かつ賢くするという点では一致している。カプランの注意回復理論では、最初に機能しなくなるのは脳の注意ネットワークだ。わたしがハンター・クリークを歩いたときのように、自然の景色によって脳はうっとりとした穏やかな状態になり、トップダウン処理を行なう機能、つまり注意を要する機能が停止する。するとわたしたちはリラックスし、思考を必要とする作業を効率よく行なえるようになる。いっぽうウルリッヒのストレス低減理論やウィルソンの生命愛仮《バイオフィリア》説では、自然のなかに身を置くとすぐに不安感やストレスレベルが減り、物事を明晰に考えられるようになり、気持ちも明るくなるとしている。

ウルリッヒは、こうした見解の相違によりカプラン夫妻とはべつの道を進むことになった。「博士号を取得したあと、考え方と研究手法に違いが見られるようになり、互いを尊敬しつつ、異なる研究に取り組むようになったんだ。カプラン夫妻の研究は認知機能を軸に展開している。わたしは自然が感情や生理学的なものにどう影響を及ぼし、健康にどんな効能があるかをさぐっている」ウルリッヒは血圧測定や気分を測定する手法で日本の研究者に影響を与え、いっぽうカプラン夫妻の注意ネットワークに基づいた考え方は、アメリカの研究者に大きな影響を与えている。

「こうした研究がどこに向かうのかは、だれにもわかりません」そう言うレイチェル・カプランは、夫とともに発表した学説がいまだに議論されていることに感慨を覚えていた。注意回復理論にもストレス低減理論にも、まだまだ研究の余地が残されている。うっとりとした穏やかな状態になるには、なにが必要なのか？　わたしたちはどの感覚器を利用して、気分を上向かせる景色を認識しているのだろう？　そもそも自然とはなにを指し、自然への反応はどのくらいの速さで生じるのだろう？

チーム・モアブでおおむね支持されている仮説を簡単にまとめると、次のようになる。雄大な自然のなかを何日かかけてのんびり歩き、脳の実行ネットワークを休ませ、どこまでも広がる空に浮かぶ雲を眺めれば、脳にいいことが起こる。

「三日もすれば、ああ、なにかが変わったと実感するはずだ」と、ポール・アチュリーが言った。

ストレイヤーがその先を続けた。「ところが、愚かにもそうした感覚に気づかない場合もある。

だが四日もすれば、いっそうリラックスして、もっと細かいことに気づくようになる。自然のなかに身を置くと、最初の数日は新奇性効果の影響を受ける。新しいバックパックを背負ったり、ハイキング用の装備を用意したりと、ふだんとは違うものを身につけるからね。だが、そうした目新しさも徐々に薄れていく。新奇なものに注意を向けずにすむようになると、注意力を駆使しなくなる。すると、脳のべつの部分を利用する余裕が生じる。たとえばNBAのシカゴ・ブルズとユタ・ジャズの試合の日に、マイケル・ジョーダンがインフルエンザに罹患したことがあった。チームの要であるジョーダンをメンバーから外すことはできない。そして出場したジョーダンは、連続して三八点を獲得した。それは、彼が無心だったからだ」そのときのジョーダンの実行ネットワークは機能していなかった。だから直感だけで飛びまわり、いっそうめざましい活躍を見せた。スポーツ選手や芸術家が簡単にフロー状態（没入状態）に入れることは、かなり前から知られている。だが、ごくふつうの人間も自然に触れるだけでその領域に入れるとしたら、それこそ期待をかきたてられる。

「前頭葉にはお休みいただこう！」昼食をすませると、アチュリーがそう掛け声をかけてトレイルを元気よく歩きだした。首のうしろから給水用《ハイドレーション》パックのチューブが伸びている。「小脳を活発に動かすんだ！」

脳を回復させる力

その夜遅く、ホテルの屋上のたき火のかたわらで、ガザリーがマティーニをつくりはじめた。クレイマーがチーム・モアブの長老とするならば、ガザリーは天才少年だ。童顔ではあるけれど、真っ白な若白髪が四六歳という実年齢を告げている。顔と髪があまりにも不釣り合いで、髪を染めているのかと訊かれることがよくあるという。

「この色に染めるわけないよね」ガザリーは頭を指さしてそう言うと、大声で笑った。外向的で楽観主義のガザリーは、テクノロジーへの愛情を隠そうとせず、じつにさわやかに表明している。テクノロジーは人類を苦しめるのではなく、救うものだと信じているのだ。カリフォルニア大学サンフランシスコ校にある巨額の費用を投じた研究室には、カメラから脳波計、八五インチの高精細度ディスプレイまで最先端の機器が揃っている。ガザリーはそのすべてをやすやすと使いこなし、とくに成人の認知機能を向上させる「神経学的」ゲームを制作し、テストしている。彼によれば、そのゲームで遊べば認知症の予防になり、注意欠陥・多動性障害の症状も改善できるという。さらには、だれでもマルチタスクをうまくこなせるようになり、それを裏づけるデータもあるそうだ。わたしたちはマルチタスクの時代を生きている。それならば、うまくこなせるに越したことはない。

とはいえ、ガザリーは自然の風景写真をカメラで撮影するのも大好きだ。冒険心にあふれ、この荒涼とした大地も気に入っている。きのうは垂直方向に展開するパノラマ写真を思いつき、きょうもまたハンターズ・キャニオンでなにやらひらめいたらしい。「きょうは、濃厚なフロー体験をしたよ」キャンプファイアもどきを囲みながら、ガザリーはわたしたちに言った。「砂地の峡谷を歩いていたときのことだ。ぼくの前を歩いていたはずのデイヴの姿が見えなくなり、ふと気づくと、ひとりで砂漠に咲く花の写真を撮っていた。そして、周囲からの刺激をそのまま受けいれていた。完全なボトムアップ処理状態で、自然のなかを歩いているとなにもかもが心地よくなじむように感じられた。ふだんはトップダウン処理をしないではいられないが、べつに努力しなくても、美しいもの、めずらしいものを五感でとらえられた。写真を撮るという行為で、これほど快適で穏やかな気持ちになれるとは想像もしなかったよ。これまではトップダウン処理とボトムアップ処理は対立していると思っていた。認知機能をコントロールするうえで、基本的に両立しないと思っていたんだ。だが、そうじゃないのかも。脳の一部がトップダウンとボトムアップの完璧なバランスをとったときに、フロー状態に入るのかもしれないよね。こんな気分になったことはもう何年もなかったから、ほんとうに最高の気分だった」

いま、ガザリーの分析的なトップダウン処理はフル稼働している。彼のなかの有能な神経科学者が前面に出ているのだ。彼は本質的に、カプランの仮説、つまり自然には注意力を回復させる力があるという説を体験したわけだ。ニューヨーク市クイーンズ地区出身のこのテクノロジー・オタクは、いまやカプラン説を頭から信じ込んだようで、マティーニを飲みながら熱く語った。「自然には脳を回復させる力がある。それは、トップダウン処理を行なう部分が解放されて、そのあいだにじっくり時間をかけて回復できるからだろう。そのためには自然が必須だとは思わないが、自然にはどこか特別なものがあるのは間違いない。じつに興味深いよ。人間の注意をふだんとは違う方向に向けさせる力をもつのは自然だけじゃないだろうけど、自然の場合は強力なんだろう。進化の面から考えても、自然はぼくたちに強烈なボトムアップ処理を体験させてきたわけだからね」ガザリーはそこで間を置き、笑った。「だけど、自然のなかで妙ちきりんなことをしている連中も大勢いる。どこに行っても、よく目にするよ」

ルース・アン・アチュリーが甲高い声で会話にくわわった。「きのう、薄い岩が連なる岩場をハイキングしたけど、ストレスは解消されなかったわ。高いところが苦手なの」

選んだルートが悪かった、とリーサ・フォールニアが謝った。

ストレイヤーが助け船をだした。「個人差があるからね」わたしの頭にウディ・アレンの言葉が浮かんだ。「ぼくは自然を愛している。ただ、どんな自然とも接したくないだけだ」

フォールニアが考え込んだようすで言った。「自然には、いろいろな方法で接することができる。ただ自然のなかに身を置くだけでも、刺激をたくさん得られるわ」

懐疑派のダイアーが口をはさんだ。「肉体を存分に動かして探検する、そこが重要なんじゃないか」

「おっしゃるとおり！」と、ジェイソン・ワトソンが声をあげた。その若き研究者もやはり注意力を研究しているが、すでに自然の効果にすっかり魅了されていた。夜空に浮かぶ半月の下、ふだんの引っ込み思案からようやく抜けだせたようだ。「それこそ、カプランが『神秘』と呼んだものですよ」ワトソンは最近行なった実験で、その神秘にはどんな要素があるのかをほぼ立証できたという。ワトソンらの研究チームは、二〇〇人ほどの被験者に自然の風景画像を見せた。平坦であまり変化のないトレイルの画像もあれば、曲がりくねり、暗くて先がよく見えないトレイルの画像もあった。後者は、思わず前進して、角の向こうに広がる風景をこの目で確認したくなるような画像だった。こうした画像を目にしたのはほんの数秒だったが、被験者は謎めいた画像のほうをよく覚えていた。つまり神秘的で謎めいた要素があると、認知して記憶する力が向上するのだろう。

ルース・アン・アチュリーがさりげなく話の流れを変え、次の話題を振った。「なるほどねえ。

でも、ひとつ疑問があるの。これから、わたしたち、どんな研究をすべきなのかしら？」

「ぼくは創造性について研究したいね。認知機能を調べる実験以外にも、生理学的指標《バイオマーカー》も調べる必要がある」と、ストレイヤーが言った。

アート・クレイマーは美しいバイオマーカーの発見に一役買っている。それは脳由来神経栄養因子（BDNF）というもので、たとえるなら、運動中に脳に散布される液体肥料のようなものだ。自然のなかですごせば、これと同じような目に見える分子が放出されるのだろうか？　ごく最近まで、脳の内部を観察するのは最新機器がそろった研究室でもむずかしかったが、いまでは複数の研究で、自然のなかにいると前頭前野の酸素化ヘモグロビン（血液中の酸素を運搬するヘモグロビン）濃度が低下し、活動が鎮静化することが確認されている。その前頭前野で減少した血流の行き先については現時点では諸説ある。ＭＲＩを利用したある研究によれば、自然の風景写真を見ている被験者の脳では、快感、共感、のびのびとした思考などと関連する島皮質《とうひしつ》や前帯《ぜんたい》状《じょう》皮質などに血液が流れることがわかっている。[12]いっぽう同じ被験者に都会の写真を見せると、不安や恐怖心と深く関わる扁桃体に血液が流れ込んだ。

ストレイヤーは、回復途中の脳のようすを確認したいと考えているようだった。だが、ほんとうに目で確認できるのだろうか？　実際に自然のなかにいるときと、研究室で写真を見せられているときとでは、脳のようすは異なるのだろうか？　しばらく議論が続いたあと、脳波計を使って脳波を調べてはどうかと、ガザリーが提案した。彼の研究室には、前頭正中線シータ波という脳波を測定できる機械がある。実行ネットワークがどれほど活発に機能しているかを調べる際に、この脳波を測定すると信頼できる指標になると、ガザリーらは考えている。この実行ネットワークが自然のなかにいると活動しなくなるからこそ、彼はトレイルで至福を味わったというわけだ。トップダウン処理が停滞し、ボトムアップ処理が活発になり、実行ネットワークが機能しなくなり、デフォルト・ネットワークが優位になる。すなわち前頭葉が休憩をとっている状態だ。

「なかなかの名案だろう?」と、ガザリーが言った。

全員で、その実験の問題点を話しあった。ストレイヤーは研究所での実験ではなく、実際に自然のなかで実施するフィールドワークのほうがいいと主張した。エアコンがきいた部屋で被験者に写真を見せるのではなく、脳波計を頭につけて自然のなかですごしてもらうほうがいいだろう、と。だがクレイマーとガザリーは、研究室というコントロールされた環境での実験を望んだ。クレイマーは、研究室のウォーキングマシンで被験者を歩かせ、バーチャルリアリティの都会の風景と自然の風景を見せ、その違いを調べてはどうだろうと提案した。わたしは、その実験計画をメモにとった。

「それじゃあ、うまくいかないだろう。間違いない」と、本物の自然にこだわるストレイヤーが言った。「もちろん研究室でも実験はできるが、自然の効果を調べるには、自然のなかで実施するのがいちばんだ。たとえばこれまでにも、現実世界では車の運転と気が散った状態との関係を調べることなどできないと、さんざん非難されてきた。変数が多すぎるから無理だとね。だが、実際にはできた」ストレイヤーはいくつもの実験方法を提案した。植物園のなかを歩きながら創造性を測定する。大自然のなかで被験者グループの脳波を測定する。そんな実験ならぜひ見学させてもらいたいと、わたしは思った。

ガザリーは異なる実験計画を立てた。ハイキングで実際にカプラン的な「フロー」体験をしたことから、自然には利用価値があると気づいたのだ。自然を楽しむだけではなく、テクノロジーのように自然を利用できるはずだと考えたのである。「脳を最大限に利用するにはどうすればいいのか、実際のところを知りたいんだ」とガザリーは言う。「認知機能を向上させるソフトをつくるとしたら、バーチャルな自然のなかで脳を回復させるプログラムをところどころに挿入するといいかも。ぼくは身体を鍛えるのが大好きなんだけど、トレーニングでは何セットかごとに休憩をとらなくちゃならない。ゲームだって何時間もぶっとおしで続けたら、じきに頭は働かなくなるし、負けがこむだけだ。どんな形であれ、脳を休ませれば同じような効果があるんだろうか？　とりあえず、自然で確かめてみるよ」

アチュリー夫婦もできるだけ早く実験を実施したいという意向を表明した。被験者が屋外と屋内で作業をした場合、問題解決能力に向上が見られるかどうかを確認したいという。

わたし自身は今後もアンテナを張り、この問題に関する最新の情報を入手しなければと意を新たにした。モアブでハイキングに参加したおかげで、今後、念頭に置くべき重要な疑問が明確になったのだ。脳の感情をつかさどる部位と認知機能に関わる部位とを変える力が自然にあるのなら、自然に触れる量によってその効果は変わってくるのだろうか？　自然の恩恵は実際にはどの程度のものなのだろう？　どこまでが純粋に自然のおかげで、どこまでが都会や職場のわずらわしさから逃れたおかげなのだろう？　それに、知覚システムについて学んだことを活かすとすれば、自宅に戻ったあと、日常生活をどう改善していけばいいのだろう？

科学には忍耐力が必要だと、わたしも徐々にわかってきた。でも辛抱強く続けていれば、ロッキーマウンテン国立公園でアメリカミユビゲラという幻のキツツキをさがしあてたガザリーのように、すばらしいご褒美がもらえるかもしれない。月の入りの前に、ガザリーはパソコン画面に自分が撮影した写真を映し、スクロールしながらみんなに見せた。はにかみ屋の鳥が美しい白黒の筋模様のある頭を木の穴からのぞかせたのは、ほんの一瞬の出来事だった。だが、ガザリーはみごとにその瞬間をカメラでとらえた。いまかいまかと、ずっと待ちかまえていたからだ。

「こいつのために六時間待ったよ」と、ガザリーは言った。

そこに集まった全員が仲間と一緒に、あるいは単独で、さまざまな角度から自然と脳に関する謎を観察していた。その夜の集いが終わるころ、夜空やアルコールのせいなのか、注意ネットワークが回復してレーザー光線のように注意力が鋭敏になったせいなのか、ポール・アチュリーが語りはじめた。「たくさんの指が月を指しているとしよう。その指の先をすべて観察すれば、どこに月があるかが推測できる。たとえ、ひとりひとり月を眺める方法は違うとしてもね。証拠《エビデンス》はたったひとつとはかぎらないだろう。科学とはそういうものだ」

人間の潜在能力を最大限に引きだす自然の役割を理解しようと、これからも次から次へと新たな研究が新たな領域を開拓していくことだろう。そして、そうした研究の多くが脳画像を利用するはずだ。なにが脳を幸福に、そしてスムーズに機能させるのか。その手がかりをもっと入手できれば、政策や都市計画、建築デザインに利用できる。学校、病院、刑務所、公営住宅の設計などにも大きな影響を及ぼすはずだ。建物の窓が大きくなり、都会に樹木が増え、芝生にごろんと横になることが習慣づけられ、鳥のさえずりに耳を澄ますための休憩時間が一分間設けられるようになるかもしれない。ガザリーの探究が実を結べば、とくに意識しなくても、心地よく効果的な自然の恩恵にあずかれるようになるのかもしれない。もちろん、こうした手法はいかにも西洋的だ。環境を操作しろ。本人が努力しなくても、自然を感じられるようにしろというわけだ。

わたしはといえば、東洋と西洋が融合したやり方をさがすつもりでいた。そして韓国でそれにかぎりなく近いものを見つけることになった。韓国では五感、とくに嗅覚を中心に据えた健康法が人気を博していた。とはいえ、それは日本の研究から発展したものではあるけれど。次章では韓国へと飛び、身近な自然の即効性に目を向けるとしよう。

PART 2

最初の五分間——身近な自然

3 嗅覚とフィトンチッド

両親と旅のようなものに出かけ、何度、薄暗いなか叩き起こされたことか。日の出を眺めるのがわが家の決まりだったのだ。[1]

——ユニー・ホン『コリアン・クールの誕生（*The Birth of Korean Cool*）』

韓国の山林治癒プログラム

パク・ヒョンスは化学療法を受けているようにはまったく見えない。四一歳、豊かな黒髪の持ち主で、本格的な登山の愛好家でもあるが、いまはゆったりと歩くことを好んでいる。その日、彼と会う前に、わたしは一般的な韓国の昼食をすませていた。キムチなど八種類のおかずと美しく薄切りにされた手づくりの豆腐。豆腐を食べると、空気と土を一緒に口に入れたような気分になった。押しつけがましくはないけれど身体にいい雲のような固形物といったところか。いっぽうキムチはといえば、爆竹を口に放り込んだような、なんとも形容しがたい味がした。キムチとは白菜、エゴマの葉、大根、それになんだかよくわからない野菜を塩揉みしたあと、唐辛子、ニンニク、アミの塩辛に漬けたものだ。キムチは控えめにしておいたけれど、豆腐は食べすぎてしまった。韓国料理は味のバランスで決まるのだろうが、わたしの食べ方はあまりにも偏っていた。いかにもアメリカ人らしいといえばそれまでだが。アメリカ人はシンプルで手軽な食べ物を好む。食後、わたしはすぐにでも歩きたい気分だったが、そうはいかなかった。

まずは、お茶をだされた。パクは正確には森林レンジャーではなく、ガイド兼シャーマンのような役割を務めている。仕事の内容を考えれば、それがおもな任務だといえるだろう。正確には、韓国の山林庁が新たに設けた山林治癒プログラムにたずさわる山林治癒指導士だ。資格を取得するために、彼は大学院に通い、非常に厳しい審査を突破した。とはいえ、昔からこの仕事に就きたいと思っていたわけではない。まずは大半の韓国人と同じように、激務をこなす勤め人になった。ソウルから数時間ほど南下した町にある病院の事務長になったのだ。ところが三四歳で、慢性骨髄性白血病と診断された。彼には妻と三人の子どもがいた。それをきっかけに、心の平穏と身体の回復の一助になればと、自宅そばにある森に通うようになった。やがてその効果を実感するようになると、一生、ヒノキのそばですごそうと決意した。そして、この山間の高所に居を構え、医療の場で自然を活用する国家プロジェクトの最前線に立ち、五感に即効性のあるプログラムを立ちあげた。

パクは通訳とわたしを〈長城《ジャンソン》癒やしの森〉の駐車場で出迎え、ビジターセンターに案内した。薄茶色の木造の建物は真新しく、ヒノキの香りが漂っていた。たとえるならば、テレビン油とクリスマスツリーのにおいが混じったような、ややツンとする香りだ。パクは会議室に置かれたテーブルが座卓であることを謝り、床にあぐらをかいて座っていただけますか、と言った。もちろん！　と、わたしは応じた。アメリカ人が例外なく太っていて脚の関節が硬いわけじゃない。そうして座卓を囲み、お茶を飲んだ。二〇分もすると、わたしは我慢ならなくなり脚を組みかえ、むずむずしはじめた。早くウォーキングに出かけたい。なのに、パクはまだ説明を続けている。

ここには毎月二〇〇〇～三〇〇〇人のビジターがいらっしゃいます。そしてがんの患者さん、アレルギーのお子さん、妊婦さんなど一日に三、四グループが治療や癒やしの効果を求めてお見えになります。さまざまなプログラムがあり、瞑想、木工、お茶の作法などの体験レッスンも用意されています。でも、メインプログラムはなんといってもヒノキの森へのウォーキングです……。わかったから、お願い、早くそのウォーキングに行きましょうよ！

わたしはよろよろと立ちあがり、おぼつかない足取りで生理機能を測定する部屋に入っていった。プログラムの参加者はみな、最初と最後にストレスレベルを測定するのだ。プログラムとはいえ、わたしの場合はただウォーキングをして、ヒノキのミストを浴び、ちょっと深呼吸する程度だった。例のごとく、ここでのリラクゼーション・プログラムをじっくり受ける時間がないのだ。韓国滞在中に各地の森を訪ね、何人もの科学者に話を聞く予定があり、のんびりしている暇はなかった。きょうは、名づけるとするなら「時差ボケ解消ミニ豆腐プログラム」といったところだろうか。わたしより大忙しだったのは、通訳のシピアルだった。会話の流れを把握して通訳を続けるかたわら、メールに返信をし、週末の訪問先の手配までこなしていたのだ。シピアルは四四歳で、ティーンエイジャーのひとり息子がいる。彼女にこそ、森のなかの散歩が必要だった。

「ふだんは運動を全然していないんですよ、フローレンス」と、彼女は不安そうに言った。

わたしたちは血圧を測り、次にプラスティック製のクリップのようなものを指にはさみ、数分間じっとしていた。それで心拍変動性が測定できるらしい。山林庁がこうした記録をすべて保管し、大規模なデータベースとして研究に活用するという。また利用者個人も、自分自身のデータが時間の経過とともにどう変化し、森林や施設によってどう変わるかを確認できる。週に一度森のなかをウォーキングすれば血圧を低く維持できるのか、それとも木の葉とどんぐりでコラージュをつくるプログラムを追加するといっそう効果があるのか、というヒントも得られる。こうした手法は、いかにも韓国人らしく野心にあふれている。サムスンがアップルを出し抜き、Kポップがアメリカ発祥のポップミュージックをモデルに虎視眈々とアジア席巻を狙っているように、山林治癒の研究と専用トレイルの設置において、韓国は森林セラピーの先駆者である日本を追い越すべく奮闘している。ちなみに韓国では、森林浴のことを「山林浴《サンリンヨク》」と呼ぶ。

いまのところ韓国政府が認可した癒やしの森は国内で三か所だけで、長城はそのひとつだ。今後二年間で三四か所の森が認可される予定で、そうなれば全国ほぼすべての都市から手軽に癒やしの森に足を運べるようになる。こうした森のなかでも、長城のこのヒノキの森は群を抜いてすばらしいと評判だ。いよいよ、その森をこの目で見ることができるのだ。わたしたちはビジターセンターを出て森へ向かった。まずは木立のなかの幅の広い未舗装の道を進み、それから整備された細い枝道へと入っていった。そのトレイルは標高約六二〇メートルの祝霊山《チュンニョン》のふもとにある。道中の案内板には、この森の空気は都会やビルの空気よりも酸素の量が多いと記されていた。でも、山では空気が薄いぶん、酸素の割合が多くてもその効果は相殺されるのではないだろうか。

森林のにおいの効果

パクは人民服風パジャマといった雰囲気の着心地のよさそうな服を着て、胸元に木製の丸い名札をつけ、この地の歴史を説明しながら優雅な足取りで歩を進めていく。韓国では第二次世界大戦後、大半の山が丸裸となり、この山も例外ではなかった。最初は一九一〇年に韓国を占領した日本人が樹木を伐採し、燃料にした。戦後は住民が山に残っていたものをすべてかき集め、燃料にした。生きるために必死だったのだ。当時の韓国のGDP（国内総生産）はひとり当たり一〇〇ドルとガーナより低く[2]、国民の三分の一に住むところがなかった[3]。土留《どど》めの役割をはたしていた林を失った山は地滑りを起こし、川は土砂で埋もれた。一九六〇年代になると本格的な再植林が始まり、成長が速く、害虫に強いという不思議な力をもつヒノキが好んで植えられた。いまや祝霊山の森の八八％がヒノキで、大木に成長している。

　虫が忌み嫌う成分が含まれているからこそ、韓国の山林庁はヒノキに着目した。なんといっても、ヒノキはいい香りがする。長城の森を歩いていると、塗り薬のヴェポラップのようにスーッとする香りが満ちる大きな桶のなかを動いているような気がした。ヒノキの森が酸素を大量に供給しているのかどうかは定かではないけれど、そんな感覚はあった。鼻がすっきりし、森のエッセンスが全身の細胞に浸み込み、健康になり、元気が湧いてくるような気がする。作家のロバート・ルイス・スティーヴンソンは「古木がかもしだす大気の芳香が疲れた心を癒やす[4]」と記した。同様に作家のD・H・ロレンスは（かなり大げさではあるけれど）「松の甘い香りを嗅ぐと血沸き肉躍る……長い歳月が鋭く鼻をつき……自分が生き生きと生まれ変わっていることがわかる。樹木が発散するエネルギーの振動が血流に流れ込み、粗い樹皮に松脂《まつやに》をにじませる松の木そのものへと同化していく……[5]」と詩を詠んだ。

　とはいえ当然のことながら、ヒノキを植えているのもヒノキを愛してやまないのも、アジアにかぎった話ではない。腐りにくく、木肌にぬくもりがあり、いい香りのするヒノキは世界各地で重宝されてきた。古代エジプトではミイラの棺に使われたほどだ。ヒノキの板は真鍮より長持ちすると考えられ、プラトンが法を説いた著書の写本にも使われた。長城のヒノキの森を歩き、濃い琥珀色の樹皮と天に伸びる青葉に包まれていると心地よく、ちょっとした宗教体験をしているような気分になった。わたしがウォーキングをした日本の森では、ヒノキや広葉樹、原生の常緑樹が混生していた。でも、ここ長城の森はほぼヒノキだけだ。

わたしの目から見ると、自然に対するアジアの人たちの考え方にはそれほど求道的なところがなく、ほどよい塩梅《あんばい》のようなものがある。ラルフ・ウォルドー・エマソンのような、自然は純粋で神聖なものであるべきだという堅苦しい考え方はない。野生動物はいるのですかとパクに尋ねたところ、大型の哺乳類のような動物はここにはほとんど生息していないという返事が返ってきた。そうした動物の大半は狩猟にあったり生息地が狭くなったりして、北朝鮮と韓国のあいだにある非武装地帯に逃げ込んだという。非武装地帯は驚異的な生物学的宝庫ともいえる場所だ。東西約二四八キロ、南北約四キロにわたる非武装地帯は数十年ものあいだ人間の立ち入りが禁止され、国際的な平和公園建設地の第一候補となっている。ただし、北朝鮮と韓国が同意すればの話だが。

長城の森林には生物多様性がないからこそ、人間が五感を研ぎ澄ませてよろこびを感じられ、医療の場としても活用されつつある。「ここには二五〇万本の樹木があります」と、パクが言う。無数の木からうっすらと靄《もや》が立ちのぼり、噴霧のように鼻孔を満たす。大気現象としては、この靄には人工降雨のような機能があり、森の湿度を調節している。だが山林治癒指導士であるパクは、森には医療行為として活用できる価値があることをあくまでも力説する。「フィトンチッドには抗菌作用があります」そう言うと、彼は宮崎教授が行なった日本の研究を引きあいにだし、これまでに何度も説明してきたように「フィトンチッドはストレスを五三％減らし、血圧を五〜七％も下げます。土にも治癒効果があります。土には抗菌作用がありますし、ゲオスミンはがんにも効果があるそうです」と、暗唱した。あとで知ったことだが、ゲオスミンとは、雨上がりの地面から立ちのぼるあの土臭いにおいの原因になる物質だ。

ゲオスミンは土壌に含まれる有機化合物、とくにさまざまな抗生物質に欠かせないストレプトマイセス属の細菌によって産生される。英国王立化学会によれば、わたしたちはゲオスミンの濃厚なにおいに敏感で、ごく微量でもそのにおいを嗅ぎとるという。たとえばプールにゲオスミンをほんの数滴垂らしただけでも、そのにおいを感知するそうだ。ここまでゲオスミンに敏感なのは、重要な進化的適応の結果であるらしい。喉が渇いた祖先たちが、ゲオスミンが発するにおいで水のありかを嗅ぎとっていたのだろう。だから現代に生きるわたしたちも、そのにおいを嗅ぐと気持ちが安らぐのかもしれない。となれば、ラクダはゲオスミンのにおいを人間よりはるかに敏感に嗅ぎわけるのだろう。イギリスのノリッチにあるイースト・アングリア大学のキース・チェイターは、二〇〇七年にストレプトマイセス・セリカラーのゲノム配列を解析した科学者だ。ラクダには、はるか彼方にあるオアシスのゲオスミンのにおいを嗅ぎわける能力があると、彼は考えている。ゲオスミンはにおいで水のありかをラクダに教え、ラクダがゲオスミンを産生する細菌の胞子を次の水場へ運ぶというわけだ。ゲオスミンは生物の生存に不可欠なにおいといえる。

森林のにおいの研究では、韓国と日本の研究者が世界のトップを走っているが、それは意外なことではない。日本にはナチュラルキラー細胞を研究している李卿や若き生理学者の恒次祐子《つねつぐゆうこ》もいる。森林総合研究所の構造利用研究領域の主任研究員である恒次は、五二人の乳児にヒノキの香りの主成分であるα-ピネンとリモネンを嗅いでもらった。すると、α-ピネンによって、乳児の心拍数がすぐに四ポイント減った。いっぽうリモネンを嗅いだ場合と、なにも嗅がなかった場合の心拍数には変化がなかった。

わたしが日本に滞在していたとき、日本医科大学の李（ヒノキのエッセンシャルオイルを噴霧したホテルの部屋に、被験者を三晩泊まらせた研究者）は、ヒノキのエッセンシャルオイルの即効性を見せてくれた。李はまず、わたしの腕に血圧測定用の腕帯を巻いた。次に森の万能薬が入った瓶の蓋を外し、「これは劇薬ですよ」と言い、低く笑った。「霊験あらたかですが、強い毒性もあります」わたしはその松脂のようなシャープなにおいを吸い込んだ。そして蓋を閉め、ふたたび血圧を測った。血圧は一二ポイントも下がっていた。

わたしが李のほうを見やると、彼は満足そうにうなずいた。「効果てきめん。医薬品より効果があります」

いっぽう、政府から助成金を交付されているここ韓国国立山林科学院では、科学者たちが精油（エッセンシャルオイル）を抽出し、アレルギーの治療効果やブドウ球菌を殺菌する効果などを研究している。そうした研究を続けるなかで、低濃度の針葉樹の精油を皮膚に用いるとアトピー性皮膚炎に効果があることや、精油の吸入がコルチゾールの量を減らしてストレスをやわらげることや、喘息の症状を緩和することがわかってきた。ヒノキの精油の主成分は、ピネン、リモネン、サビネンなどであり、含量は季節やヒノキのどこから採取したかによって異なる。サビネンはとくに喘息に効果がある。[6]

　わたしはべつにアトピーを治したいわけではなかったけれど、森のなかを歩きはじめて数分後には頭がすっきりしてくるのがわかった。やがてハナミズキでふちどられた狭い湿地帯に出た。その部分だけトレイルが板張りの遊歩道となっている。パクがシトロネラと杉を指さした。どちらも感染症に効果があるという。さあ、目を閉じて深呼吸をしてください、それから軽くストレッチをしましょうと、パクがわたしたちに言った。シピアルがメモ帳をトレンチコートのポケットにしまった。わたしたちは両腕をまっすぐに上げては下ろすという動作を続け、そのあいだ、ゆっくりと呼吸をした。鳥がさえずり、高い木々の梢《こずえ》を風がやさしく揺らし、ひんやりとした秋の空気に木洩れ陽が揺れる。トレイルの奥にある静かな池を見てください、とパクが言った。「水面をじっと見つめてください。森が映っているのが見えるでしょう？　水面を見ていると、脳がよろこびます。その光景があなた自身の心象風景だと思ってください。深く息を吸ってください。そこに見える木々は本物かもしれないし、ニセモノかもしれないし、ただの影かもしれない。あなたの心も同じです。うつ病の人にとってうつ病とはただの幻影にすぎないのかもしれません。実在しないものかもしれないのです。頭と心はべつのものだと考えることもできるのです」

　通訳をとおしているせいもあるのだろうが、話は数値で立証する科学の領域を離れ、とらえどころのないものになりつつあった。こうした神秘主義が偏向をもたらし、森に関する科学を疑わしいものにしているのだろうか。それとも韓国の科学者たちは、西洋人がよしとしないものまで科学として受けいれているのだろうか。あるいは、その両方が少しずつ混在しているのだろうか。わたしにはよくわからなかった。

増加する一方のストレス

三年間、パクは一日も欠かさず、この森のなかを心穏やかに歩きつづけてきた。「生きるうえでここでの散歩が一助となっていることを、一〇〇％確信しています」と、パクは言う。実際、慢性骨髄性白血病は寛解しているそうだ。「初めて診断をくだされたときには、ありとあらゆる恐怖や不安感に襲われました。でも、いまは幸せです。ひとかけらの不安もありません。自然に治癒力があることを、人は自然から学ぶのです。いまは、自然と人間の架け橋になるのが自分の使命だと思っています」人生の道筋を変えてくれた白血病にいまでは感謝している、とパクは言う。とはいえ、パクやここを訪れる多くの人たちになにが効果を及ぼしているのか、正確なところはわからない。もしかしたら運動かもしれない。彼は手首に歩数計をつけ、一日に一万五〇〇〇歩、計九・六キロほどの距離を歩いている。そして、この森に癒やされているとかたく信じている。信じる力をあなどってはならない。

そうした信念は人に伝わっていく。パクは非常に説得力のある指導者として、人々が仕事や勉強に追われ心身をすり減らしたりストレスを抱え込んだりせずに、もっと有意義なことに意識を向ける手助けをしたいと思っている。だから自分の子どもたちにも塾通いを強制していない。韓国では大半の子どもが学習塾《ハグォン》に通っていて、放課後にスポーツをしたり、遊んだり、ぼんやりとすごしたりすることはまずない。パクの長男は高校で林業の授業を履修し、森林管理についても学んでいる。

パクの話によれば、韓国はいま「ストレスのピーク」を迎えている。なかなか興味深い見解だ。

貧困から猛スピードで抜けだし、一連の独裁政権を経て豊かな民主国家となり、世界で一四位の経済力を誇るまでに発展した。[7] 国民の九八％にもあたる人たちが短大か大学を卒業しており、その割合は世界トップだ。[8] だが、華々しい成功には大きな代償がともなった。韓国の労働時間は年間平均二一九三時間で、ＯＥＣＤ加盟国のなかでは最長だ。韓国最多の従業員を擁するサムスンが実施した調査によれば、従業員の七〇％以上が仕事のせいで気分が落ち込むと答えている。

この問題は労働者に限ったものではない。高校生の九六％が充分に睡眠をとっていないそうだ。二〇一一年の調査では、高校生の八七・九％が「この一週間で」ストレスを感じたことがあると応じた。日本、中国、アメリカのティーンエイジャーで同様のストレスを感じていたのは、韓国の約半分程度だった。延世《ヨンセ》大学の調査によれば、先進国のなかでもっとも不幸なのは韓国の学生だ。精神病と診断される人も多く、韓国の自殺率は世界一高い。[9]

多くの国民が物質的な成功を手に入れ、ある程度安定して暮らせるようになると、さらなる幸福を求める人があらわれた。いま、韓国では活況を呈しているスパや美容産業への投資がさかんに行なわれるいっぽうで、はるか昔から存在していた神秘的な山や森への憧憬《しょうけい》も高まっている。四世紀に伝来した仏教は、自然に霊魂が宿るとする土着のシャーマニズムとうまく融合してきた。韓国には山神《サンシン》という非常に強い力をもつ山の神の言い伝えがある。[10] そして樹木もまた住民や村を守るものとして長いあいだ崇められてきた。[11]

一四世紀になると、韓国の統治者は成長を続ける国の政策に中国発祥の儒教の教え――上に立つ者の教えに従い、社会的義務をまっとうし、勤労を重んじる教え――をうまく利用できると考えた。ところがいまの韓国では、相反するものが不安定に共存している。テクノロジーを押し売りする競争の激しい階層制度と、自然と深く結びつき、いたるところに精霊が宿る世界との共存だ。

作家のユニー・ホンは、韓国の文化史に関して歯に衣着せぬ文章を綴った著書『コリアン・クールの誕生（*The Birth of Korean Cool*）』[12]で、「身土不二」、すなわち身体と土《ソイル》は切っても切り離せない関係にあるという古いことわざを紹介している。魂《ソウル》ではなく、土《ソイル》だ。「このことわざは儒教が広まる前か、政府がほかの考え方を押しつける前の時代のものだろう」と、彼女は書いている。「こんな考え方は、いまのソウルにはまるでそぐわない。なにしろ高層ビルが林立し、ひらけた空間などほとんどないのだから」

韓国の人たちはたいてい心理療法を受けるのをいやがるが、祈禱師《きとうし》のような巫俗人《ムソギン》という治癒士には深い信頼を置いている。複数の調査によれば、韓国人――キリスト教や仏教の信者も無神論者も含めて――の八〇%近くがなんらかの形のシャーマニズムをなんとなく信じている。

こうした背景もあり、いま、都会を逃れてきた青白い顔の人たちが週末の森のトレイルに押しよせているのかもしれない。シピアルやわたしとて大差はない。わたしたちは一時間半ほどのんびりとウォーキングを楽しみ、ビジターセンターに戻った。そして生理機能を測定してもらうべく、意気揚々と腕や指を差しだした。血圧は少し下がっていた。最高血圧一一一、最低血圧七三が、一〇七と六一に下がったのだ。自然が一点獲得。癒やし効果が証明された。ところが、シピアルの血圧はやや高くなっていたし、九〇分のウォーキングをしたというのに、わたしの心拍変動性にはほとんど変化が見られなかった。パクはわたしたちと一緒に腰を下ろし、測定データをじっくりと確認した。韓国語が記された図表には座標軸の周囲にいくつもの点が散らばり、見る者を困惑させた。シピアルのデータを見ていたパクがこう言った。あなたはふだん運動をしていないから、ウォーキングでストレスを感じ、生理機能のデータに影響が及んだのかもしれません、と。そして「もっと運動するよう心がけてください」と助言した。理にかなったアドバイスではあるけれど、ヘルスケアに関わる人ならだれだってそう言うような気がした。

わたしに関しては、全体的なストレスのレベルは問題ないが、交感神経系と副交感神経系のバランスが乱れているということだった。たしかに運動をして、活動的にすごせば元気になることは自覚していたけれど、もっと心身を落ち着かせるエクササイズを心がけるべきなのかもしれない。要するに、シピアルとわたしは対照的だった。「あなたは瞑想を取り入れるといいでしょう」と、パクが言った。だが、悪い知らせはほかにもあった。血管壁が分厚くなっていることがわかったのだ。これはまずい。血管壁は加齢とともに自然に厚みを増し、柔軟性を失う。すると必要な場所に酸素を送り、神経系に微調整をくわえるのがむずかしくなる。「食生活を見なおすべきです」と、パクが言う。オーケイ、それなら、もっとわたしにキムチを。

韓国が力を入れる「緑の福祉」

幸福について急進的な考え方をもつ人に国の政策を自由につくらせたら、いったいどうなるだろう？　ひょっとすると、ブータンのようになるのかもしれない。ブータンでは国王とその父の前国王が顔に満面の笑みを張りつけ、自転車で山道を上り下りし、同じことをするよう民衆に奨励している。あるいは、シンガポールのようになるのかもしれない。いまは亡きリー・クアンユーは二五年にわたり首相を務め、授業料無料の学校を設け、一定水準の住宅を建設し、無数の木を植えるよう命じた。これは韓国の政策を彷彿とさせる。なにしろ韓国では、いつも柔和な笑みを浮かべている申元燮《シンウォンソプ》という名の著名な学者が山林庁で長官として采配を振るっているのだから。

森林を利用した健康増進にどれほど韓国政府が力を入れているのかを確認すべく、わたしは新たな科学技術都市大田《テジョン》にある山林庁を訪ねた。すると嬉しいことに、そこには森林浴の調査に協力してくれた李宙営《イジュヨン》がいた。彼は日本の大学で研究していたのだが、韓国の研究のために一肌脱ぐよう引き抜かれ、いまは山林庁の福祉関係の部署で働いているそうだ。それにしても、山林庁に「福祉」に関する部署があるとは驚きだ。ついこのあいだまで、林野に関する世界各国の行政機関のおもな仕事は、どうしたら森林の伐採を容易に行なえるかを考えることだったのだから。二年前に初めて会ったとき、李宙営は日本の山のなかで蚊を追い払い、わたしの額に両面テープでセンサーを張りつけた。それがいまは近代的な高層ビルのオフィスで働き、ピンク色のパーティションで区切られたデスクの横で、すっきりしたスーツに身を包んで立っている（オフィスをピンク色にすることの意味はさだかではないが、先日、ソウル市はおよそ一〇〇億円相当を投じて女性専用の駐車スペースをピンク色に塗りかえた。そうすれば女性がよろこぶと思ったのだろうが、その駐車スペースが通常より広かったため、女性は車の運転がへただと暗に侮辱していると逆に顰蹙《ひんしゅく》を買った）。

李の案内で、わたしはピンク色の迷路を抜けると、角部屋の広いオフィスに入った。そこは山林庁の長官、申《シン》博士の部屋だ。申はわたしと握手をかわし、薄手のカップに入ったお茶でもてなしてくれた。少年のようにほがらかな申は、この角部屋の主となるほどの地位に昇りつめたことがいまだに信じられないようすだった。彼がこの組織のトップに立てたのは、前例にならい林野の事業や管理で経験を重ねて昇進したからではなく、「認知機能と森林の相互作用」「森林体験が自己実現に及ぼす影響」などといった心理学の研究を認められてのことだった。トロント大学で研究に従事していたとき、ナショナル・アウトドア・リーダーシップ・スクールが提供する五週間の自然体験コースの参加者の変化を観察したところ、胸の躍るような結果を得たことで、彼はそれを論文にまとめて発表したのである。彼はミシガン大学のスティーヴン・カプランとレイチェル夫妻の研究に感銘を受け、忠北《チュンブク》大学で「社会森林学」の教授に就任し、森林療法で学位を取得できる世界で唯一のプログラムを用意した。とはいえ、研究に着手した当初は「森林に人間を癒やす力があることをどうすれば客観的に測定できるのか、なにを指標にすればいいのかという議論を延々と続けたものです」と、申は言う。

　どうやら、その努力は報われたらしい。申のめざましい昇進と国が設けた新たなプログラムを見れば、自然と健康に関して次々と発表される研究結果を、韓国政府が真摯に受けとめていることがわかる。現在、韓国が国として掲げている山林計画は「すべての国民が健康で幸福な生活を謳歌できる場所として、山林が緑の福祉の場となることへの理解」を広めることを目標としている。申が言うように、いまや幸福は国の指針のひとつなのだ。こうしたキャンペーンの成果は明確だ。国有林を訪れる人の数は二〇一〇年の九四〇万人から二〇一三年には一二七〇万人に増え、じつに国民の六人にひとりが森を訪れた結果となった（同じ期間にアメリカの国有林を訪れた人は二五％減少した）。現在、山林庁では森での胎教レッスンから森の幼稚園、はては森での葬儀までさまざまな森林プログラムを用意している。「ゆりかごから墓場まで」とはこのことだ。学校のいじめっ子を二日間森のなかに送り込み、少しは気持ちをあらためさせようという「ハッピー・トレイン」なるプログラムまで用意されている。アメリカの男たちはリラックスするために連れだって狩猟に出かけ、ジャックダニエルを飲む。だが、韓国の男たちはヨガで「下を向いた犬のポーズ」をし、押し花コラージュをつくる。その週の前半に山陰《サヌム》という森で、わたしはＰＴＳＤ（心的外傷後ストレス障害）の消防士を対象にした山林治癒プログラムを目の当たりにした。森のなかで、男たちがふたり一組でヨガを行ない、互いの額にラベンダー・オイルを塗り、マッサージをしていた。

森の治癒効果に関するデータは増えるいっぽうだ。韓国の研究者の発見には次のようなものがある。乳がんに罹患した女性たちが二週間森のなかですごしたところ、免疫系の重要な担い手であるキラーＴ細胞の数が増え、その状態が一四日間続いた。自然のなかで運動すると（町中の場合と比べて）身体が良好な状態になり、運動を継続しやすくなった。未婚の妊婦が森林で胎教レッスンに参加したところ、うつ病や不安の症状が大きく軽減したという結果も出ている。

いま必要なのは、個人の疾患にどれほど効果があるのか、自然のどんな特徴にそうした効果があるのかという問題に関する信頼のおけるデータだと、申は言う。「人間の生理機能にもっともいい影響を及ぼすのは、森林のおもにどんな要素なのか。どんなタイプの森林にもっとも効果があるのか」と、彼は疑問を口にする。「それに、べつの問題もあります。どうすれば人々にもっと関心をもってもらえるのか。また森の力をどうやって医療や保険の分野で応用できるのか。こうした問題に関しても議論を重ねていかなければなりません」山林庁は、山林治癒によって医療費削減、新たな雇用の創出、地域経済への貢献も見込めるとしている。

今後、癒やしの森を十数か所認可し、現地に施設を建設する予定にくわえ、山林庁は国内屈指の国立公園である小白山《ソベクサン》国立公園の隣接地に約一〇〇億円相当を投じて国立山林治癒院を建設している。そこにはプールや温泉施設、依存症治療センター、「裸足の庭」、ハーブガーデン、屋外テラス、つり橋、全長五〇キロメートルのトレイルが整備される予定だ。そう聞けば、ディズニーランドとサマーキャンプが合体したような場所を想像するかもしれない。だが、それは誤解だ。たしかに森林に神秘性を求める韓国人も大勢いるが、彼らは同時に実利主義者でもある。韓国での自然復興の基盤には消費者主義《コンシューマリズム》がある——ただし、医療コンシューマリズムだが。森林開発は官民連携事業だ。不動産やリゾート地への投資が利益を生み、小売店は植物由来の商品を販売し（ヒノキのバスオイル、おひとついかが？）、森林から学校や職場に戻った人たちの生産性は以前より上がるというわけだ。

衰えつつある嗅覚

そんなハイブリッドな未来を、その名も〈ヒーリエンス〉というリゾート施設で垣間見ることができた。山陰の森近くののどかな田園地帯に立つその施設に到着すると、わたしは紫色のつなぎ服を渡され、滞在中お召しになってくださいと言われた。高級スパリゾート〈ミラベル〉のガウンとニューヨーク州シンシン刑務所の囚人服のハイブリッド版といったところだろうか。お揃いのつなぎ服を着た人たちと裸足で歩けるトレイルに向かい、マッサージの順番を待ち、カフェテリアでは自分でトレイを片づけた。ロビーの売店にはヒノキの霊廟《れいびょう》さながら、アロマデフューザーや洒落たパッケージのグリセリン石鹸が並んでいる。

わたしはフィトンチッド配合の歯磨き粉を買うことにした。クリスマスのリースを奥歯で噛みしめたような味が口に広がる。この歯磨き粉を口に入れるのをためらったのは味のせいではない。フィトンチッドには殺虫成分が含まれているという事実が脳裏をよぎったからだ。名前を見れば一目瞭然、フィトンチッド（phytoncide）のcideには「殺すもの」という意味がある。思わず、木に登った蟻《あり》たちがのたうちまわり、愛する仲間に別れの挨拶を送る光景が頭に浮かんだ。ブランド戦略を練りなおせば、もう少し印象がよくなるかもしれない。そもそもこんな歯磨き粉を使い、「フィトンチッド・トレイル」なるところをハイキングしたいなどと本気で思う人がいるのだろうか。正直なところ、わたしはアロマテラピーそのものが少々うさんくさいと思っている。少なくともアメリカでは、水晶占いを崇拝し、ごついサンダルをつっかけている人が好むものというイメージがある。

　とはいえ、この複合施設にはもっと複雑でもっと興味深い話が隠れている。自然のなにが人間の心と調和するのかという問題に関していえば、あまり注目されていない五感のひとつである嗅覚が強力な要素であることがわかっている。脚光を浴びているのはもっぱら視覚だが、マルセル・プルーストにはわかっていたように、脳内の情動をつかさどるニューロンにもっとも強い反応を起こすのは嗅覚だ〔著書『失われた時を求めて』で、紅茶にひたしたマドレーヌの香りが幼いときの記憶を呼び起こす有名なシーンがある〕。においは脳に古くからある部位に即座に入り込み、そこでは逃走・闘争反応を生じさせる扁桃体が待ちかまえている。においに刺激を受けた扁桃体は、記憶の保存庫である海馬に強い電気信号を送る。過酷な環境のなかで生き延びようとした人間にとって、不足している食料や水を見つける際に敏感な嗅覚は必要不可欠な感覚だった。

　人間の鼻は一兆種類ものにおいを嗅ぎわけられるという。[13] においを本人が自覚していない場合もある。寮の同じ部屋で生活している女性たちの月経周期が同調することはよく知られている。互いに相手のフェロモンを嗅ぎとっているのだ。女性は男性よりにおいに敏感で、妊娠中はちょっとした危険もすぐに察知しなければならないため、嗅覚がさらに鋭敏になる。詩人で著述家のダイアン・アッカーマンは著書『「感覚」の博物誌』で、母親はにおいだけでわが子を識別できるが、父親はそれができないと述べている。わたし自身の嗅覚はといえば、よきにつけ悪しきにつけ、五感のなかでもっとも鋭い。わたしの鼻は夫の鼻より先に危険を察知する。たとえば火がないはずの場所できな臭いにおいを感じとり、たちまち心臓の鼓動が速くなる。典型的な恐怖反応が生じるのだ。

　馬や犬が恐怖に関わるにおいを嗅ぎわけるのは有名な話だが、人間にもそうした能力があるらしい。これを証明しようと、ある研究者たちは初めてスカイダイビングをした男性の肌着を集めた。[14] その肌着と、怖い思いをしていない男性の肌着のにおいを、被験者に嗅いでもらった。すると、スカイダイビングをした人の汗のにおいを嗅いだ被験者だけが、ストレスホルモンの値が高くなることがわかった。彼らは恐怖心のにおいを嗅ぎとり、自身も恐怖を覚えたのだ。恐怖の感知は社会的動物にとって非常に便利な技能である。

　残念ながら、人間のきわめて鋭い嗅覚は衰えるいっぽうらしい。スウェーデンの古遺伝学者スヴァンテ・ペーボは、ネアンデルタール人のゲノム解析により、ネアンデルタール人がアジアに生息していた初期のホモサピエンス（アフリカ人を除く現生人類の祖先）と交配していたことを発見し、一躍名を馳せた。彼は遺伝学的証拠から、わたしたちの嗅覚が急激に衰えていると述べている。[15] 人間は嗅覚受容体に関わる一〇〇〇もの遺伝子をもっているが、その半分以上が突然変異によって不活発になっているというのだ。いっぽう野生のサルでは、嗅覚に関わる遺伝子のうち機能不全になっているものは三〇%程度にすぎない。思うに、嗅覚をある程度失っても人間の生存能力にはもはや影響が及ばないため、こうした突然変異が繰り返し生じているのだろう。わたしたちは食料をさがすときにもう鼻を使わない（空港でシナモンロールのにおいを嗅ぎわけるときだけはべつ！）。だいいち、都会生活ではそれほど多様なにおいを嗅ぐこともない。食べ物は冷蔵庫で保管するし、悪臭を放つのは冷蔵庫に入れない生ゴミぐらいだ。かくして、人間の誇るべきスーパーパワーは徐々に失われつつある。

たしかに人間の五感はかつてのように鋭敏ではなくなった。同じことは、わたしたちが飼いならした動物にも当てはまる。オオカミは一般的知能検査で犬よりいい成績をおさめている。飼いネコと野生ネコでは、頭蓋骨の大きさや採餌能力に関して興味深い違いが見られる。こうした背景を考えると、おのずから、刺激的な疑問が湧きあがる。では、わたしたち人間はどうなのだろう？　自分で自分を飼いならしているのだろうか？[16]　そのとおりだと、ハーヴァード大学の霊長類学者リチャード・ランガムは断言する。進化してより大きな社会集団を形成するにつれ、人類の攻撃性が弱まったというのだ。

人間の脳の大きさと筋肉組織は、最終氷期〔約七万年〜一万年前〕にピークを迎えた。以降、歯は小さくなり、遠くを見る視力も衰えた。そして一万年ほど前に農耕中心の共同体をつくり定住するようになると体力が衰え、間違いなく頭も鈍くなった。野生環境で生きぬくために必要だった瞬時に反応する感覚ニューロンが、すっかりリラックスしはじめたのだ。もちろん、発達した能力もある。信号機のない環状交差点にさっと車を入れたり、猛烈なスピードで携帯電話に文字を入力したりする能力は身についた。ロンドンのタクシー運転手の海馬が道を覚えるにつれ成長することは、科学的に立証されている。

人間の個々の脳は、現代社会で生き延びるために毎年変化しているが、それは進化しているからではなく、ただ柔軟に対応しているにすぎない。わたしたちの現在の生活と脳がうまく噛みあっていないため、もっとも被害が及んでいるのは旧石器時代から存在する神経系だ。だからこそ、いいにおいを嗅ぐと幸せな気分になるのは当然の話なのだろう。洋服ダンスの扉をあけてナルニア国というファンタジーの世界に足を踏み入れるように、つかのま、原始の世界に足を踏み入れたような気分になれるのだから。

においで行動が変わる!?

においは人間に強い影響力を及ぼす。というのも、鼻は直接、脳とつながる経路だからだ。だから麻薬には鼻から吸うものがある。麻薬に含まれるある程度の大きさの分子が鼻から入り、血液脳関門〔血流内のある種の物質が脳内に入るのを防止する生理的システム〕にブロックされずにそのまま通過し、灰白《かいはく》質へと突き進むのだ。この防御されない経路は製薬会社にとっては便利ではあるが、汚染物質だらけの世界では困りものだ。ディーゼル車の排出ガスに含まれる物質が心血管や肺に悪影響を及ぼし、わたしたちの寿命を縮めることはずいぶん前から科学的に立証されていた。黒色炭素《ブラックカーボン》——排出ガスやたき火やコンロなどの燃焼反応によって吹きだされる微粒子——が原因となり、世界各地で年間二一〇万人もが命を落としているという批判の声もあがっている。[17] 科学者たちはこれまで、汚染によりもっとも大きな被害を受けるのは肺だと考えてきた。ところが近年、脳に続くいわば高速道路である鼻の役割が解明されはじめた。鼻と脳のあいだで悪さをする部位に光が当てられたのは、二〇〇三年になってからのことだ。メキシコシティの大気汚染を調査していたところ、野良犬の脳に不気味な病変が見つかったのである。[18]

それは不穏な発見だった。なぜなら、粒子状物質による大気汚染は世界各地で起こっている問題でもあるからだ。だからこそ、わたしたちは森に出かけると気分がよくなり、認知機能が敏《びん》捷《しょう》になるのかもしれない。都会の森によって生じる湿度の高い局地的な気候では、木の葉が汚染された粒子状物質を吸い込む〔ＰＭ２・５（二・五ミクロン以下）のような極小微粒子は、気孔から植物体内に吸収される〕。樹木の下では、土壌の有機炭素が大気汚染物質と結合し、嵐のときには地面に降り注いだ雨水を浄化する。二〇一四年の研究によれば、アメリカでは年間一七四〇万トンの大気汚染物質が森林によって除去され、六八億ドル相当の健康増進効果を人類にもたらしているという。

むくむくと好奇心が湧きあがってきた。うちの自宅近辺ではそうした力がどの程度作用しているのだろう？　わたしは韓国に発つ前に、コロンビア大学ラモント・ドハティ地球科学研究所から携帯用エサロメーター〔空気中の黒色炭素の濃度を測定する機器〕を借りてきていた。この装置の名はギリシャ語の「煤《すす》で黒くなる」という意味の言葉に由来している。わたしは綾織りベストのマジックテープ付きのポケットに装置の本体を入れた。本体から伸びるセンサーのアームが、いたずら好きなペットのサルのように襟元から顔をのぞかせている。この格好で三日間、ワシントンＤＣでふだんどおりに働き、歩き、車の運転をした。コロンビア大学の曝露評価コア施設の共同施設長スティーヴン・チルラドが、エサロメーターのデータとわたしの携帯電話のＧＰＳを利用したリアルタイム追跡のデータを照合し、結果を分析してくれた。

当然のことながら、州間高速道路四九五号線を運転しているときには、渋滞の激しい時間帯ではないにもかかわらず、汚染物質の量は六〇〇〇ナノグラム／立方メートルと高かった。だが、それよりショックだったのは、うちの子どもたちが通う学校の駐車場でも同様に高い数値が測定されたことだ。子どもを迎えにきた自家用車やバスがエンジンをかけたまま停まっているからだろう。アメリカ人の一九％が「交通量の多い」道路の近くに住んでいるのに、大半の都市はこうした幹線道路周辺の大気の質を監視していない[19]。

収入がいくらであろうと、こうした道路の近くに住んでいれば自閉症や脳卒中のリスクが高まり、加齢により認知機能が衰えやすくなるが、その正確な原因はまだ解明されていない。微粒子が組織に炎症を起こし、脳の免疫細胞の遺伝子発現〔遺伝子が働いてタンパク質が合成されること〕に変化が生じるのではないかと推測する科学者は多い。「ディーゼル車のバスが前にいるときには、息をとめることにしているの」ヴァージニア・コモンウェルス大学で、汚染が中枢神経系の小膠《しょうこう》細胞に及ぼす影響を研究している神経生物学者ミシェル・ブロックは言う。こうした背景を考えても、やはり森林のなかですごすべきなのだろう。

鼻から入った微粒子が脳に悪影響を及ぼすのであれば、逆に、脳にいい影響を及ぼすものがあるのも不思議はない。数千年前から、においが気分や行動や健康に影響を及ぼすことは知られていた。香りを利用して病気を治療するアロマテラピーの歴史は古代エジプトにまでさかのぼる。かのクレオパトラは賢くも薔薇《ばら》の花びらを使い、マルクス・アントニウスをベッドに誘惑したという[20]。伝説的な話だけではない。小売業者や消費財メーカーは鼻と脳のつながりを巧みに利用してきた。こうした問題を専門に研究している学者たちは、気持ちのいいにおいは「接近行動」を引き起こすと述べている。[21] ある店からいいにおいが漂ってきたら、わたしたちは店内に入り、ぐずぐずと長居する。[22] また、ある実験によれば、柑橘系のにおいを嗅いだ被験者は自分がランチをすませた場所をきれいに清掃することがわかった。ガラス用液体クリーナー〈ウィンデックス〉でも人間の行動を変えることができる。ぴりっとした刺激臭のあるこのクリーナーを噴霧した部屋をあてがわれた人は、においがしない部屋をあてがわれた人より、ボランティア活動に参加したり寄付を行なったりする意欲が高かった。[23]「清潔」なにおいを嗅いだ結果やる気が高まったのではないかと、研究者は仮説を立てた。はてさて真実は？「洗剤は善行の香り」などということが、ほんとうにあるのだろうか。

「春の香りがする」と、わたしたちはよく言う。そんなとき、実際には木々が大気中に発散する微粒子の香りを嗅いでいるのだ。気温が上がると、木々や葉のなかで生化学反応が起こる（常緑樹の森でさえ、盛夏にはもっとも強い香りを発する。そして害虫も、もっとも活発に活動するけれど）。松の木に含まれるピノシルビン、ヒノキに含まれるテルペノイドはどちらも呼吸をうながし、穏やかな鎮静剤のような作用でわたしたちをリラックスさせる。[24]

アロマテラピーは不安をやわらげる代替療法として世界でもっとも人気を博しているが、[25] 大規模な臨床研究がきちんと行なわれたことはなかった。二〇一一年のある文献レビューによれば、大半の論文がアロマテラピーには効果があると述べているが、そこからプラセボ効果を除去するのは困難だったという。それでも文献レビューの著者たちは、アロマテラピーが「安全で気持ちのいい介入《インターベンション》である」[26] という結論をだした。その後、イギリスの国営保健サービスが実施した大規模な研究により、がん患者の八〇％が「アロマディフューザー」を利用すると不安感が大幅に軽減すると報告したことがわかった。[27] その割合は単なるプラセボ効果と一蹴できないほど大きいが、香りがどのように作用するのかに関しては、著者たちはなんの考察も述べていない。またほかの複数の研究によれば、ラベンダーやローズマリーなどの香りを嗅ぐと、被験者のコルチゾールの量が減り、心臓への血流速度が上がる(どちらも身体にいい)ことがわかっている。[28]
「〇〇があると気分がよくなる」と信じていれば、実際にそうなることがある。想像力はじつに強力な治療士だ。では、もう少し深く考えてみよう。信じれば健康になれるのであれば、自然の力など不要なのかもしれない。だが実際には「ふだんあるものが欠如している」からこそ、気分がいいのではないだろうか。神秘的な森を歩いていると健康になれるのは、ただ「町にいない」という単純な事実が原因なのでは? 大気汚染がそれほど人体に悪影響を及ぼしているのであれば、町を脱出しさえすれば、たとえ田舎の駐車場にぽつんと置かれたアルミニウムの箱のなかに座っているだけでも、はるかに身体にいいのではないだろうか。自宅近辺がどれほど汚染されているのか、正確な数値はわからなくても、精神はそうした汚染を敏感に察しているのだろう。ロンドン在住の四〇〇人を対象にした調査では、二酸化窒素の量が増えると「生活満足度」が大幅に下がるという結果が出た。[29]

森でテクノロジー依存症をなおす

あまり汚染されていない空気を吸うだけで気分がよくなるのであれば、騒音、混雑、気を散らすもの、テクノロジーにも同様のことがあてはまるはずだ。とくにテクノロジーは、韓国で深刻な問題を引き起こしている。世界でもっともインターネットが普及している韓国では、高速回線の普及率が九〇%を超えている。二〇一三年、韓国のダウンロード速度は世界一となり、第二位の日本より四〇%も速く、世界平均の六倍のスピードとなった。オンラインゲームは大人気で、大勢の観客を集めるスポーツさながらのゲーム大会が開催され、いまや巨大スタジアムを埋め尽くすファンがゲーム機のボタンを連打する青白いゲーマーのプレイに熱狂している。

二〇一〇年、ある韓国の若者がオンラインゲーム〈スタークラフト〉を連続五〇時間続けたあと急死したことをきっかけに、韓国政府は深夜一二時から朝の六時までの時間帯は一六歳未満にオンラインゲームへのアクセスを禁止した。韓国情報社会振興院によれば、四〇歳未満の国民の八%がゲーム依存症に苦しんでおり、九歳から一二歳の子どもではその割合が一四%に達する。韓国政府は数億円相当の予算を投じ、インターネットの長時間使用の弊害に関するカウンセリングと教育活動の実施に踏み切った。成績不振、睡眠不足、家族の不和といった弊害がとくに生じやすいという。いっぽう成人の場合は、症状が少々変わってくる。五〇〇〇人のオフィスワーカーを対象に実施した調査では、携帯電話の使用による猫背(三二・七%)、視力の低下(三二・五%)、指の痛み(一八・八%)などの症状が報告された。「依存症」とはなにを指すのかに関しては議論の余地があるものの、こんな徴候が見られたら要注意というネット依存症のチェックシートも数種類作成されている。ある人が突然、ばったりと倒れる可能性があるかどうかがわかるのだ。

韓国の公園や森林で「デジタル・デトックス」のプログラムが組まれるようになったのも、当然の成り行きかもしれない。そこにキム・ジュヨンがいてくれれば、これ以上、心強いことはない。彼女はパクと同様、山林庁が育成した山林治癒士だ。母親でもあるキムには、韓国の子どもと若者にのしかかるプレッシャーも、必死でもがいている家族の実態もよくわかっている。彼女自身、数年前、当時一四歳だった娘がストレスのせいでみずからの髪を引き抜くのを目の当たりにしたという。「それからは、とにかく子ども自身のことを最優先に考えるようになりました」と、キムは言う。

彼女はいま、毎週土曜日にソウル市内の広大な北漢山《プッカンサン》国立公園で開催される一〇代前半の子どもを対象にしたデジタル・デトックス・プログラムで、インストラクターを務めている。快晴の秋の土曜日、わたしがその公園を訪れると、流行のアウトドア・ウェアに身を包んだ数百人の子どもたちが蟻の行列のように公園内の坂の多い道を歩いていた。わたしが一団に追いつくと、七人の少年が人目につかない木立のなかで鮮やかな青緑色のヨガマットに横たわり、トカゲのようにじっとしていた。キムは彼らに自然が織りなす音を聞かせていた。

「ゲームがうまくなりたいなら、目を休ませないと」と、キムは少年たちに語りかけた。付き添いの母親たちがあたりをうろうろと歩きまわっている。その日は、無料の一〇週間プログラムの第二週目だった。母親たちはソウル市の役所でこのプログラムを申し込んだ。〈リーグ・オブ・レジェンド〉のようなオンラインゲームに夢中になったり、スマフォで朝から晩までメッセージを送受信したりと、わが子の強迫性障害のような行為を証言したうえでのことだ。わたしとしては一〇歳の子どもにスマフォをもたせること自体が不思議だったけれど、いまさらそんなことを言っても仕方がない。

キムの森林プログラムは、少年たちにとって役に立つと同時に、母親たちのストレス軽減にも大いに役立っているようだった。プログラムにはゲーム的な要素があり、五感を休ませる休憩時間や信頼関係を育むエクササイズなどがじょうずに組み込まれている。キムはまず少年たちに円陣を組ませ、ひとりひとりに肩の高さまである枝をもたせた。次に号令と同時に、全員が枝から手を離し、隣の人がいた場所へとすばやく移動し、隣の人が置いていった倒れる寸前の枝をつかまなければならない。しばらくすると、移動する方向が変わった。さらには円陣が大きくなり、隣の人がいた場所までいっそうすばやく移動しなければならなくなった。最初はやる気がなさそうだった少年たちも、じきに母親と声をあげて笑ったり、つまずいて母親にぶつかったりした。

キムは次に、母親に目隠しをするように頼み、息子に母親を誘導させた。

「いつもはお母さんがあなたたちの面倒を見ているんだから、きょうはあなたたちがお母さんの面倒を見てあげてね」と、キムは少年たちに説明した。「お母さんを連れて歩くときは、足元に注意して。石や枝がたくさんあるから」こうして親子のペアはしばらくあたりを歩きまわると、こんどは役割を交代した。少年たちが目隠しをして、母親の横や前を歩いていく。「たいていの親は自分の行きたいところに子どもを引きずって連れていくものです」と、キムは母親たちに語りかけた。「あとについていく子どもには、なすすべがありません。たとえ、お母さんがたが、よかれと思ってなさっていることでも。ですからきょうは、あまりお喋りせずに、ただリラックスしてください。木が目の前にあれば、子どもたちにはそれがわかります。あまり心配せず、ただ、子どもたちの誘導にまかせてください。あれこれ口出しせず、お子さんの好きなようにさせてください」

それが終わると、キムと助手は子どもたちを連れて小川に向かい、つるつると滑る川床を登らせた。簡単にはいかないけれど、ぜったいに手伝ってはいけませんと、キムはわたしに言った。多人数参加型のオンラインゲームに対抗するのは簡単ではないが、キムは子どもたちを完全に集中させていた。最後尾からついてきた母親たちが、しょっちゅう足をとめては携帯電話で自撮りをしている。スマフォという悪霊を追い払うことが目的だとしたら、母親たちはまったく手本になっていない。とはいえ、デジタル機器の使用を控えることだけがこのプログラムの目的ではない。一時的に断食すれば食欲がなくなるわけではないのと同じことだ。デジタル機器を断つのは現実的ではない。こうして韓国の子どもたちのようすを見ているうちに、わたしはあることに気がついた。韓国の子どもの大半にとっては、ゲームしか遊ぶ方法がないのだ。さらにゲームは、親に監視されずにできる唯一の遊びであるに違いない。

「学校以外の場所で遊ぶことは禁じられているんです」と、ひとりの母親が話してくれた。ソウルにも緑の多い公園がないわけではないが、数が少ないうえ、そうあちこちにあるわけではない。校庭はほぼアスファルトでおおわれているうえ、狭く、閉所恐怖症を起こしそうなほどだ。そもそも子どもたちは放課後、学習塾に通うため、運動をする時間などまずない。アメリカの子どもより悲惨な状況だ。とはいえ、アメリカでも学校の休み時間が短くなり、子どもが大人に管理されずに遊んだり、のんびりすごしたりする時間が減っている。韓国よりはるかにましだなどと高をくくっている場合ではない。それを思えば、韓国とアメリカの子どもたちが、はるか銀河の彼方にあるゲームの世界で顔をあわせているのも当然の成り行きかもしれない。

キムは、ここにいる親子が関係を修復し、互いを尊重し、テクノロジーと人間の交流とのバランスをとり、一〇代前半の子どもに特有の不安、エネルギー、攻撃性をもっと健全に発散してもらいたいし、その一助になりたいと思っている。そして戸外ですごす時間を増やせば、この願いはかなえられると信じている。「自然のなかに身を置くと、子どもは全身の筋肉と五感のすべてを駆使しなければなりません。すると、身体感覚が発達します。怖い思いもするでしょうが、自信もつきます。問題が起きたときに自分で解決する力も伸ばせます」

その言葉が正しいことは、科学が立証している。韓国でテクノロジー依存症のボーダーラインにいる一一歳と一二歳の子どもを対象にしたふたつの研究が実施され、子どもを森で二日間すごさせると、コルチゾール値が下がり、自尊心の評価が大きく改善し、その効果が二週間持続することがわかった。この論文の筆頭著者である忠南《チュンナム》大学の森林環境・健康研究所の朴範鎭《パクボムジン》によれば、森ですごすと幸福感が増し、不安感が減り、将来について楽観的に考えられるようになるという。キムのプログラムに参加した二日後、わたしはソウルの山林庁のオフィスで朴教授と会い、緑茶を飲みながら話を聞いた。

「自尊心の高い子どものほうが、依存症になりにくいですね」と、朴は言う。自身の研究結果に基づき、彼は一〇代前半の子どもたちに二週間に一度、半日以上、自然のなかですごすことを推奨している。「この研究によってわかったのは、しごく単純なことです」と、彼は説明する。この年齢の子どもにとって「森ですごすのは、ゲームをしてすごすよりおもしろいわけではない。果物がジャンクフードより美味しいというわけではないのと同じです。子どもたちに無理矢理、ゲームで遊ぶのをやめさせることはできません。しかし年齢を重ねるにつれ、ある日臨界点に達し、もうジャンクフードより果物を食べなくちゃという気になる。森ですごしているあいだはゲームでは遊べません。森で遊ぶこと自体も楽しい行為ですから、臨界点に達する時期を早められるのです」

企業や学校がプログラムを組んで市民を森にいざなうという国家計画に、朴は大賛成だ。国民の多くは、二、三世代にもわたって都市部に集中して暮らしてきたため、もはや森のなかでのすごし方など知らなくても生きていける。儒教では師が弟子に教えるという文化が根づいているため、森林レンジャーやガイドから安全な区域で指導を受ける手法も理にかなっている――この山腹は癒やしの空間です！　昔ながらの素朴な遊びに興じる場所です！　このキャンプ地で野営を楽しみましょう！　朴の話によれば「大地へ帰ろう」といった流れに、いまの韓国人はあまり憧れをもっていない。だから「自然のなかにいると気持ちが落ち着く」という感覚を、早いうちに子どもに植えつけることが肝要なのだそうだ。興味深いことに、エドワード・O・ウィルソンもバイオフィリアという考えを子どもたちに根づかせるには、思春期より前に教え込むのが最適だと考えていた。

森林キャンペーンを手遅れにならないうちに展開しなければなりません、と朴は言う。次世代へとバトンが渡されないことをおそれているのだ。「現代の子どもたちや若者には、真の意味で自然のなかですごした経験がありません。ですから森は汚くて怖いところだと考えている人が大勢いる。その思い込みをいますぐに変えないことには、もう二度とチャンスはないでしょう」四〇代前半の朴も都会育ちで、戸外ですごす時間はほとんどなかった。だが、いまは自身の研究に基づき、ふたりの子どもをよくハイキングに連れていく。それは野菜のようなもので、子どもたちはいやいや消化しているそうだ。

朴にとって、自然はある意味で陰の空間だ。邪悪なものからの避難所ともいえるだろう。都会のなかに自然が残っていても、やはり人間の核には都会から逃れたいという願望が潜んでいる。「都会は人類の動物園です。学校も、人類の動物園だと思いますよ」と、朴は言う。「もちろん、都市や学校というシステムをやめるわけにはいきません。だからこそ、そうした動物園に暮らす人類にとって、唯一の出口が自然なのです」

韓国の人たちが自然を愛せるようになるのなら、だれだって自然を愛せるようになるはずだ。

4 聴覚と小鳥のさえずり

聞こうとしない者は多い[1]

——アーネスト・ヘミングウェイ

交感神経と騒音

その夏、わたしは静寂な場所を求めてさまよった。ときには携帯型の脳波計を頭に装着し、どんな場所であれば脳が理想の状態に落ち着くのかをさぐろうとした。禅導師《マスター》、サーファー、詩人たちが尊んだ「穏やかで冴えわたる」ゾーンに入れるかどうか、試してみたのである。求めていたのはアルファ波だ。脳で発生する電気信号の波長がアルファ波であれば、小さな雑事や未解決の問題、わたしの悩みの種である食事の献立などで頭を悩ませていない状態であることがわかる。子育ては——だれかの世話をするという行為はなんであれ——小さな決断が延々と続くプロセスだ。そのうえ、わたしには家族全体の執行役員という重責がのしかかる。そうなると、もう勘弁してくれと言って、アルファ波が頭のなかから立ち去ってしまう音が聞こえるような気がした。つまり、脳が故障する音が。

日常生活にはイライラさせられることが山ほどあるし、環境騒音もまたアルファ波の妨げとなる。騒音が聞こえたら、そちらに注意を向けるか、逆に、騒音に気をとられまいと抵抗するかのどちらかだ。いずれにしろ、騒音にわずらわされる。わたしは脳波計を装着し、あちこち歩いてみたものの、近所の公園を散歩してもアルファ波は出なかった。メイン州の緑あふれる田舎道を歩いてもダメだったのは、近くの建設現場の騒音のせいかもしれない。なにしろ、しまいには腹が立ってくるほどうるさかったのだ。そのときの脳波をソフトウェアで分析したところ、「脳が活発に情報を処理している状態にあります。もっとリラックスすることを心がけてください！」というメッセージが出た。

ソフトウェアにまで命令口調で叱責されるとは。声を大にして反論したかったけれど、そんな真似をすれば墓穴を掘るだけだ。頭に血がのぼっていると、アルファ波はまったく出ない。

さらに頭にくることに、世の中は騒々しくなるいっぽうだ。

いまも、あなたの耳には騒音が届いていないだろうか。「騒音」とは求めていないのに聞こえてくる音であり、人間がつくりだす騒音の量は三〇年ごとに倍増し、そのスピードは人口増加より速い[2]。アメリカの道路の交通量は、一九七〇年から二〇〇七年のあいだに三倍に増えた[3]。アメリカ国立公園局によると、アラスカとハワイを除く四八州の八三％の土地が道路から約一キロ以内にある。つまり車の音が充分に届く距離にあるのだ。航空機に目を向けると、その交通量はもっと急増している。航空機のフライト数は二〇〇二年から二五％も増加し[4]、一日に三万機もの民間機が頭上を飛びかっている[5]。二〇一二年、連邦航空局は今後二〇年で航空交通量は九〇％も増大すると予測した[6]。人間の活動により、一般に背景雑音は三〇デシベルほど増大する[7]。人間がつくりだす音の風景を、専門家はアンソロフォンと呼んでいる。

こうした統計の数値に狼狽したワシントン州在住のサウンドエンジニア、ゴードン・ヘンプトンは、アメリカ国内に残る静寂な場所をさがす旅に出ることにした。彼の話によれば、日の出の時刻から少なくとも一五分間、人間がつくりだす騒音がまったく聞こえない場所は、アメリカの大陸部では一〇か所程度しかないそうだ。つまり夜明けにたった一五分間でも静寂が続く場所はほとんどないというわけだ。ヘンプトンが発見したアメリカでもっとも静かな場所は、オリンピック国立公園内のホー・レインフォレストにあるという。人間が存在しない世界の音を聞きたければ、北緯四七度五一分五七・五四秒、西経一二三度五二分一三・二六秒、海抜二〇六・七メートルに行くといい。苔むした切り株があるその地点には、目印に赤い石がぽつんと置かれている。ただし早起きしよう。そこでも昼間は一時間に十数回は上空を航空機が飛びかう。アメリカをもっとも広範に汚染しているのは騒音なのかもしれない。

ワシントンDCに引っ越すまで、航空機の騒音を気にしたことなどなかった。子どものころはニューヨーク市のアパートの一一階で暮らしていたが、街の喧騒はほとんど届かず、むしろ魅惑的な音のほうが多かった。ときおり聞こえる楽団《マリアッチ》が奏でる調べ、遠くで響く救急車のサイレン音、夏の嵐。西部で暮らしていたときは、航空機ははるか上空をときおり飛んでいくだけだった。ところがいまの家は近所にポトマック川があるせいで、ワシントンDCで一、二を争う騒音の激しい地域にある。ロナルド・レーガン・ワシントン・ナショナル空港に離着陸する航空機が轟音を鳴り響かせ、川の上空を飛んでいくからだ。早朝から約二分置きに頭上をジェット機が飛来し、その騒音値は平均五五～六〇デシベルに達し、もっと高くなる場合もある[8]（六〇デシベルで日常会話はかき消され、八〇デシベルを超えると難聴を引き起こしかねない)。

これほどうるさい場所だと知ったのは、引っ越したあとだった。そのうちに気にならなくなるよと、近所の人たちは請けあった。「一年もすれば、もう聞こえなくなるさ」と。ところが二年以上が経過したいまでも、航空機の音が気になって仕方がない。頭がおかしくなりそうだ。戸外で食事をするのは無理だし、裏口のドアを開けたままでは電話もできない。通常のフライトのほかに、セキュリティのためにヘリコプターが定期的に飛行するため、ポトマック川沿いを歩いていると武装地帯にいるような気分になる。顔を上げれば機体に描かれたロゴまで読める。フロンティア航空の尾翼に描かれた動物の種類まで見分けられる。あれはムスタングね! DCスタイルの野生動物観察というわけだ。

それに、競うようにして庭の景観を整える人たちが発する騒音も悩みの種だ。草刈り機、芝刈り機、落ち葉用集塵機があげる絶え間ない甲高い音や低い音。運に見放されたときには、締め切り前にかぎって電気丸鋸《まるのこ》までうなりだす。こうした住宅密集地に付き物の騒音はいまに始まったことではない。ヴィクトリア女王時代の歴史家、トーマス・カーライルはロンドンの書斎で『フリードリヒ大王伝』を執筆中、さすがにエンジン音を耳にしたことはなかったが、鶏、馬車、犬の騒音には激怒した。ついに我慢ならなくなると、大枚はたいて屋根裏に防音室をつくった。ところが、そのせいであわや命を落としかけた。気密性抜群のその部屋で煙草に火をつけたところ、気を失い、すんでのところでメイドに助けられたのだ。[9]

カナダのジャーナリスト、チャールズ・モンゴメリーは著書『ハッピー・シティ(*Happy City*)』で「ジェット旅客機の航路の下で幸福に暮らすのは至難の業だ……とはいえ、われわれは環境からの刺激に対して論理的に反応するとはかぎらない」と述べている。おっしゃるとおり。論理的に考えれば、わたしは荷物をまとめ、とっととコロラドに戻るべきなのだ。だが、隣人の助言もあながち間違いとはいえない。たしかに人間は音に慣れる。ただし、そこには個人差がある。これまでに、静かすぎると眠れないとか、少しは騒音がないと仕事に身が入らないという人の話を聞いたことがあるだろう。自宅で執筆しているときにはいつもアプリでカフェのざわざわした音を流しているという作家もいるほどだ。わたしの知人のあるニューヨーカーは一四丁目の雑踏やサイレンの音をわざわざ録音し、田舎に越してからも、就寝前に信者のようにありがたく拝聴しているという。

騒音があるほうが落ち着けるようになりたいと、わたしはずっと願っている。街の喧騒にいつしか慣れ、しまいには癒やされるようになりたいのに、いっこうにその気配はない。それどころか、騒音がまったく気にならなくなる日など永遠にこないように思える。たとえある種の騒音が気にならなくなったとしても、それは脳がその音にほとんど反応を示さなくなったということではない。騒音によって難聴になるおそれがあるため、科学者や行政はかつて騒音公害に関心をもっていた。いまでも現実に騒音性難聴に苦しむ人は多く、患者の若年化が進んでいる。たとえその騒音がきわめて小さくても、その影響は外耳道《がいじどう》の奥にまで及ぶ。複数の興味深い研究によれば、航空機や列車や車の騒音が聞こえる場所で被験者に心電図をつけたまま眠ってもらったところ、睡眠時にも覚醒時にも交感神経系が騒音に大きく反応し、心拍数、血圧、呼吸数が上昇した。この実験を三週間続けたある研究では、被験者は騒音に慣れたことを示す生理学的徴候をいっさい見せなかった。[10] 同様の実験を数年にわたって続けたある研究では、騒音により生理機能は悪化の一途をたどるとわかった。

環境騒音による死

このように、人間が潜在意識のうえでいわば寝ずの番をしていることは、進化的観点から見れば理にかなっている。動物は睡眠中や冬眠中であろうと危険に反応する能力を維持しなければならない。動物のなかには進化の過程で視覚を失った種（コウモリや深海に棲むグロテスクな魚のように）や、嗅覚を失った種（イルカ、さらには人間もにおいに鈍感になりつつある）もめずらしくないが[11]、進化によって聴力を失った脊柱動物はいまのところ発見されていない。聴覚は、動物が「油断なく注意を払い」「方向を見定める」際におもに活用する感覚だ。音によってなにかがそこにいることがわかるだけではなく、どちらの方向からそれがやってくるのかもわかる。また、音によって、人間はもっとも大きな驚愕反応を起こす。

当然のことながら、自然は人間の神経系にジェット機の轟音を六〇秒おきに処理しろなどと命じてはこなかった。では、こうしたけたたましい人工《アンソロフォン》の音の風景は人間にどんな影響を及ぼすのだろう？　その答えが心躍るようなものでないことだけはたしかだ。人間だけでなく、鳥やクジラをはじめ、さまざまな野生動物に悪影響が及ぶ。その種の騒音のせいで、繁殖や食べ物をさがす能力が大打撃を受けるのだ。クジラの大量死は、米海軍のソナーが原因だといわれている。潜水艦が発する超音波が文字どおりクジラの脳を破壊するのだ。ヨセミテ国立公園の人里離れた大自然のなかでも、わたしが滞在していた時間の七〇％は航空機の音が聞こえていたし、そのたびに周囲の騒音が五デシベルほど上昇した。この騒音は、獲物となる動物が捕食者の接近を音で察知する距離をゆうに四五％は狭める。[12] 研究室での実験によれば、ハイイロアマガエルのメスが車の騒音のせいで、交尾の相手をさがしているオスの鳴き声を聞きとるのに余計に時間がかかり、ときには聞きとれないこともあるそうだ。[13] ゆえに、カエルは車の後部座席でいちゃいちゃできない。

脳は音をすばやく処理する。音波は空気中を伝播し、わたしたちの鼓膜に衝突する。すると鼓膜は音量、すなわち音波の振幅に応じて、振動する。この振動が電気信号に変換されてニューロンが拾いあげ、恐怖心、覚醒、運動を協力してコントロールする脳の聴覚野、脳幹、小脳に信号を送る。[14] だれもいない森で倒れる木の音は存在しないのか？ という永遠の問い[15]（アイルランドの哲学者ジョージ・バークリーが最初に問いかけた）に関しては、科学的には「存在しない」というのが答えだ。空気や水の分子の振動を脳が知覚しないかぎり、音は存在しない。鼓膜と耳介にぶつかる分子を、脳が音という心象に変え、初めて音が存在するのだ。森の鳥は倒れる木の音を聞くだろうし、水中の魚も聞くだろう。だが、振動する分子が脳で処理され、音の高低や大きさとして認識されないかぎり、そこに音と呼ばれるものは存在しない。[16]

聴覚は人間が声を出せるようになる前から進化し、ついにはコミュニケーションに役立てられるようになった。進化の過程で、聴覚と視覚のどちらが先に発達したのかは判然としない。魚類に関していえば、数億年前に振動を察知する器官を発達させたと考えられている。一風変わった三つの骨からなる中耳は——乳腺とともに——哺乳類独特のものだ。子宮のなかにいるときに、人間はなにかを見るより先になにかを聞くようになる。そしてこの世に誕生するころには、聴力はもっとも発達した感覚となっている。音波は振動となって骨と聴覚器に伝わり、電気信号として脳に伝わる（たとえばバイオリンの音の振動数は、その振動数に応じて大脳皮質の聴覚野でニューロンを刺激する）。だから、ある意味で音は全身で感じるものなのだ。

音の信号が大脳辺縁系に伝わると、前頭葉が介入し、たとえばいま聞こえるのはライオンが襲ってくる音ではなく、おなじみのDC‐10機が轟音をあげているだけだと判断する。とはいえ、その一〇〇万分の一秒のあいだに、ストレス反応はすでに生じている。スタンフォード大学の神経科学者ロバート・サポルスキーは、次のように指摘する。ポトンポトンと落ちる水滴がやがて水溜まりをつくるように、ごく微小なストレスが積み重なるとやがて慢性的なストレスになる。睡眠中に耳に届く航空機の音のように、無害に思えるものであろうと、ストレス銀行ではどんどん利子がついていくのだ、と。

疫学的な症例対照研究は、こうした考え方に圧倒的な量の証拠を提供している。その研究の多くがヨーロッパで実施されたのは、航空機が頻繁に離着陸する空港の周囲に人口密度の高い地域があり、なおかつ、住人の健康記録が比較的簡単に入手できたからだ。四〇歳以上の男性二〇〇〇人を対象にした研究では、五〇デシベル以上の環境騒音で、高血圧症が二〇％増大した。[17]また四五歳以上の四八〇〇人を対象にした研究では、夜間の騒音が一〇デシベル上がるごとに、高血圧を発症する人が一四％増えた。ドイツのケルン・ボン空港周辺に住む約一〇〇万人を対象にした調査では、日常的に四六デシベル以上の騒音にさらされている女性は、四六デシベル未満の騒音にさらされている女性と比較して、高血圧の治療薬を服用する確率が二倍になることがわかった。世界保健機関によれば、ヨーロッパでは毎年、背景雑音が原因の心臓発作や脳卒中で、数千人が死亡しているという。

ミュンヘンの国際空港が開港する前後の二年間に、近辺に暮らす子どもを対象にした調査が実施された。また対照群として、空港近辺に暮らしていない同年齢の子どもたちも調査された。ストレスホルモンであるアドレナリンとノルアドレナリンの数値を開港から半年後と一年半後に測定したところ、空港近辺に暮らす子どものほうが二倍近く高いことがわかった。最高血圧も五ポイント上がっていた[18]（空港から離れた比較的静かな場所に暮らす子どもの血圧は二ポイント上がっていた）。

　いっぽう、騒音公害と子どもの認知機能に関する最大規模の研究がＥＵから助成金を得て実施された。二〇〇五年にイギリスの医学専門誌『ランセット』に掲載されたその論文は、イギリス、スペイン、オランダの主要空港の近辺にある小学校に通う数千人の子どもたちの読解力と記憶力と多動に、騒音があきらかな悪影響を及ぼしていると報告した。騒音が五デシベル上昇すると読解力で二か月分の遅れがでる。つまり騒音が二〇デシベル高い地域に暮らす子どもは、そうではない地域の子どもより一年近くも、勉強で後れをとることになる（収入やその他の要因を考慮したうえでの計算だ）。「うるさいと考え事ができない」とよくいわれるけれど、それはある程度、真実を衝いている。

　騒音に関する重要なレビュー論文[19]〔いくつかの研究をまとめて再評価した論文〕には、次のようなぞっとするくだりがある。

「異なるタイプのストレス反応は……生命維持に必要な身体の機能の調和を乱すおそれがある。血圧、心臓機能、血清コレステロール、中性脂肪、遊離脂肪酸などの循環器系の数値に影響を及ぼし、血漿《けっしょう》粘度を増大させ血流を妨げる血液凝固因子（フィブリノゲン）を増加させ……血糖値も上げるのではないかと考えられている」

　健康への影響はどれも深刻なものばかりだ。こうした研究結果がほとんど知られていないことに、わたしは心底驚いた。それに、少なくともワシントンDCでは、航路が不動産価格にまったく影響を及ぼしていないように見えるのも意外だった。こうした論文を読んだあと、わたしは携帯電話にデジタル騒音計のアプリを入れた。家のなかや外を駆けまわって騒音を測っているわたしを見て、子どもたちはおもしろがっている。こうして計測した結果は、高血圧の発症や学習の遅れなどに関する研究で引きあいにだされていた騒音レベルと同程度だった。そこでわたしはクリスマスプレゼントにノイズキャンセリング・ヘッドフォンが欲しいと頼み、自宅ではそれをつけて仕事をすることにした。ロナルド・レーガン・ワシントン・ナショナル空港では夜間の離着陸は制限されているが、世界の国際空港ではそうした規制がないところも多い。そうなればもう、テクノロジーにいくばくかの希望を託すしかない。昔に比べてジェット機のエンジン音は小さくなっているし、騒音を抑えるヘリコプターの開発も進んでいる。一デシベルでも騒音を抑えることが肝要なのだ。

騒音の人体への悪影響はほかにもあると指摘する研究者もいる。イライラしてくるのだ。あまり科学的な話には思えないかもしれないが、騒音に、つまりストレスにどう反応するかで、健康に及ぶ影響の度合いが変わってくるのだ。その仕組みは単純明快。航空機、電車、トラックの音にイライラすればするほど、いやな気分になるからだ。ストレスはたんに生理学的な反応ではない。ものの見方によって変えられる反応でもあり、心理学で呼ぶところの「フレーミング効果」と深く関わっている。だから岩棚からジャンプして急斜面をスキーで滑りおりるとアドレナリンがどっと分泌され、エネルギーが高まり、多幸感を覚え、集中できる人もいれば、恐怖のあまり膝がガクガクする人もいるというわけだ。

だが、いくらものの見方を変えればいいと言われても、こと航空機に関しては、わたしには無理な相談だ。だってわたしは、航空機に向かってわざわざ拳《こぶし》を振りあげるタイプの人間なのだから。とはいえ、八二歳のフランク・パードゥスキーと同じ轍《てつ》を踏みたくはない。彼は『ニュー・サイエンティスト』誌から「世界初のアンチ騒音の殉教者」[20]なる称号を授けられた。2ストローク・エンジンのバイクのけたたましい音を静かにさせようと嫌がらせをして、バイク乗りに轢《ひ》かれたからだ。ところが国立公園を訪れる観光客は、轟音をあげて頭上を飛びかう航空機が重要な軍事演習を行なっていると説明されると、それほど不快に感じないという調査結果がある。大自然にプロパガンダをもち込んでもかまわないのであれば、それは巧妙なトリックだろう。航空機の騒音をうるさいと感じるか否かではなく、愛国心のあるなしを問われることになるのだから。

内向的な人や神経過敏な人ほど、騒音に悩まされるというエビデンスもいくつかあがっている。彼らはまた、騒音に慣れにくい。いっぽうで騒音がより大きく、より頻繁になれば、だれもがいらだちを隠せなくなる。あなたが航空機好きであろうとなかろうと、脳は騒音を無視しようと必死に努力をしなければならない。そんな状態でいくら禅の瞑想を心がけても、騒音を完全に遮断することなどできない。

自然音によるストレス解消実験

アメリカ国立公園局がとりわけ騒音公害に関心を寄せているのは、連邦政府の命を受け、公園内の自然保護に努めているからであり、二〇〇〇年以降は自然の音の景観《サウンドスケープ》も保護対象に含めるようになったからだ。音を保護するなどという任務は不可能にも思えるが、生物音響学者のカート・

フリストラップは、こうした騒音規制に関してはささやかな努力を積み重ねていくことが肝要だと指摘する。

道のりは長い。フリストラップは国立公園局の「自然の音と夜空」というなんともロマンティックな名称の部署で科学的知見を活用している。わたしの頭には思わず、オタクっぽいヘッドフォンをつけ、お気に入りの準星《クエーサー》が蛍光染料でプリントされたTシャツを着たスタッフが走りまわる光景が浮かんだ。

フリストラップの研究目的は、公園を訪れた人や野生生物に人工的な騒音が及ぼす悪影響のみならず、騒音がないことの有益性を立証することだ。なぜ自然の音を保護しなければならないのか、自然の音が人間にどんな作用を及ぼすのかといった問題を追究しているという。

フリストラップが音の研究にたずさわるようになったのは偶然のなせる業だ。当初はハーヴァード大学で生物医用工学を学ぶつもりだったが、古生物学者のスティーヴン・ジェイ・グールドと進化生物学者のエドワード・O・ウィルソンと出会い、彼らの研究に夢中になった。いまは進化、生存、健全な生態系のために工学を応用している。「ぼくたちはみんな五感を通じて環境と影響しあっている」と、彼はわたしに語る。「だからどんな環境汚染であろうと、ぼくたちの生命の構造そのものだけではなく、人間と万物とのつながりにまで影響が及ぶんだよ」

音が脳にどのような変化を起こすのか、また自分自身がどの程度騒音に敏感なのかを確かめるべく、わたしは思いきってペンシルヴェニア州立大学の音響研究室を訪ねた。出迎えてくれたのは、レクリエーション・公園・観光事業マネジメント科のふたりの新進気鋭の研究者、ピーター・ニューマンとデリック・タフだ。ふたりともパーク・レンジャーから社会科学者に転身し、フリストラップの研究グループに参加したという。キャンパス内のにぎやかなカフェテリアを歩きながら、ニューマンはわたしに、フリストラップと同じで、最初から音を研究するつもりではなかったと言った。もともとは公園とそこにやってくる人たちに興味があり、以前はセコイア杉の古木で有名なミュアウッズ国定公園で来園者の調査の指揮をとっていたという。

「公園でなにかひとつ改善すべき点を挙げてください、と来園者に尋ねたんです」と、ニューマンが説明した。「すると大勢の人が、もっと静かなほうがいいと答えました。音がそれほど重要だとは意外でしたよ。公園には原始時代はかくやと思われるような古木が無数に生えていますから、この地は静寂であるべきだと来園者が感じたのでしょう。そこで、ぼくたちは来園者が回答で使用した単語を分析することにしました。すると、感情にまつわる言葉が多いことがわかったのです。『落ち着く』『心が安らぐ』といった言葉が。がぜん、好奇心をかきたてられました。そこで健康調査も始めることにしたんです」（この調査は大きな影響を及ぼした。おかげでいま、ミュアウッズ国定公園には〈クワイエット・ゾーン〉と呼ばれる区域がある。アムトラックが〈クワイエット・カー〉という車両を設け、静寂を求める乗客だけが乗車できるようにしているのをはじめ、その区域に入ったら携帯電話の使用も小声でのお喋りも禁止だ。これにより環境騒音が三デシベル減り、音の聞こえる距離が二倍に広がった。つまり、それまでは一〇メートル離れたところにいる鳥の鳴き声が聞こえていたとしたら、いまでは二〇メートル離れたところにいる鳥の鳴き声が聞こえる。より多くの鳥のさえずりが聞こえるようになったのだ）

ニューマンとタフはいま、ペンシルヴェニア州立大学の音響学社会科学研究室《アコースティック・ソーシャル・サイエンス・ラボ》（ＡＳＳＲ）で数々の実験を実施している。この頭字語が「ａｓｓｈｏｌｅ（くそったれ）」を連想させるので、名称を変えることも検討しているそうだけれど。ニューマンとタフらのチームがもっとも注目しているのは、公園で聞こえる音に人為的な騒音が悪影響を及ぼしているだけではなく、景観も悪化させている点だ。乗り物の騒音を聞いた来園者は、そうした音を聞いていない来園者に比べて公園の景観を三八％も低く評価したのである[21]（なかでももっとも悪影響を及ぼしたのはバイクの轟音で、その次がスノーモービルとプロペラ機の音だった）。にわかには信じられない話だが、音の景観《サウンドスケープ》は実際に目に見える景観にも影響を及ぼしていたのだ。想像してもらいたい。音のせいで、わたしたちがふだんどれほどの美を見逃しているかを（都会ではこれとは正反対のことが起きる。鳥のさえずりが聞こえると、目の前の景色が魅力的に映る[22]）。

　こうして人間の健康へと研究対象を変えたニューマンとタフは、同じ大学の生体行動健康心理学者ジョシュア・スマイスとチームを組むことにした。スマイスは音がどのように人間の心理を混乱させるかという問題ではなく、音がどのように人間の気分をよくするかという問題に関心をもっていた。音がストレスやうつ病の引き金となったり、反対に症状を軽減したりすることがあるのだろうか？　こうした疑問に、ニューマンとタフは興味をもった。自然の音は公園の財産で、手遅れにならないうちに保護すべきだからだ。そのためにも、ほんとうに人間の健康に効果を及ぼすのかどうかを知る必要がある。自然がいわば人間の気持ちの強壮剤であることはさまざまな論文で論証されているが、それに強い影響力をもつ音そのものは、自然の構成要素として正当に評価されていないと、ふたりは考えたのだ。

　スマイスは音を細かく分類し、それぞれの音が人間にどんな作用を及ぼすのかを調べるべく、わたしを実験に参加させた。まずはわたしに心拍計をつけた。それは実験のあいだずっと装着したままだった。それからわたしは騒音感受性のテストを受けた。ステレオの音や路上を走る車の音など、さまざまな騒音に対する一連の質問に答えるのだ。スコアは五・二点だった。成人の平均スコアは四点で、大学生の平均スコアは三・五点。わたしの騒音に対する感受性の強さは一〇〇人中一二番目という結果だった。さほど意外ではない。同時に簡単な性格検査を受けたところ、それほど神経過敏なほうではないし、人当たりのよさも人並みという結果が出た（ワシントンDCに引っ越してからは、間違いなく以前より神経過敏になり、人当たりも悪くなっていたはずなのに）。

次に試験管のなかに唾を吐き、実験前のコルチゾール値を調べた。さあ、これでいよいよお楽しみの始まりだと、わたしは胸を高鳴らせた。するとスマイスは、自然の音が被験者の心を「回復させる」かどうかを調べるために、まず被験者にストレスを与える必要があると説明した。大勢の人の前でのスピーチ、そして数学の試験は、大半の人がいやがる行為だ。わたしはペンと紙を渡され、憧れの仕事に就くための採用面接で自分を売り込む短いスピーチを考えるようにと言われた。ところが途中まで書いたところでいきなり紙をとりあげられ、その場で立ちあがり、大きな鏡に向かってスピーチをするように命じられた。こちらからは見えないけれど、鏡の向こうには審査員団が座っているという。五分間のスピーチのあいだ、わたしは何回か話をさえぎられ、もっと大きな声で明確に話すように注意された。

あとで教えてもらったのだが、その拷問にも等しいテストは「トリーアの社会ストレステスト」（TSST）なるものだった（四桁の数字から一三を引く暗算を延々と繰り返すテストもよく行なわれる）。さしずめ、このテストを発案したトリーアなる人物は、人々をおびえさせて異常な精神状態にすることに嬉々として生涯を捧げたサディストなんだろう。ところが、実際にはこの名称は一九九三年にこのテストを考案した研究者の所属するドイツのトリーア大学にちなんでいるという。

いずれにしろ、このテストは効果てきめんだった。「審査員団」など鏡の向こうにいないことは承知していたにもかかわらず、わたしは教科書どおりの反応を示した。スピーチのあいだ、六〇台半ばだった心拍数が九〇台半ばにまで上昇し、コルチゾール値は一リットル当たり六・七ナノモルから一二・一ナノモルに増えた。近年、コルチゾールをストレスホルモンとは呼ばなくなっているが、コルチゾール値が低ければ一般にストレスが少ないことを意味する。とはいえ、これをストレスの尺度とする信頼性に関しては、研究者のあいだでも激しい議論が起こっている(コルチゾール値は一日のあいだに時間の経過とともに変化する。また月経周期にも影響を受けるため、たいてい被験者が男性の場合に利用する)。

次にスマイスは、被験者に三種類のプログラムのうちどれかひとつを無作為に割りあてた。第一のグループには、自然の音が流れる自然のビデオを一五分間見せ、第二のグループには自然と車の音が両方流れる自然のビデオを一五分間見せ、第三のグループにはただ静かな部屋に座らせ、ビデオはいっさい見せなかった。わたしが見たビデオでは、ヨセミテ国立公園の夏の草原と青空の光景が映り、一緒に鳥のさえずりが流れていた。ところが二分ほどたつと、トラックのエンジン音が聞こえ、また静寂が続いたが、こんどはプロペラ機の音が聞こえてきた。すなわち、わたしは第二グループで、またもや教科書どおりの反応を示した。自然の景色を見ていると心拍数がすぐに通常の六〇台半ばまで下がった。ところがトラックのエンジン音が聞こえるやいなや、心拍数は一気に一〇ポイント上昇した。上がった心拍数が下がるまでにはやや時間がかかったものの、ふたたび静かな自然の光景を眺めていると、心拍数は五〇台半ばにまで下がった。すっかりリラックスし、ほとんど死んでいるような状態になったのだ。ところが次にプロペラ機の音が聞こえてくると、心拍数はまたもや急上昇したが、最初のときほどは上がらなかった。実験のこの段階でのわたしのコルチゾール値は八・二で、ストレスからやや回復してはいるものの、完全には回復していない状態にあることを示していた（ちなみに、実験前のコルチゾール値は六・七で、スピーチをしたときは一二・一だった）。

スマイスはまた、わたしの心拍変動も記録していた。心拍変動はストレスが身体に及ぼす影響の測定法として広く活用されるようになった。実際、科学者、医師、スポーツのコーチらがどんどん活用するようになっている。あなたの心臓はミュージシャンのようなものだ。リラックスしているときでさえ、心臓は一定のペースで脈打っているわけではなく、数秒から十数秒の周期の変動をもつ複雑なリズムで音楽を奏でている。この変動のなかでも周期の短い変動は副交感神経活動を反映すると考えられていて、ストレス状態ではこの変動幅が小さくなることが知られている。いわば音楽のリズムが単調になるようなものだ。また、慢性的にこの変動幅が小さい人は、心臓血管疾患、代謝疾患、早死になど、健康上の問題を起こしやすいといわれている。スピーチテストを受けていたとき――うるさい騒音にさらされていたときにも――わたしの変動幅は一気に小さくなった。

つまり、少なくともわたしにとって、騒音は深刻な問題だ。このテストは、騒音に敏感な人間は都会の環境では心からくつろぐことができないことを示している。たとえ気持ちのいい公園で巣作りをする鴨を眺めていても、完全にリラックスできないのだ。スマイスはこう説明する。「あなたの場合、ストレスからの回復が騒音に邪魔されていることが明確にあらわれている。騒音の影響を受けると、最低一分は、ストレスからの回復が遅れる。だから公園を散歩しても、航空機の騒音で自然の効果は相殺されてしまう。快適な景色や音を楽しんでいる経験が、そうした騒音に踏みにじられるんだ。スピーチテストを受けているときの半分程度のストレスを感じているのだから、取るに足らない影響だと片づけられるものじゃない」

自身の研究結果をもとに、スマイスは騒音に敏感なタイプの人にいくつかアドバイスをしている。ヘッドフォンをつける、仕事場を防音にするなど、騒音にさらされない工夫をする。それが無理なら、騒音に対する考え方を変える。いつか、あの飛行機に乗ってワシントンDCから脱出してやると自分に言い聞かせるのも手かもしれない。そして、静かな場所で心地よい音を聴く機会を設けるよう努力する。

「音の景観《サウンドスケープ》は薬だと考えるべきだ」と、スマイスは言う。「飲み薬のようなものだとね。健康にいいからとみずからに運動を処方するように、公園のなかを散歩し、気持ちのいい音を聴く行為をみずからに処方するといい。毎日二〇分間の散歩を習慣にして、一生続けていく。ストレスにずかずかと侵入されたときに、対症療法として行なうのもいい。あなたの場合、ストレスを感じたら、とにかく静かな場所に行くのがいちばんだ」

スマイスによれば、ごく短時間でも自然に触れるようにすれば、いま脚光を浴びている瞑想などのストレス解消法より大きな効果が得られるそうだ。「瞑想ばかりがもてはやされている。ちょっと行きすぎだよ」と、スマイスがぼやく。「七割の人が挫折するのに」みんながみんな自然大好きというわけではないだろうが、たいていの人は、ときには騒音がなくなってほしいと思っているはずだ。

鳥のさえずりの効果

ここのところ、完全なる静寂をもてはやす風潮がある。だが一九世紀の批評家ジョン・ラスキンは「静寂なる大気は甘美にあらず。音ともつかぬほどのものがあたりに息づくとき初めて心地よさが生まれる――鳥が奏でる三連音符、低く高く鳴く虫の音があってこその静寂である」[23]と記した。たいていの人は自然の音に癒やされるが、とりわけ効果があるのは、風の音、水の音、そして鳥のさえずりだ。いわば「健康にいい音」のベストスリーだ（好きな音楽と愛する人の声がもっとも幸せを感じさせる音であり、脳のほぼすべての部位に影響を及ぼすと、レコード・プロデューサーでもある神経科学者ダニエル・レヴィティンは著書『音楽好きな脳　人はなぜ音楽に夢中になるのか』で述べている）。

ダーウィンは著書『人間の由来』で、鳥の鳴き声に一〇ページを、人間の音楽に六ページを割き、どちらも性淘汰、つまり交尾の相手を引き寄せたいという欲求に端を発していると述べている。[24]そして例のごとく、ダーウィンは正しかった。イギリス人は鳥をこよなく愛し、BBCラジオは番組のなかで毎日九〇秒間、鳥の鳴き声だけを流すコーナーを設けている。またBP社のガソリンスタンドでは、トイレで鳥の鳴き声を流す試みを始めた。[25]「利用者にフレッシュな気分を味わってもらい、気分一新してもらおうという狙いだ」と、ある新聞記事は伝えている。うまくいきますように。

どうやら「フレッシュ」という考え方が鍵を握っているらしい。イギリスの音響コンサルタント、ジュリアン・トレジャーによれば、朝、鳥のさえずりを耳にすると、人はその音を注意が行き届いて安全な状態と結びつけ、きょうもすべてこの世は事もなしと感じる。人間は進化の過程で、鳥のさえずりをそういった意味で解釈してきた。鳥の鳴き声が耳に入らないときは、なにかふだんとは違うことが起こっている。また、鳥の鳴き声はそのときどきで変化し、いつも同じさえずりが聞こえるとはかぎらないし、そのタイミングもまちまちだ。そのため、人間の脳は鳥の鳴き声を言語ではなく、バックグラウンドミュージックの一種として解釈する。むしろ、鳥の鳴き声は人間が創作した音楽と不可解なほど似ているところがあり、その音域と魔法のように高度な技術は、無意識のレベルで幸せな音楽を感じとるニューロンを刺激する。フランスの前衛音楽の作曲家オリヴィエ・メシアンは、鳥の鳴き声を曲に取り入れ、鳥は「われわれにとって光、星、虹、歓喜の歌への切望なのだ」と述べている。

チャイロツグミモドキは二〇〇〇もの歌をさえずることができる。[26] コウウチョウには四〇種類もの鳴き声があり、発情期のズアオアトリは五〇万回もさえずる。オーストラリアのコトドリはものまねの世界チャンピオンで、チェーンソーや車の盗難防止用アラーム音、カメラのシャッター音のまねまでこなす（この鳥の生息地で、こうした音が始終聞こえるわけではない）。美しい旋律を奏でるチャイロコツグミは、たいてい倍音列に基づいて鳴くため、ときに美しい和声を響かせる。これを発見したのは、ドリトル（ドゥーリトル）先生ならぬ、エミリー・ドゥーリトル。シアトルのコーニッシュ芸術大学の作曲家だ。

三億年も前に、共通の祖先から鳥と原始の哺乳類が枝分かれしたにもかかわらず、音を聞き、それを処理し、言語にするわたしたちの脳の部位は、鳥のそれと驚くほどよく似ている。話す能力をつかさどる遺伝子に関していえば、人間はほかの霊長類よりも鳴き鳥と多くの遺伝子を共有していた。つまり、人間と鳥は共通の祖先に備わっていた神経系を利用し、言語中枢を進化させてきたわけだ。とりわけ、人間の大脳基底核と鳥のそれにあたる部位が重要な役割をはたし、ここはまた感情を調節する部位でもある[27]。音楽が感情をかきたてるのは周知の事実であり、モーツアルトを聴くと涙が流れ、身体が震え、嬉しくなる（おもに中脳辺縁系の報酬系にドーパミンがどっと放出されるため）ことに関してはさまざまな研究が行なわれてきたというのに、鳴き鳥は神経科学者からほとんど注目されてこなかった[28]。

　にもかかわらず、わたしたちのニューロンが鳥のそれとよく似ているということは、甲高い、あるいは震えるような、あるいはチッチッという鳥のさえずりに本能的に親近感を覚えるもっともな理由となっているのかもしれない。鳥も人間も、言語的な音声や音楽の音色に感情的に反応する能力が、交尾、コミュニケーション、生存に不可欠なものとなった。ツイッターの名付け親は、鳥のさえずり《ツイッター》が意味するところをよくわかっていたのだろう。鳥の鳴き声を利用した心理学の研究では、人間の気分や注意深さが改善されるという結果が繰り返し報告されている。リヴァプールの小学校の生徒を対象にした実験では、鳥の鳴き声を聞いた生徒は聞かなかった生徒より、昼食後の集中力が高かった。アムステルダム・スキポール空港のリラクゼーションラウンジでは鳥のさえずりが流れ、あちこちに人工の樹木も置かれ、利用者の気持ちをなごませている。イギリスの音響コンサルタント、ジュリアン・トレジャーは、毎日五分間は鳥のさえずりを聞くことを万人に勧めている。いま、この章を執筆中、わたし自身もアプリで鳥のさえずりをずっと流している。窓の外にはうずたかく雪が降り積もっているけれど、わたしのスマートフォンのなかでは春の鳥が元気いっぱいにさえずっているのだ。それを聞いていると、元気が湧いてくる。わが家のネコだって、いつものように惰眠をむさぼってはいないだろう。

「鳥のさえずりを聞くと気分がよくなる理由を突きとめたいの」と、イギリスの環境心理学者エリナー・ラトクリフは言う。彼女は科学者というより、現役の高校生のような風貌だ。赤毛を長く伸ばし、ジージャンを羽織り、左腕にオウムのタトゥーをちらりとのぞかせている。自然派というよりは都会派だと自任しているが、「自然に興味があるからといって、いつも自然のなかにいる必要はないでしょ」と言う。去年の夏、わたしはヴィクトリア&アルバート博物館の中庭で彼女とお茶を飲んだ。都会のオアシスのようなその場所で、ラトクリフは持参したノートパソコンを開いた。プレイリストにはドラマ『ザ・ソプラノズ　哀愁のマフィア』のサウンドトラックとソウルミュージックのオムニバスのあいだに、鳥の鳴き声がはさまっていた。

ラトクリフは自身の研究室で鳥の鳴き声を流し、どんな気分ですかと被験者に尋ねる調査を行なった。「わたしが声を大にして言いたいのは、たしかに鳥の声には聞き手を元気にさせる効果があるけれど、それは人によるし、鳥にもよるということなの」と、彼女は説明する。すべての鳥が平等に愛されているわけではない。カケスのきしるような鳴き声や、カラスやハゲワシのけたたましい鳴き声を嫌う人は多い。ラトクリフはワイン愛好家がぶどうの蘊蓄《うんちく》を傾けるように、長々と話しはじめた。「ある種の自然の音、控えめで、高音で、明るく、なめらかな音を聞くと、騒々しい音を聞くときよりも気持ちが元気になるのよ」と、彼女は言う。「典型的な鳴き鳥は、チッチッ、ピーピーと鳴くでしょ。アオカワラヒワ、クロウタドリ、コマドリ、ミソサザイなんかは、高い声で調子よくさえずる。すごく複雑な鳴き方だけれど、とても美しい旋律を奏でる。おかげで、つかの間、悩み事を忘れられるかもしれないし、人はそうすることで、働きすぎと気晴らしとのバランスをとろうとしている。ぎゃあぎゃあとうるさい鳥ではなく、あくまでも穏やかな鳥を求めているの。いくらカササギの鳴き声を聞いても、気分一新とはならないのよ」

聴覚を通じて元気になる

ラトクリフは、音が人間を元気にできると考えている。そして、こうした研究がついに注目されるようになったことをよろこばしく思っている。とはいえ、音が自然の治癒力の秘密兵器とまでは言えない。なにより、人間は視覚の生き物である。壁を見つめながらヘッドフォンから流れる音を聞いたところで、その効果などたかが知れている。それでも、音に関する研究で解明されてきたことを、創造的な方法でなにかに役立てることはできるはずだ。アリゾナ州フェニックスの象徴ともいえるサウス・マウンテン・パークでは、月に一度「静寂の日曜日《サイレント・サンデー》」を設け、山が連なる広大な公園内への車の乗り入れを禁止している。また、わたしは韓国に滞在していたとき、清《チョン》渓《ゲ》川《チョン》沿いを散歩した。とはいえ、「川」と呼ぶには心もとない感じの流れだ。あれほど人工的な川がつくれるなら、オレンジの木からスムージーを搾りとったり、スペース・ニードル〔シアトルの中心地区にあるタワー〕を宇宙まで伸ばしたりすることもできるかもしれない。かつて清渓川はみすぼらしい地下の排水溝だったが、二〇〇五年、当時のソウル市長、李明博《イ・ミョンバク》が始めた緑化事業の一環として復元された。水は一〇キロ以上離れたべつの川からポンプで汲みあげ、再循環させている。両岸にはそこかしこに樹木や花が植えられ、虫や鳥の憩いの場となっている。こうした用水路や運河の「再開発」は、都市が自然の景観を取り戻すひとつの方策だ。とはいえ、ソウルの場合、緑化事業の最大の目的は、市の中心部にあるビジネス街の車の騒音を解消するための新たな音の風景《サウンドスケープ》をつくることだった。

清渓川の起点では、街路からゆうに一階分流れ落ちる滝が心地よい水音を響かせている。その滝の下で、わたしは漢陽《ハニャン》大学のホン・ジュヨンと待ちあわせた。ホンは建築音響工学の博士過程の大学院生で、水の音を利用して交通騒音を解消する方法を研究している。わたしはホンと一緒に五キロ近くある川沿いの遊歩道の大部分を歩いた。散歩する人や、ジョギングをする人、ピクニックにきた人をよけながらの散歩だ。川岸の鳩のまわりに集まっている若い女性たちの姿もあった。そぞろ歩きをするには最高の場所だ。この川にはさまざまな効用があるが、とりわけ夏の盛りの涼しさはすばらしい。上の街路より気温が六度ほど低くなるのだ。川幅はわずか六メートルほどだから、水がよく岩の上まで満ち、アシの草むらを縫って流れる。川は文字どおりさらさらと流れ、その音が遊歩道をふちどる石壁に反響し、人々をなごませる。ホンの説明によれば、川の音が反響することで、人々の交通騒音の受けとめ方が変化したという。たしかに車の音は聞こえるけれど、あまり気にならない。その場所の交通騒音はひどく、六五デシベル以上あるが、水の音も同じくらい大きいのだ。「この川は音が最大限に響くように設計されているんです」と、ホンは言う。「気持ちのいい音だから、みなさん、水の流れがうるさいとは思わない。こうした水の音をもっとも心地よく感じるという調査結果もあります」

アメリカ国立公園局のカート・フリストラップの言葉を思いだした。町中の音を改善しないかぎり、人間は貴重な聴覚の一部を失うかもしれない。フリストラップは、一日中イヤホンをつけてすごしていると「学習性難聴」になると警告した。現代人はイヤホンをつけ、現実を閉めだし、自分だけのサウンドスケープに埋没している。その代償は、耳を研ぎ澄ます方法を忘れることだ。

聴覚を通じて気持ちを元気にする機会をふいにしているのだ。

「聴力は、ぼくたちの天賦の才だ。積極的に外に出て、繊細で美しい音を聞き逃さないように努力しなければ、宝の持ち腐れになる」と、フリストラップは語っていた。「だがいまの世代の耳はそうした能力を忘れつつある。なかには、そうした音に対する感受性を発達させる機会がもてないまま終わる耳もあるだろう」

ソウル市の河川復元計画には、当初、反対の声もあった。なにしろ約三億八〇〇〇万ドルもの費用がかかるうえ、高架道路の撤去が必要だったからだが、いまでは毎日数千人が訪れる憩いの場としてきわめて人気が高い場所となっている。当時の市長はその後、大韓民国大統領に就任した。


メイン州に家族で出かけた短い休暇の最終日、わたしは早朝に目覚め、まだ眠っている子どもたちを置いたまま、義母の家をそっと抜けだした。帽子状の脳波計を頭にかぶり、カヤックにするりと乗り込み、小さな湖へと漕ぎだす。片側には小舟や船着き場といった地元の住民の営みの風景があり、反対側にはホワイトマウンテン国立森林公園の雄大な風景が広がっている。ふんわりとした朝霧が漂う湖面を、わたしは漕いでいった。水に触れるパドルの先端は見えないが、水があげる音は聞こえるし、対岸の鳥のさえずりも耳に届く。ときおり頭上でジェット機の音が響くけれど、だいぶ上空を飛んでいるようだ。遠くの湖岸でエンジン音が聞こえたかと思うと、一台の車が走りだした。さほど気にならない。穏やかな静寂。わたしは朝霧と朝の陽射しと鳥のさえずりで全身を満たす。そして誇らしげに脳波計という冠をかぶり、悠々とパドルを漕ぎつづける。

帰宅後、脳波をソフトウェアで分析したところ、『スター・トレック』ファン向けの星占いのような報告が出てきた。「脳が視覚刺激に反応し、その処理に忙しいときには、一般にアルファ波は弱まります。ところが、さまざまなモノを見ながらも、あなたの脳は大量のアルファ波を放出しています。つまり脳が大脳皮質の広範囲の領域をつなぐゆったりとした情報交換に支配され、あなたはいま、リラックスした状態にやすやすとなれることを示しています」

やった！　アルファ波が出た！　わたしがヨガの達人だと、脳波計にようやく認識させることができた。つかの間ではあったけれど、静かな湖面で心からリラックスすることができたのだ。

5 視覚とフラクタル

近視がなかなか治らない場合は、転地療法を勧めるべきだ。できれば船旅がよろしい。[1]

——ヘンリー・エドワード・ジュラー、『眼科学と診療の手引（*A Handbook of Ophthalmic Science*）』（一九〇四年）

眺めのいい南向きの部屋をふたつ、隣同士でご用意いたしますっていう話だったのに、どういうことかしら。北向きで、中庭が見えるだけ。おまけにこんなに離れてるだなんて。どうしましょう、ルーシー！[2]

——E・M・フォースター、『眺めのいい部屋』

眺めのいい部屋と健康の関係

都会暮らしでなにがおそろしいかといえば、それはドライバーだ。人間の脳に蛇や蜘蛛を怖がる神経回路が組み込まれてから久しいが、二トントラックの危険性をすばやく察知するようにはまだ調整されていない。ずるずると這いまわる生き物の悪夢にうなされている場合ではない。タクシーが出てくる悪夢を見るべきだ――もっとも、夢の分析にいそしむフロイト派にはおもしろくもなんともないだろうけれど。

二年前、当時七五歳だったわたしの父はメリーランド州シルヴァースプリングの繁華街を職場に向かって歩いていたとき、時速約六〇キロで走ってきた車に轢かれた。歩行者と運転手の双方が不注意であったはずなのに、横断歩道ではないところを渡っていた父のみに過失があるとされた。

ベセズダのサバーバン病院の集中治療室（ICU）で、看護師が悲しげに首を振った。歩行者が交通事故に遭ったのは、その週で三度目だという。ワシントンDCだけでも同様の事故が年間八〇〇件以上も生じ、スピード違反を取り締まるカメラを増設しているにもかかわらず、交通事故は増えるばかりだ。父は七か所の骨折、外傷性脳損傷を負い、はたして回復するのかどうか、回復するとしてもどの程度よくなるのか予測がつかなかった。当初、父は元気そうだった。陽に焼けて体格のいい父が最先端のテクノロジー機器が並ぶ堅苦しい病棟にいるようすはまるで場違いで、うっかりべつの舞台に立ってしまった役者のように見えた。ところが容態が急変した。ほどなく父は激痛に襲われ、食事を摂れなくなり、頭が混乱しはじめた。言葉が理解できなくなり、「共益費」という単語をぶつぶつと繰り返すようになった。自分がどこにいるのかもわからなくなり、身体につけられた何本ものチューブを引き抜いては逃げだそうとした。その病院の隠語によれば、父は「逃亡リスク」がある状態にあった。

すでに母を失っていたわたしは、父まで失いたくなかった。父はICUで二週間すごしたあと、神経科の実績があるリハビリ専門の病院に移った。脳に損傷を負った患者にとってワシントン

DCは恵まれた場所だ。退役軍人から銃で撃たれた人まで、多様な患者に対処する医療研究者、設備、経験豊富な医師が揃っている。できるだけ早くリハビリを開始すれば、より多くの機能が回復するでしょう。それが専門家からのアドバイスだった。

　自然を愛することをわたしに教えてくれたのは父だった。岩をジャンプして川を渡ること、巨岩から手足を使って下りるときには体重をできるだけ外にかけること、小型ヨットの船首を風上にまわす《タッキング》方法、カヌーを安定させる方法、なにもかも父が教えてくれた。ニューヨークで暮らしていたときでさえ、コールタールが塗られた吹きさらしの屋根にわたしたちを急かして登らせ、ハドソン川に沈みゆくオレンジ色の夕陽を眺めさせてくれた。クリスマスには毎年、大自然のなかですごした夏の家族旅行の日誌を贈ってくれた。その日誌には急流や岩壁の粒子の粗い写真がいっぱいに貼られていた。一九七八年の日誌には「冒険好き」というタイトルがつけられていた。冒頭の献辞には「わが娘に捧げる。世界で一冊しか出版されていない限定本」と記されていた。こうした夏の記録帳は、わたしにとって長いあいだ読むのが気恥ずかしく、ちょっとうんざりするものだった。父の熱意、感傷、それに呆れ顔を見せる思春期のわたし。でも、いまあらためて読みかえすと、その記録からは親が離婚した家族の深い内省が浮かびあがり、父の原風景に自然がどんな役割をはたしていたのかが痛いほど伝わってくる。

　一九七九年、わたしは一二歳になり、父は恋人との仲がうまくいっていなかった。その年、わたしたちはカナダとの国境に近いミネソタ州の自然豊かな湖で、二週間ほどカヌーを漕いですごした。その旅で撮った一枚の写真には、湖畔の巨岩に座り、大きなパンを分けあって食べているわたしと父の姿がおさめられている。わたしは買ったばかりのスイス・アーミー・ナイフをひもにゆわえて腰からぶらさげている。そのころの父はシリアルのなかではヘルシーな〈グレープナッツ〉を好んで食べ、しなやかな体軀《たいく》をもち、あごひげをたくわえ、髪を長く伸ばし、上半身は裸だった。「今年はいつも以上に、娘との冒険旅行に心が癒やされた」と、父は綴った。「この旅を始めたとき、わたしの頭には答えの見つからないジレンマが満ちていた。人を寄せつけず、すぐに腹を立てた。ところが旅を続けるうちに、少しずつ不安が消え、心のバランスがとれてくるのがわかった。ここ数か月感じたことのなかった穏やかな気持ちになれた。わたしと水辺にはなにかつながりがあるのだろうか」

ヴァージニア州リッチモンドで育った父は、幼いころには木登りをして、家庭菜園の手伝いをした。ありがたいことにこれまでずっと健康で、長期間、自然のなかで散歩をしたり冒険をしたりせずにすごしたことは一度もなかった。ところが、すべてが一変した。殺風景な病室ほど、自然の景観からほど遠いところはない。父が事故に遭ったのは、わたしがこの本を執筆するためにリサーチをしていた最中だった。そのため、父がリハビリ病院で長期間すごすとわかったとき、窓側の部屋をリクエストするくらいの知識は得ていた。

どこから得ていたかといえば、たとえば一五五年前、フローレンス・ナイチンゲールが記したかの看護覚え書きには「病人の看護にあたってきたこれまでの経験から率直に申しあげると、新鮮な空気に次いで必要なのは日光です」「興味深いことに、ベッドに横たわる患者さんはほぼ間違いなく、顔を日光のほうに向けています。まるで植物が日光に向かって伸びていくように」[3]とある。それにオリヴァー・サックスがノルウェーで牡牛に追いかけられ、切り立った崖から転落して脚に重症を負ったあと、療養中に綴ったエッセイも読んだ（著述家というものが例外なくこれほど刺激的な人生を送っているわけではない）。サックスは何週間もの入院生活を経て、ようやく外出したときのことを、「生命が宿る植物をそっと撫でてみる。あのおそろしい孤立と疎外を経て、ようやく自然との本質的なつながり、一体感を取り戻した。わたしのなかでなにかが生きかえった」と綴っている。たしかに、いまの父には目の前にあるものの名前がわからないかもしれない。でも陽射しや木々や鳥のさえずりは、なんらかの形で父に届くかもしれないと、わたしは考えた。

本書ではこれまで、においと音について述べてきた。そろそろ、人間が周囲の情報を処理する際に活用する最強の感覚器に取り組むことにしよう。ずばり、視覚だ。

視覚は感情や生理機能に瞬時に多大な影響を及ぼす。眺めのいい部屋と健康の関係に関する研究者の草分けに、心理学者で建築家でもあるロジャー・ウルリッヒがいる。[4] 第一章で紹介したように、ウルリッヒは一九八〇年代半ば、車を運転する人が街路樹のある道を走りたがる理由に関心をもち、自然の光景が映るスライドを見ているときの被験者の脳のアルファ波を測定した。こうした初期の研究で手ごたえをつかむと、こんどは現実世界における自然と健康の関わりに興味をもち、ペンシルヴェニア州の郊外の病院で調査を行なうことにした。サックス同様、ウルリッヒも自身の経験から、自然が治癒の過程で大きな役割をはたすことがわかっていた。彼は子どものころ、腎臓病を患い、激しい痛みの発作に何度も襲われた。自宅での長期にわたる療養中、窓の外の一本の松の木を眺めていると、言葉にはできないほど大きな慰めを得られたという。その後、若き科学者となった彼は、自然の景観が患者のストレスを軽減し、それが実際に臨床の結果にあらわれるという仮説を実証したいと考えるようになった。すでに一九八一年にはミシガン州の刑務所で、窓の外になだらかに起伏する農場や森の光景が広がる監房に入っている囚人は（棟の反対側の殺風景な中庭に面した監房に入っている囚人と比べて）医師の往診を受ける回数が少ないという報告があったことも知っていた[5]。

ウルリッヒは胆嚢《たんのう》摘出術を受けた患者たちの記録を六年以上にわたって調べた。術後、窓から林が見える病室を割りあてられた患者もいれば、レンガの壁しか見えない病室を割りあてられた患者もいた。緑が見える病室にいた患者は、術後の入院日数が短く、鎮痛剤の投与を求める回数も少なく、看護日誌でも前向きな姿勢を評価されていた。一九八四年、この論文が『サイエンス』誌に掲載されると、にわかに注視を浴び、その内容を大勢の研究者が論文に引用するようになった。あなたのかかりつけの歯科医の診察室の壁や天井に自然の風景写真が飾られていたら、ぜひウルリッヒに感謝してもらいたい。

「緑」で社会性が高まる

以来、学校からオフィスビル、公営住宅にいたるまで、窓はあらゆる角度から研究されてきた。すると、オフィスの窓から自然の風景が見えると仕事の能率が上がり、仕事のストレスも減り、学校では成績やテストの結果がよくなり、都市部の住民の攻撃性が抑制されることがわかった。こうした研究の対象となったものは、ヒノキの森のなかでどっぷりと自然に浸かるような体験とは内容も能動性も異なった。とくに努力せずに「たまたま自然に触れる」経験に着目しているだけだ。クリーニング店に行く道中や英文法を勉強しているあいまに、ふと緑が視野に入ったらどうなるかを研究しているのだ。とはいえ規模が小さいため、自然以外の要因がからんでいるおそれがある研究も散見する。そもそも経済的に余裕があり、健康で幸福な人のほうが自然のそばにいるのを好むのではないかという疑問も生じる。とはいえ、もっと念入りに練られたある研究では、調査が大規模に実施されているうえ、自然以外の要因がきちんと排除されている。

ミシガン大学のカプラン夫婦に師事した研究者として、もうひとり、フランシス・クオの名前が挙げられる。彼女は心理学者としてイリノイ大学アーバナ・シャンペーン校で景観・健康研究室を率いている。そしていまはカプランの注意回復理論を立証する実験の立案に精力を傾けている。脳が多くのものに注意を向けざるをえなくなると疲弊し、そのせいで人が怒りっぽくなるのであれば、もっと暴力的になる可能性も考えられる。自然を眺めてすごせば、暴力を振るいたいという気持ちを抑えられるのだろうか？　もしそうなら、窓から自然の風景を眺めるだけでも違いが生じるのだろうか？　その答えをさぐるべく、彼女は独創的な研究をいくつも実施した。そのひとつが二〇〇〇年代初頭、シカゴの低所得者向け住宅ロバート・テイラー公営住宅（現在は取り壊されている）で実施した景観と暴力と認知機能に関する調査だ。[6]その団地には一本の木も生えていないアスファルトの風景しか見えない棟もあれば、そこそこの広さの芝生があり、樹木が点在する中庭に面した棟もあった。住人は無作為に居住棟を割りあてられていた。貧困、ドラッグの乱用、教育レベル、雇用状況はどの棟の住人もほぼ同じで、窓の外の風景が及ぼす影響を調べるには完璧な場所だった。

クオと同僚のウィリアム・サリヴァンが一四五人の女性の住人（その団地の住人の大半がシングルマザーだった）に聞き取り調査を実施したところ、窓から木が見える部屋の住人より、アスファルトの風景しか見えない部屋の住人に、心理面での攻撃性、軽中等度の暴力性、あるいは重度の暴力性が見られることがわかった。またべつの研究では、アスファルトの景色しか見えない部屋の住人には、やるべきことをぐずぐずと先延ばしにし、人生の苦難を長く深刻なものとして認識する傾向が見られることがわかった。

攻撃性は衝動性と関係があるため、クオとサリヴァンはロバート・テイラー公営住宅でこんどは子どもを対象に調査を実施した。すると、殺風景な眺めの部屋に住む子どもは衝動的な行動を起こしやすく、気が散りやすいうえ、目先の欲求を優先しやすいことがわかった。こうした傾向が見られるのは女子だけで、男子にはあてはまらなかった。女子のほうが室内ですごす時間が長いため、窓からの眺めの影響を受けやすいのではないかと、クオは推測した。

こうした一連の研究結果は質問紙の回答をもとにしていたことから、クオとサリヴァンはより客観的な評価法を求め、警察の報告書に着目した。そしてシカゴのアイダ・B・ウェルズ公営住宅に関する報告書を分析することにした。というのも、この団地の中庭には大きな特徴があったからだ。植栽がほとんどない中庭、コンクリートと樹木が混在する中庭、緑が豊かに茂る中庭と、三種類の中庭が揃っていたのである。ふたりは二年以上の歳月をかけ、九八もの棟で生じた暴行、殺人、車の窃盗、強盗、放火の件数を調べた。[7] すると、中庭の緑の豊かさの度合いと犯罪発生件数にあきらかな相関関係が見られた。植生がほとんどない棟と比べて、中等度に草木が見える棟では犯罪発生件数が四二%も低かった。緑が多い棟との差はさらに顕著で、窓から豊かな緑が見える棟は、緑が見えない棟と比べて窃盗犯罪の件数が四八%少なく、暴力がからむ犯罪の件数は五六%も少なかった。

魔法をかけたかのように住人を穏やかな気持ちにさせ、協調性をもたせているのは樹木だけではないはずだと、クオは考えた。アイダ・B・ウェルズ公営住宅の場合、心地よい中庭があることで、住人が外に出るようになり、その結果、住人同士が顔見知りになり、互いの行動に注意を払うようになった。研究者たちは住人が中庭を利用する頻度を調べ、同じ団地の住人のことをどう思いますかと尋ねた。緑豊かな中庭に面した棟の住人は、互いに助けあい、協力しあうことを大切に考えていたし、ほかの住人と一体感を覚え、社会活動に参加し、訪問客も多かった。[8]

クオの研究結果は、あるオランダの研究でも裏づけられた。オランダで一万世帯以上を対象に実施された調査では、同程度の収入の世帯であれば、緑の多い地域に暮らす住人のほうが孤独感を覚えにくいことがわかった。また、ある役所の調査によれば、鉢植えの植物がない部屋にいる被験者と比べて、鉢植えがある部屋にいる被験者のほうが、室内にいる人間に五ドルずつ配ってほしいと頼まれたとき、寛大に応じやすいことがわかった（鉢植え！　連邦議会の通路にはせっせとゴムの木の鉢植えを置くべきだ）。またどういうわけか社会心理学者という人たちは、車を運転しているときの苛立ちを研究するのがよほど好きらしい。[9] そしてやはり、樹木を眺めながら運転していると善人になりやすいというはっきりした証拠が得られた。ほかにも複数の研究結果が、緑がある環境にいると向社会的行動をとりやすくなり、地域社会との連帯感も強まることを示している。[10] アメリカの近代造園の父といわれたフレデリック・ロー・オルムステッドの見解は、やはり正しかったのだ。

「わたしは昔から自然愛好家だったわけじゃないの」と、クオは言う。「この研究を始めたころは、こんな結果が出るとは思っていなかった。でも二〇年研究を続けてきたいま、自分の研究に間違いはないと信じてるわ」

ポロック絵画のなかのフラクタル

こうした研究は、身近な自然が実際に健康や行動に影響を及ぼすことを示しているが、大自然のなかに五感をどっぷり漬けるのではなく、ちょっとした植え込みを見るだけでも、健康と気分が改善されるのはなぜなのかをあきらかにしてはいない。その答えを知るには、視覚の構造を理解する必要がある。そこで、ナノ粒子物理学者リチャード・テイラーにご登場いただこう。ウルリッヒ同様、テイラーの探究も幼いころの忘れられない経験がきっかけだった。イギリスで育ったテイラーは一〇歳のとき、たまたまジャクソン・ポロックの絵画の目録を手にとった。そしてポロックに催眠術をかけられた。というより「ポロック化」したと表現するほうがいいだろう。一八世紀の風変わりな医師フランツ・メスメルは、無生物と生物のあいだには動物磁気なるものが存在するという仮説を立てた。ポロックの抽象画も、鑑賞する人をある種の精神状態へと導くようだ。

いま五〇代となったテイラーは、レオナルド・ダ・ヴィンチもかくやという活躍を見せている。本業はナノ粒子物理学だが、芸術の分野でふたつの学位をもつ画家でもあり、写真家でもある。とはいえ、巻き毛を長く伸ばしたその風貌はむしろニュートン信奉者といったところか。髪型がユニークすぎたため、勤務先のオレゴン大学は彼の顔写真を画像編集ソフトで編集してから刊行物に掲載した。大学があるユージーンの町に厳しいドレスコードがあるわけではなく、おそらく大学のマーケティング部門がこの先生の風貌はやや目立ちすぎると判断したのだろう。そういえば、わたしの高校時代の物理の先生もまったく同じ髪型をしていた。物理の先生の好みの髪型なのかもしれない。

テイラーは子どものころからずっとジャクソン・ポロックに対する関心を――というより強迫観念を――失っていない。マンチェスター・スクール・オブ・アート在学中は、ぐらぐらと揺れる振り子をつくり、風が吹くと絵の具が飛び散るという工夫をほどこした。「自然」がいったいどのような絵を描くのか、そして自然が描く絵は結局ポロックの絵画と似ているのかどうかを確かめたかったからだ（実際、似ていることがわかった）。さらにオレゴン大学の物理学部では、もっとも効率のいい電気の流れ方を研究した。河川や気管支や大脳皮質のニューロンで見られるように、並列して複数の支流が流れるような電気の流れ方に関心をもったのだ。たとえばテレビのなかを電流が流れるとき、電子の動きは規則正しい。ところが原子の一〇〇倍程度の大きさしかない微小な最新のデバイスでは、流れの秩序が乱れる。それは秩序あるカオスのようなものだ。気管支やニューロンのなかの分岐のように、電流のパターンはフラクタルになる。さまざまな比率で同じパターンが繰り返されるのだ。テイラーはいま、もっと効率のよいソーラーパネルの開発をめざし、「バイオインスピレーション」〔生物のすぐれた機能や形状から着想を得て、工学や医療の分野に応用すること〕を利用している。自然界のソーラーパネル――樹木や植物――が枝分かれしているのだから、工業製品のパネルもそうあるべきではないかというわけだ。テイラーはじっくりと考え事をしたいときには、よく近所のウォルドー湖に出かけ、カヌーを漕ぐという。

数年前、テイラーは独創的なエッセイを執筆し、「フラクタル・パターンを見れば見るほど、空中から絵の具を滴《したた》らせるポロックの絵画を思いだす。そしてポロックの絵画を見ていると、キャンバスいっぱいに飛び散った絵の具が、現代のデバイスを流れる電流のように見えてくる」[11]と内省を綴った。そして電流を測定する装置を利用してポロックの絵画を何枚も測定した結果、どの絵画にもフラクタルのパターンが隠れていることを発見した。それは、大好きなおばさんが古代の秘密の言語を話していることに気づいたようなものかもしれない。「たしかに自然界にフラクタルのパターンがあることを発見したのは科学者だが、その二五年も前に、ポロックは自然界のフラクタルを描いていたのだ！」一九九九年、テイラーはこの発見を『ネイチャー』誌に発表し、芸術と物理というふたつの世界で注目を集めた。

一九七五年、フランスの数学者ブノワ・マンデルブロは一見複雑で混沌としている膨大な配列のなかに単純な幾何学的ルールを見いだし、「フラクタル」と命名した。彼が証明したとおり、フラクタル・パターンは荒削りな自然――雲、海岸線、植物の葉、大海原の波、ナイル川の増水と減水、多数の銀河の集まり――のなかによく見られる。もっと小さい規模でフラクタル・パターンを理解したいのであれば、木の幹や枝を思い浮かべるといい。ひとつの枝ともっと小さい枝には同じ相似形があり、葉の葉脈にも同じ相似形があるはずだ。これがどんどん規模を小さくしても繰り返され、自己相似性をもつ。混沌のなかにフラクタルがある。いや、混沌のように見えるものを創造するフラクタルがあるというべきか。こうした関係を説明する方程式を見ていると、わたしの場合は目がまわってくるが、数学者の目には明確で首尾一貫した美しいものに映るらしい。SF作家アーサー・C・クラークは、マンデルブロ集合（こうした方程式を満たす点の集合を平面上に落したカブトムシのような図形）を「数学史におけるもっとも燦然《さんぜん》たる発見のひとつ」と表現している。[12]

自然界のフラクタル・パターンは風景、宇宙、生物のなかによく見られる。ジャガイモに生えるカビにさえ見られるのだが、抽象絵画にはまず見られない。その希少性から、二〇〇二年、ポロックの友人家族が所有する倉庫で作者不明の絵画が何枚も発見されると、テイラーはその真贋《しんがん》の鑑定を依頼された。テイラーにとっては重責がともなうと同時に自身の名誉をかけた鑑定となった。彼が本物と鑑定すれば、突如、その絵画には数億ドルもの価値が生じるのだから。テイラーがコンピュータを使って分析したところ、これらの絵画にはポロックの署名ともいえるフラクタルの幾何学が見られないことがわかった。そこでこの物理学者は、どの絵画も贋作だという結論をだした。大胆で物議をかもす鑑定だったが、のちに化学的な分析を実施したところ、使用されている絵の具はポロックが生きていたころよりずっとあとの時代に製造されたものであることがわかり、テイラーはほっと胸を撫でおろした。フラクタルは史上もっとも大胆な贋作事件を未遂に終わらせたのである。

フラクタル・パターンと脳の活性化

これほどポロックの絵画が人々を魅了する背景には科学的な理由があるのかもしれないと、テイラーは考えるようになった。大勢の人がパソコンのスクリーンセーバーにフラクタルのパターンを選び、魅惑的な光のショーを見ようとプラネタリウムに詰めかけるのは、同じ理由からなのか？　傑作と呼ばれる絵画の細部に目をこらせば非線形方程式が隠れており、それが見る者の目を楽しませているのか？　こんな疑問をぶつけるのは物理学者ぐらいのものだ。そもそも物理学者とは、宇宙の起源という難問にも尻込みすることなく挑戦してきた人たちである。抽象画にひるむわけがない。そこでテイラーは自己相似形が続くフラクタルの画像を眺めた被験者の生理的反応を測定する実験を計画した。

当初、この研究はNASAからの資金提供を受けていた。NASAは宇宙ステーションにストレス軽減効果のある絵画を飾りたいと考えていたからだ（とはいえ、はるか彼方の地球が恋しくなるような絵画はふさわしくない。それでは宇宙飛行士がホームシックになってしまう）。テイラーが被験者の精神性発汗を測定したところ、フラクタル次元（D値）が一・三Dから一・五Dの画像を見ると、ストレスからの回復力が六〇％向上することがわかった。フラクタル次元（D値）の「次元」とは、平面が二次元、立体（3D）が三次元というときの次元だが、こういうふつうの整数の次元を拡張したものだ。Dの値は整数ではなく、一と二のあいだの数になる。それは大きな図形から次々と自己相似的な細かい図形をつくりだしていくときの規則に関係する。そして込みいったパターンほど、D値は高くなる。

NASAの資金提供による研究を終えると、テイラーはさらに研究テーマを深め、スウェーデンの環境心理学者で、人間の美的認識を専門に研究しているカロリーネ・ハイエルへとともに実験を行なった[13]。まず一連の自然の風景の写真を、フラクタルのパターンへと単純化した。地形をフラクタル化し、空を背景にした画像に変換したのである。これを被験者に見せると、D値が中等度（一・三Dから一・五D）の画像を好む人が圧倒的に多かった。こうした好みはなんらかの精神状態のあらわれなのだろうか？　この答えを見つけるべく、ふたりは脳波計を利用し、フラクタルの幾何学模様を見ているときの脳波を測定した[14]。すると同程度のD値である、いわば「魔法のゾーン」の画像を見ていると、被験者の前頭葉からあのとらえどころのない貴重なアルファ波が出ることがわかった。覚醒していながらもリラックスしている状態であることを示す、あのアルファ波が。その画像を一分間見ただけで、アルファ波が発生したのである。

脳波計は脳波、つまり電気活動の周波数を測定するが、脳のどの部位が活性化しているかを正確に示すわけではない。そこでテイラーは機能的ＭＲＩに着目した。これを利用すれば脳内の血流の変化をたどり、もっとも活性化している脳の部位を正確に示すことができる。予備実験では、中等度のフラクタル次元によって、脳のいくつかの部位が活性化することがわかった。予想どおり、後頭葉腹外側部《ふくがいそく》（高次視覚野処理も含む）や空間の長期記憶を符号化する部位に活性化が見られたが、同時に海馬傍回にも変化が生じた。海馬傍回とは感情を調整し、音楽を聴いていると激しく活性化する部位である。テイラーにとって、これは最高の発見だった。「（中等度のフラクタルが）音楽に似ているとわかったときは嬉しかったね」と、テイラーは言う。つまり大海原を眺めていれば、ブラームスを聴いているときと同じような気持ちになれるのかもしれない。

テイラーの説明によれば、ポロックは抽象画という手法で、実際には自然の風景を、すなわちフラクタルとして表現される自然の法則を描いていた。人間の脳は自然界に似ているものを瞬時に見わけることができると、テイラーは考えている。[15] ポロックが好んだフラクタルは、樹木、雪の結晶、鉱脈とよく似ている。[16]「ポロックが描いたパターンをコンピュータで分析し、森と比較したところ、瓜ふたつだった」と、テイラーは言う。こうしたフラクタルはわたしたちを強く惹きつけるだけではない。わたしたちの心に語りかけ、畏怖の念をもたせ、内省へと導く。「それだけじゃない。そうしたフラクタルは、ふと見かけた『環境』のなかに溶け込んで存在するだけでいい。なにもパターンをじっと見つめる必要はないんだよ。たとえば壁にフラクタルのパターンが飾られている通路を歩くだけで、人はそのメッセージを受けとる」あるいは、窓際で仕事をするだけでも効果があるかもしれない。こうした効果がどのくらい持続するのかは、テイラーにもわかっていない。だが彼はいま医学研究者と協力し、脳卒中を起こした患者が脳の機能を回復させるうえで、フラクタルを見ることが一助となる可能性をさぐっている。

それにしても、なぜフラクタル次元（D値）が中等度だと、とりわけ魔法のような力が働き、多くの人を惹きつけるのだろう？　わたしの父でさえ、手づくりの夏の記録帳の一冊にこんな賛美の一節を綴っている。「大きな雨粒が湖面を叩き、泡に囲まれたいくつもの左右対称の十字形をつくりだす。どこかシュールで心が揺さぶられる。その静かな視覚効果はまったく異なる世界のパターンをつくりだす。まるで未知の手法で世界を体験しているようだ……言葉ではなく、イメージで」

雲であれ、景色であれ、自然界のさまざまなパターンは低度から中等度のフラクタルで構成されている。テイラーとハイェルへは、じつに興味深い仮説を立てているが、それは理想郷を求めるようなロマンティックな憧憬とは無関係だ。肺、毛細血管、ニューロンのほかにも、人間の身体にはフラクタルへと枝分かれしているものがある。それは網膜の動きだ。テイラーとハイェルへが視線測定器を利用し、被験者の瞳孔が画像――たとえばポロックの絵画など――のどのあたりに向けられているのかを詳細に調べたところ、瞳孔が動くパターンそのものがフラクタルであることがわかった。被験者の目は最初に画像内の大きな要素に向けられ、その後、動く範囲を狭めて細かく動く。その動きが中等度のD値のフラクタルを描くのだ。おもしろいことに、アホウドリが餌をさがして海面を飛翔した軌跡を線でたどると、やはりフラクタルのパターンとなる。それはおそらく、なにかをさがす際にはフラクタルのパターンがもっとも効率がいいからだろうと、テイラーは語る。ほかの科学者たちも、この中等度のフラクタル次元が、対象物を認識し、その名を述べるテストでもっとも速い反応を引きだすことを発見した[17]。それは新たな視覚情報に対して脳が行なう行為であり、生きるうえで欠かせない。有象無象《うぞうむぞう》のなかから、味方になりうるものと敵になりうるものを見わけなければならないからだ。目の前の光景が、たとえば都会の交差点のようにあまりにも複雑である場合、脳はそうした情報をすばやく処理することができず、無意識にではあれ不快感を覚える。そう考えれば、湖に落ちる雨粒のように、わたしたちが進化をとげてきた自然界にごくふつうに存在するものがそばにあると、視覚野がリラックスするのも当然だ。

「きみの視覚系にはフラクタルを理解する機能が組み込まれている」と、テイラーは言う。「視覚系のフラクタル構造が、視野に入ったフラクタル映像と適合すると、生理学的な共鳴が起こり、ストレスがやわらぐ[18]」つまり自然のなかに身を置いていると心地よいのは、生きとし生けるものに生来の愛情をもっているからでも、絶景を目にしたときに身震いを覚えるからでもなく、ただたんに視覚がスムーズに情報を処理できるからなのかもしれない。外界の刺激（たとえば樹木）が脳内のニューロンによって処理されるプロセスと調和しやすいからなのだ。テイラーが実際には調和ではなく「共鳴」という単語を用いたのも興味深い。かのベートーヴェンが狭苦しいウィーンを離れ、田舎に出かけたとき、彼はまったく同じ単語を使って表現している（本書の「プロローグ」で紹介した）。「低木、木立、森、草地、岩場を歩けることのよろこび！　森、木立、岩々を眺めていると、人間が欲する共鳴が伝わってくる」フラクタルが発見されるはるか以前から、ベートーヴェンは五感と自然の強い結びつきを直感で察していたのだ[19]。

この処理理論に従えば、人間がリラックスできるのは牧歌的な雰囲気のおかげではないことになる。そうなれば解決策は明確だ。わたしたちは自然界に存在するフラクタルのパターンをもっと見る必要があるのに、それが充分にできていないと、テイラーは指摘する。ユークリッド幾何学的な直線状の建物が連なる環境で、わたしたちは目にやさしく、ストレスを軽減する自然界との結びつきを失いつつある。もちろん、都会に緑を復元するのも都会から脱出するのもいい方策だろうし、その理由も多々あるだろう。

だがテイラーは、公園を建設したり窓から外を眺めたりすることから一歩進んだ解決策を考えている。「すべての窓の眺めをよくすることなどできない。それなら、ちょっとした工夫で視覚系をだまし、自然界よりも（フラクタル次元の程度が）しっくりくるフラクタルのパターンをつくりだし、さらに磨きをかければ、脳から最大の反応を引きだせるかもしれない」

なんだか、話が少々薄気味悪くなってきた。わたしがひるんだことに気づいたのか、テイラーがあわてて説明をくわえた。「ジョージ・オーウェルが描いたような未来を望んでいるわけじゃない。公共の場で完璧なフラクタル・パターンを大型モニターに映しだし、群衆にそれを五分間凝視させるような世界はごめんだ。だけど、こうした情報を建築家や芸術家に伝えれば、建築物や作品にフラクタルを取り入れてもらえるからね」

物と人間のあいだに存在するエネルギーの力を察知するというのだから、動物磁気を提唱したメスメルもそれほど変人ではなかったのかもしれない。最後にもうひとつ、テイラーに尋ねたいことがあった。ちょうどそのとき、彼は休暇でオーストラリアに滞在していたので、わたしはスカイプを利用して彼にインタビューを行なっていた。パソコンの画面の下のほうで、彼のやわらかい巻き毛がさらさらと流れる小川のように揺れていた。

「あなたの髪も、フラクタル？」

テイラーは哄笑《こうしょう》した。「フラクタルだと思うよ。まあ、ぼくの髪を見た人にいい生理的変化が起こるかどうかは大いに謎だけどね！」きっと、いい変化が生じていることだろう。

バーチャルな自然の効果

父は回復した。当初はゆっくりと時間をかけて、やがて回復のスピードをあげ、陽の光がさんさんと降りそそぐ準個室で、みごとに回復をとげた。理学療法士、言語聴覚士、作業療法士のお世話になったし、大勢の親戚が見舞いに訪れては父に話しかけ、返事をするようにうながした。父のずたずたになった脳が回復したのは自然の治癒力のみのおかげではなく、こうした人たちの尽力があってこそだった。また申し訳ないことに、わたしが父のベッドを窓際にしてもらったため、同室の患者さんのベッドのそばには窓がなかった。病棟のなかを歩きまわっても窓の数は少ないし、あったとしても眺めがいいとはかぎらない。こうした現状をかんがみれば、テイラーの指摘のとおりなのかもしれない。ビデオのスイッチを入れ、湿原やフラクタルの滝の映像を流すだけでいいのなら、あるいは壁にポスターを貼るだけでいいのなら、これほど便利なことはない。

少々奇抜ではあるものの、こうした考え方がいま実際にオレゴン州東部のスネーク・リヴァー刑務所で検証されている。社会科学者たちが協力したユニークな実験で、刑務所の職員が、ある棟の運動室で自然の風景を写した環境ビデオを流した。スネーク・リヴァー刑務所の監房には窓がないうえ、唯一の「屋外」にあたる中庭は狭く、四方を建物で囲まれている。そこから見えるのは四角く切り取られた鉄格子越しの空だけだ。そもそも、スネーク・リヴァーは問題の多い刑務所だった。受刑者の自殺や自傷行為の発生率が平均より高く、暴れたり、わめいたり、ドアを激しく叩いたりして、手に負えない受刑者を「独房送り」にする事例もめずらしくなかった。独房に監禁された受刑者は、世界中でもっとも自然を剝奪されていると言ってもいい。刑務所に収監された段階ですでに精神を病んでいる者も多く、数週間、数か月とすごすうちに、精神状態はますます悪化していく。

だがいま、受刑者たちは〈ブルールーム〉と呼ばれるその運動室で、週に数回、バーベルをもちあげたり懸垂をしたりしながら、海の生物や熱帯雨林や荒野の夕陽が映しだされた四〇分のビデオを見ている。〈ブルールーム〉の試みは二年前に始まり、以来、気持ちを落ち着けたいのでその部屋に行きたいという囚人のリクエストが引きも切らない。スネーク・リヴァー刑務所で問題行動に関するサービス・マネジャーを務めるレネイ・スミスは、こう語る。「刑務官からは〈ブルールーム〉が受刑者のストレスやメンタルヘルスや問題行動にいい影響を及ぼしているという話を聞いています。以前ほどトラブルが起こらなくなったそうです。それに独房への収監も減っていますし、わめいたり怒鳴ったりする受刑者の数も減っているようです」

では、バーチャルな自然と本物の自然はどのぐらい似ているのだろうか。自然の映像のストレス軽減効果を検証しようと、ワシントン大学の心理学者ピーター・カーンは自身の大学で二種類の実験を行なった。最初の実験では、窓のないオフィスに設置したモニターに自然の映像を映しだした。すると、そこで働く職員の認知機能と気分に改善が見られた。次の実験では、九〇人の被験者を三つのグループに分け、異なる部屋に入ってもらった。窓の外に本物の自然の風景が広がる部屋、自然の風景が映しだされるプラズマディスプレイが置かれた部屋、そしてただの壁に囲まれた部屋だ。被験者にはまず大勢の人の前でスピーチをするというストレスを与え、その後、各グループの被験者がストレスから回復する早さを測定した。測定結果を突きあわせたところ、本物の自然の風景を眺められたグループがもっとも回復が早く、自然の映像を眺めたグループはわずかに早く（とはいえ、ほとんど効果は見られなかった）、壁に囲まれたグループは遅かった。そこでカーンは、人間は「本物の自然がない状態に適応できるとしても、その代償を心身両面で支払うことになる」[20]という結論を出した。

カーンのような研究者たちが、本物の自然が自然の映像にますますとってかわられている現状を嘆くいっぽうで、若手の研究者たちはもっと実際的な見解をもっている。そもそも彼ら自身、自然にはほとんど触れずに育ってきたからだ。「ぼくたちは年々、バーチャルの生活へと移行しています。ゲームや3Dテレビはもちろんのこと、スクリーンは大型化し、どんどんリアルになっています。コンテンツもバーチャル化が進むいっぽうですから」と、カナダのオンタリオ州ウォータールー大学で認知神経科学を研究する二〇代の博士研究員、デルチョ・ヴァルチャノフは語る。彼自身都会育ちで、もっぱらゲーム機で遊んでいたという。彼が認知神経科学の道に進んだのは、自然や芸術が好きだったからではなく、まったく正反対のもの、つまりテクノロジーに興味があったからだ。バーチャルリアリティが神経系を活性化させることを実証し、バーチャルリアリティそのものの地位を上げたいと考えたのだ。

ウォータールー大学の審査委員会は、被験者に恐怖心を植えつける実験を認めなかったため、ヴァルチャノフはリラックス効果に関する論文をかたっぱしから読みあさり、ついに自然の効果にゆきあたった。まさか自分が自然を研究することになるとはと、ほかならぬ本人が驚いた。彼はもともと自然の効果を信用していなかったし、自然好きでもなかったからだ。だが修士課程の実験で、自然が被験者のストレスを大幅に軽減したことが判明すると、視覚との関係を徹底的に調べあげ、その理由を解き明かそうとした。最終的な目標はバーチャルリアリティ体験の質を向上させること。これを実現できれば、ヘッドセットを頭につけたオタクのカップルにできることが無限に広がる。「わざわざ本物の自然のなかに逃げだす必要はなくなります」と、ヴァルチャノフは言う。「バーチャルリアリティを利用すれば、自宅のリビングルームでたいして金もかけずに自然を楽しむことができる。虫にわずらわされたり、時差ボケに悩まされたりすることなく、ハワイ滞在を満喫できるんですよ」

ついにヴァルチャノフがスマートフォン用のアプリを完成させた。自然の風景を評価し、分類し、総合評価を割りだすことができるという。これはぜひ試してみなければと、わたしは好奇心に駆られた。彼はオンタリオ州南部のだだっぴろい平野に立つウォータールー大学で、博士課程の研究を終えたところだった。わたしが彼のもとを訪ねたのは寒風吹きすさぶ二月で、頭上には灰色の空が重く垂れ込めていた。この環境で暮らしていればバーチャルリアリティに魅力を覚えるのも当然かもしれない。とはいえ、ウォータールー大学ではバーチャルリアリティ以外にも、さまざまな最先端のテクノロジーが研究されている。一般的なアメリカ人にはあまり知られていないが、シリコンバレーの経営者や研究者にとって、ウォータールー大学はあまたの才能を輩出してきた最高の教育機関だ。なかには、スタンフォード大学を上回ると評価する向きもあるほどだ。
ブラックジーンズとチェックのボタンダウンシャツに身を包み、薄いあご髭をたくわえたヴァルチャノフは、わたしを案内し、心理学棟の地下にある窓のない曲がりくねった廊下を歩いていった。途中の小部屋の天井には、写真のようにリアルな雲が点在する青空が再現されていた。その天井パネルはスカイ・ファクトリーという企業の製品で、社のモットーは「自然のイリュージョン」であるという。「自宅の天井に、照明の代わりにこれがあったら最高ですよね」と、ヴァルチャノフが言う。「朝、起きたら、空のスイッチを入れればいい」

そうかもしれない。でも、わたしはやっぱり窓から本物の空が見たい。内心、そう思いはしたものの、反論する暇はなかった。さらに進むと、ようやく没入型VR研究室に到着した。この研究室がReLIVE〔「追体験する」の意〕という愛称で呼ばれているのが皮肉ではないとすれば、少々楽観的に思えた。研究室はコンクリートの床と軽量ブロックの壁でできており、面積はおよそ四メートル×六メートルといったところだ。

この部屋で彼は最新のテクノロジーを駆使してストレスを軽減する世界を見せてくれた。わたしは精神性発汗を測定するべく、指に電極をつけ、心拍数を測定するための赤外線センサーも装着した。この状態で、暗算をさせられた。13×17の答えは？　12×14は？　とたんにストレスを感じた。次に、高精度トラッカー3Dヘッドセットを装着した。スキューバダイビングのゴーグルをジャイロスコープと加速度計で飾りたてたような代物だ。このヘッドセットがわたしの動きをとらえ、3D映像に反映すると、わたしの脳はヴァルチャノフがつくりあげたバーチャルの楽園に完全に浸ることができる……という仕組みだった。

サムスン製の大型モニターがぱっと明るくなったかと思うと、わたしは熱帯地方のひとけのない島を歩いていた。というより、ふわふわと浮かぶように歩いていた。ヴァルチャノフは何千時間もかけてこの世界をつくりあげ、鳥の鳴き声や水のせせらぎ、草が揺れる音といったものを少しずつくわえていった。ちょっとした地面の隆起から飛びおりると、どさっという音までする。この仮想世界で動きまわるのは、なんとも妙な気分だった。わたしが歩くスピードと方向をヴァルチャノフがコントロールしているため、猛スピードで移り変わる環境のなか、おでこを引っ張られているような気分だった。

「『ハンガーゲーム』〔アメリカ映画。特権階級の娯楽のために選ばれた住民が互いを殺しあうゲームに参加する〕のゲーム・マスターになったような気分じゃない？」火の玉が飛んでくるのではとなかば身構えながら、わたしは彼に声をかけた。

ヴァルチャノフは仮想世界のなかのわたしを引っ張り、一本の小径を歩かせた。バーチャルな足が地面を踏みしだく音がする。丘を下り、背の高い草を縫って進むと海に出た。頭がぼんやりし、車に酔ったような気分だ。と、突然、海のなかに引きずりこまれた。まさか、こんな展開になるなんて！

わたしは狼狽した。どこかにサメがいるんじゃない？　うっかり棘《とげ》だらけのウニを踏んでしまわない？　大波が襲ってこない？　とてもじゃないが、リラックスするどころの話ではない。だから、ヴァルチャノフにそう言った。

「自然がつねにストレスをやわらげるとはかぎりません」とヴァルチャノフが言った。「背の高い草に囲まれているのは、たしかにいい気分ではないでしょう。でも、潮騒は聞こえてきますよね？　この先には滝があるし、虹も見えてきます」

わたしはヴァルチャノフの虹を楽しめそうになかった。

いまにも嘔吐しそうだったのだ。

その後、わたしはトイレで休憩し、どうにか過呼吸から立ち直ると、顔に冷水をぱしゃぱしゃと浴びせた。ヴァルチャノフからは、わかりきったことを言われた。あなたは仮想世界でリラックスするのが苦手なようです、と。

「視覚のアヘン」

「あなたの精神性発汗の数値にはまったく変化が見られませんでした」と、ヴァルチャノフが無念そうに言った。「ずっと一定で、まったく下がらない。きっと、乗り物酔いを起こしたんでしょう。すみませんでした。このテクノロジーは日々進化しているので、他人の目を通して世界を見ているようには感じないはずなんですが」乗り物酔いを起こしたのはわたしが初めてではなく、これまでにも被験者が嘔吐しそうになったため、実験データの三〇%を除外せざるをえなかったという。VR機器の開発とマーケティングにおいて、この乗り物酔い現象は大きな障害となっている。「乗り物酔いは最新のテクノロジーを利用すれば解消できるはずなんです」と、彼は説明した。「高性能ディスプレイではゴースト障害は発生しにくくなっています。ゴースト障害とは、頭をすばやく振ると視野の端がぼやけて見える、あれですよ」

たしかに、そんな感じがした。がっかりだ。とはいえ内心、少々誇らしくもあった。わたしは本物の自然にしか反応しない、つまりバーチャルでは妥協できないタイプの人間だとわかったのだから。そのためヴァルチャノフが開発したアプリに関しても、わたしは不信感をぬぐえなかった。〈エンヴァイロ・パルス〉と命名されたそのアプリはまだ試験段階ではあるが、たとえば窓から見える景色の写真をアプリに入れると、その景色を見たときの気分をあらわす数値が魔法のように表示されるのだ。ある景色にどんな反応を示すかぐらい、自分でもわかりそうなものじゃない？　いいえ、わかりません、とヴァルチャノフは礼儀正しく、だがきっぱりと言いきった。だからこそ都会にも郊外にも見苦しい景観が広がり、味も素っ気もない学校や病院が建てられているんですよ。人間は景色の特徴を見誤っているのではなく、景色に対する自分の反応を把握していないのです。すぐそばに目をみはるほど美しいものがあっても、ただ通りすぎてしまう。忙しい、視野に入らないという理由だけではなく、自分の脳にそうしたものがどんな効果を及ぼすのか、わかっていないからです。そこでヴァルチャノフはこう考えるようになった。「Ｙｅｌｐ（イェルプ）」のように口コミを投稿できるアプリをつくり、セントラルパークでいちばんリラックスできる場所や、通勤に最適なルートを推薦できないものだろうか、と。「美味しい食べ物ではなく、幸福になれる場所を検索できるというわけです」

このアプリの仕組みを簡単に説明しよう。まずスマフォを目の前の景色や写真に向け、写真を撮る。すると、アプリが写真におさめられた光景を一連のアルゴリズムで解析し、見る人の元気を回復させる力があるかどうかを判断する。自然の風景をおさめた画像は統計値の宝庫であり、フラクタルのパターンもそのひとつだと、ヴァルチャノフは説明する。当然、色は重要だが、彩度、形状（人間はたいてい直線状のものより丸い輪郭のものを好む）、輪郭の複雑さ、輝度（明るくあざやかな色を見ると気分が浮き立つ）もまた重要な要素だ。視覚がとらえるこうした特徴が感情に及ぼす影響は長い歳月をかけて研究されてきた。彼はこうしたデータをアルゴリズムで解析している。たとえば赤やオレンジなどは、人間を興奮させたり扇動したりすることはよく知られている（性欲と食欲をかきたてる色であることも、ファストフード店の経営者のあいだでは周知の事実なのかもしれない）。いっぽう、青、緑、紫といった色にはリラックス効果がある。

人間の目は色にすばやく反応する構造になっている。網膜には、赤、青、緑をすばやく識別する三種類の錐体《すいたい》細胞がある。こうした錐体細胞は、後頭部に位置する視覚野と直結している。

哺乳類の大半には二種類の錐体細胞しかない（そのため赤と緑を識別できない）が、いわば視覚が突出して進化した霊長類はこの点では恵まれている（三種類の錐体細胞がある）。とはいえ、人間の目がずば抜けているわけではない。鳥や蝶には五種類の錐体細胞があり、赤外線や紫外線を肉眼で見る能力がある。シャコにいたっては、一二種類から一六種類の錐体細胞をもち、他を圧倒している。シャコがどんな景色を見ているのかは神のみぞ知るだが、それはちょっとした幻覚体験のようなものかもしれない。

目ざとく食料を見つけたり、ふつうではないことに気づいたりする際、色は大いに役立つ。赤い色が目につくのは、赤を感知する錐体細胞の数が多いからだ。それに多くの言語で、赤は黒と白の次に名前をもつようになった色と考えられている。赤い色を見ると、人間は警戒し、奮起する。[21]だから赤い廊下を歩くときには青い廊下を歩くときより足早になる。イギリスの心理学者ニコラス・ハンフリーは「論点を明確にしたいときには、赤い文字で強調するといい」[22]と述べた。ボクシングや武術のオリンピック選手は、赤い色を身につけると勝利をおさめる確率が高くなる。ところがおもしろいことに、ピンクでは逆効果となる。[23]ピンク色を身につけたスポーツ選手は弱気になり、囚人は攻撃的でなくなる（だから壁をピンク色に塗装した留置場まで登場した）。精神病を患う患者の気持ちもピンク色で鎮めることができるそうだ。身体が震えるほど動揺した入院患者が、青いライトを見つめると震えがおさまったという研究結果もある。

五感による認知機能に関していえば、ヴァルチャノフのアプリは青色に最高の評価を与えている。緑色や青色の外観をもつ捕食者はあまり存在しない。生命愛《バイオフィリア》信奉者にいわせれば、人間は進化の過程で青や緑といった色を生命を生みだす健全な生態系と結びつけて考えてきたからだろう。植物（緑）、清らかな水（青）、光が散乱し反射する広がり（紺碧の空、青緑色の海）に満ちた世界。人間はだれもが空の下で暮らし、その恵みを口にして生きている。だから空の色調が普遍性や人間性の共有といった感覚に深く浸透しているのかもしれない。同様に、作家のジョン・バージャーは著書『ザ・センス・オブ・サイト（*The Sense of Sight*）』で「水晶やケシの花に美を見いだすのは、そうすることで孤独感がやわらぎ、ただ存在することへと深く没入できるからだ。日々の生活に追われるだけの人生では味わえないよろこびを実感できるのだ」[24]と述べている。

色彩のなかでこれほど豊かに文化と科学がまじわっているのかと、わたしは目をひらかれる思いがした。いっぽう、ヴァルチャノフがもっとも興奮を覚えたのは空間周波数〔空間内での形状の繰り返しがどの程度の周期で起きているのかを示す数値〕なるものだ。フラクタルが含まれていようがいまいが、これこそが楽園に通じる扉をあけるはずだと、彼は確信している。空間周波数を用いれば、景色や画像の輪郭、陰翳、形の複雑さを示すことができる。わたしたちはふつう、より簡単にすばやく理解できる景色や画像を好むそうだ。

ヴァルチャノフが開発したアプリでは、見る者の気持ちを元気にさせるかどうかという点において、直線やぎざぎざの線は低く評価され、なめらかで丸みを帯びた線は高く評価される。[25]「都会でよく見かけるぎざぎざの線は、精神面にあまりよい影響を与えません」と、ヴァルチャノフは言う。テイラー同様、彼もまた人間に最高の影響を及ぼす形や模様にはほどよいバランスがあると考えている――複雑すぎず、かといって単純すぎないものだ。博士号取得をめざし、彼は視線計測器を利用し、目の前の光景を見ているときの視線の動き具合を分析した。その結果、自然の風景を眺めているときには時間をかけてゆっくりと視線を這わせているのに対して、都会の風景を眺めているときには視線が頻繁に「固定」するうえ、まばたきの回数が増えることがわかった。それは、目――つまり脳――が景色の構造を読み解こうと懸命になっていることのあらわれだ。都会の風景は、わたしたちに注意力を向けるよう強制するのだ。

こうした研究を通じてヴァルチャノフは、簡単に情報を処理できる風景を眺めていると、人間の脳内には天然のアヘンが放出されると考えるようになった。また、ほかの研究によれば、自分の好きな映像を見せられると、脳の原始的な部位である腹側線条体（人間が行動を起こす動機となる報酬や情動と深く結びついている）と同様、アヘン様物質であるオピオイドが豊富な海馬傍回が活性化することがわかった。[26] 海馬傍回は、フラクタルのパターンを見ていると活性化することをテイラーが発見した部位だ。[27] 詩人で著述家のダイアン・アッカーマンは、夕陽という「視覚のアヘン」を切望していると綴った。この一節を本人は隠喩として表現したのだろうが、実際のところ隠喩ではなさそうだ。ヴァルチャノフによれば、自然を見ていると幸せな気分になるのは、腹側線条体から視覚野へと続く経路で、神経機構が中等度の空間周波数帯域に周波数をあわせるからだ[28]――ラジオの音が明瞭に聞こえる周波数にあわせるように。その周波数が見つかれば、幸福な分子が流れだすというわけだ。

ヴァルチャノフのアプリが狙いを定めているのが、まさに脳のその部位だ。どう作用するのか検証すべく、わたしは実際にアプリを試してみた。まずはネットに接続し、さまざまなイメージ画像をダウンロードして、スマートフォンを画像に向けると、画面上にある温度計のような小さなバーが動き、緑色（良好）、白色（ふつう）、赤色（ストレスが多い）のいずれかを指した。そのアプリでは風景のストレス軽減効果を〇から一〇〇までの絶対評価で表示し、ストレスの程度を緑色、白色、赤色のいずれかに分類する。何回か試してみたところ、予想どおりの結果が出たときもあった。森のなかの谷の画像は、完全な緑色。湖はやはり完全な緑。都会の交差点は赤色。無機質なビルは白色。青空の下に林立する上海の高層ビル群は白色。ところが、ロッキー山脈の観光パンフレットに掲載されているような、白銀の山の手前に広がる雪原の画像にスマフォを向けると、赤色が表示された。

「これって、どういうこと？」と、わたしは尋ねた。

「えっと、それは、山の稜線がぎざぎざしているし、全体的に白っぽいし、木が枯れているように見えるからかもしれません。季節も冬だし」

「でも、きれいな光景よ」と、わたしは反論した。「こんな場所でスキーをしたら、このうえなく幸せな気分になれるはず」

「このアプリは、どんな活動をしているかは計算に入れないんです。あなたの脳にエンドルフィンが分泌されようと、酸素が送り込まれようと関係ない。ただ、目の前の光景の額面どおりの価値を分析しているだけですから。ウィルソンのバイオフィリア仮説によれば、人間は枯れた木に強い嫌悪感を示すんです」

「でも、この風景のなかの木立は枯れてるわけじゃないでしょ。冬だから葉がないだけよ。いい眺めだと思うけれど」

「いい眺めだと思うことと、心理学的に価値があることとは、違うんです」そう言うと、ヴァルチャノフは画像に向けたわたしのスマフォの位置を少し調整した。「カメラをもう少し上に向けて青空がもっと入るようにすれば、評価があがるはずです」彼は肩をすくめ、こうつけくわえた。

「このアプリが完璧だと言うつもりはありません」

都市部の高い近視率

テイラーやヴァルチャノフといった研究者は、自然の風景が――たとえスクリーンに映しだされたものであろうと――人間の脳にすばやく反応を起こし、よい影響を及ぼすことを証明してきた。でも、人間の視覚系が自然を、それも本物の自然を見るための構造になっているのなら、わたしたちはもっと長い時間、本物の自然を眺めるべきではないだろうか。なにしろ室内に閉じこもって画面ばかり見ていると、目にも不幸が訪れる。わたしの目は乾いてきて、しまいに痛くなる。仕方なくかかりつけの眼科医に診てもらったところ、待ってましたとばかりに先生が言った。

「あなたは、じっと見つめる人なのね」と。「見つめる人、ですか？」それって、いやらしい目つきでだれかをこっそり見つめているってことかしら。「まばたきをしないという意味ですよ！」と、先生。わたしは目をぱちくりした。そして、またぱちくりした。いったい、どういうこと？

「一日中画面ばかり見ていると、まばたきの回数が少なくなるの。だれでも、そうなるのよ」先生はそう言うと、目薬を処方し、わたしを送りだした。意識してまばたきをするようにしてください、続けて二〇回ぐらいね、と言い添えて。

目は乾いているだけではない。家にこもり、戸外の空間や陽射しを楽しまずにいると、目のなかで不穏な変化が生じる。中国での調査でそれはあきらかになっている。田舎に暮らす人と比べて、都市部に暮らす裕福な人たちの近視率は二倍に達したのだ。上海では高校生のなんと八六％が眼鏡を必要としている。またオハイオ州、シンガポール、オーストラリアで実施された最近の研究によれば、近視の人と近視ではない人のほんとうの違いは、戸外ですごす時間の長さだということだ。日光が網膜にドーパミンの放出をうながし、その結果、眼球が楕円体になりにくくなるからだという。屋内と屋外の光は性質がまったく違う。曇りの日でさえ、屋内より屋外のほうが一〇倍も明るく、広範囲のスペクトル（波長域）の光が存在する。教育関係者はこうした問題をなんとか解決しようと、自然光に近いフルスペクトルの照明を教室に設置したり、天井をガラス張りにしたりしている。

だが、もっとよい解決策がある。それは、外に出ること。

研究者とは自然を細かく分解し、興味深いこともわずらわしいこともひとつずつ検証せずにはいられないものらしい。実際、科学とはそうして積み重ねられてきたのだろう。まず全体のシステムを把握し、それから細かい部分を分析し、そのメカニズムをあきらかにし、新たな未知の領域を制服していくのだ。いっぽう詩人には、そんな行為は無意味に映るかもしれない。たんにヒノキの香り、鳥のさえずり、自然の緑といったものがあれば、人間の脳のなかにある健康への扉がひらくわけではない。わたしたちは五感を駆使して生きている。というより、五感を駆使して生きるようにこれまで進化をとげてきた。そうした脳のなかの扉を――比喩のうえでも現実でも

――すべてひらくことができれば、奇跡のようなすばらしいことが起きるのだろうか？

そのためにはディスプレイを見る時間を減らし、もっと自然のなかですごす必要がある。正確にいえば？　「一か月に五時間」程度は。

PART 3

一か月に五時間

――自然に触れる習慣で変わる

6 フィンランドの森で

かすかな雨の音も、すずしい流れの音も、まだきこえています。しんみりした、しっとり気持ちのおちつく、やさしいしらべでした[1]。

——トーベ・ヤンソン『ムーミン谷の十一月』

国民の九五％以上がアウトドア愛好家

その昔、フィンランドには小さな森の妖精が棲み、けたたましい音を立てたり森に無礼を働いたりする人間に呪《のろ》いをかけていた。呪いをかけられた者は「メトサンペイット」に遭う。翻訳すれば「森隠し」といったところだろうか。突然、自分がどこにいるのかわからなくなり、方角の感覚も失う。見慣れたものはどこにもない。ある種の激しい陶酔状態におちいり、幻覚が見え、超常現象を体験する。

イエス・キリストの生誕から長い歳月が流れたが、バルト海や北海に面した北の国々にはキリスト教以外の信仰がいまも根強く残っている。森隠しは一九世紀に入ってからもたびたび起こり、記録に残っている。こうした神秘体験の例に漏れず、森隠しに遭うのはたいてい女と子どもだ。

フィンランドの著名な詩人V・A・コスケンニエミは、一九三〇年に森隠しの詩を詠んだ。ヘルシンキ沖の群島のひとつ、ヴァルティオサーリ島に暮らすジャーナリストで活動家のマルコ・レッパネンはこの詩が大好きで、わたしには理解できないフィンランド語で朗々と音読を始めた。「メトサンペイットが悪いものとはかぎらない」と、彼は説明する。長身で細身、すべすべとした肌の持ち主のレッパネンは、緑色のウールのセーターを着て、幹が途中から横に湾曲した松の木のそばに立っている。「メトサンペイットは、美に埋没することでもある。自由という感覚、自然との一体感、歓喜を味わうという意味もあるだろうね。この詩は、そうしたものを表現しているんだよ」

ということとは、メトサンペイットは森林浴の一種といえるのかもしれない。いかにもフィンランドらしい考え方だ。窓から少しばかり外の風景を見て、自然の恩恵にあずかろうなどという考え方とは対極にあるといえる。森の力に降伏し、完全に身をゆだねるのだから。現代人はできるだけ機会を見つけて自然にどっぷりと浸るべきだと考えている医療関係者は多い。健康な一般市民が正気を保つには、戸外でどのくらいの時間をすごすべきかを解明しようとする努力も続けられている。

野趣に富む風景には気分を一新させ、健康を増進させる効果がある。レッパネンは自然のもつそうした力に魅了されている。そしてヴァルティオサーリ島に自分を訪ねてやってくる人たちにも、そんな自然の力を感じてほしいと思っている。ヘルシンキ沖の群島はどれもこんもりとした森でおおわれ、そのひとつのヴァルティオサーリ島は起伏が激しい。ヘルシンキ市の外れにあり、冬になると、凍った海を歩いて島まで渡ることもできる（ほぼ毎年、海に落ちて溺れる人がいるそうだけれど）。わたしがその島を訪れたのは五月のとある快晴の日だった。氷はすでに解け、島までのわずかな距離を小さなボートで渡った。

一見、若々しいレッパネンだが、じつは四四歳。ヴァルティオサーリ島のいわば非公認の管理人であり、神話の伝承者であり、広報官でもある。島の海岸線には切り立った岩壁が続き、シダや松が生い茂る島の中心部には十数軒の民家、四角く仕切られた庭、レッパネンの奮闘のおかげで整備された自然遊歩道などがある。荒々しい自然が手つかずのまま残っているこの島には、ほかでは類を見ないほど多種の樹木が残り、多様な景観を楽しめる。「島の面積はたった八三ヘクタールだが、もっと大きく感じるよ」と、レッパネンは言う。「道に迷う人も多い。何時間も迷子になっても、みんな幸せそうな顔をしている。迷子の効用ってとこかな」

二〇世紀初頭、ノキア社（当時は木材パルプとゴム製品の製造会社だった）の代表取締役がヴァルティオサーリ島をいたく気に入り、仕事を辞めて島に移住し、家を建てた。そしてその家をラテン語で「癒やすところ」を意味する「クイシサーナ」と呼ぶようになった。いま、レッパネンはこの島の人への健康増進効果を高めると同時に、乱開発を阻止しようと尽力している。フィンランド森林研究所とヘルシンキ市から助成金を受け、〈健康自然トレイル〉を整備し、複数の道標を立て、観光客に身体を動かすことを勧め、その方法も説明している。

とはいえ、そのトレイルは公園でよく見かける遊具が置かれた小径とはまったく趣《おもむき》が異なる。わたしたちが最初に足をとめたところには灰色の巨岩があった。その岩は氷河時代、氷河の流れに乗って運ばれ、そのまま取り残された迷子石だ。はるか彼方から運ばれてきた巨岩を見ていると、動くことや運動することの大切さをあらためて思い知らされると、レッパネンは言う。ジムにあるステップマシンの重要性を思いださせるといったところだろうか。そこからしばらく歩くと、野外礼拝所に着いた。ささやかな礼拝所ではあるけれど、石造りの祭壇、素朴な木の十字架、側面に樹皮が残ったままのベンチが、自然に宿る霊性を彷彿とさせる。そこには松の変種が一本、生えていた。幹が天に向かってまっすぐに伸びるのではなく、腰のあたりの高さで横に折れ曲がっている。レッパネンはその木をフィンランドの森の神タピオにちなみ、「タピオの食卓」と呼んだ。「この木に、この地の神への供物《くもつ》をお供えしよう。感謝のしるしを。感謝するのは身体にいい。きょうは、この森を訪れたことに感謝しようじゃないか」そのあとは、石が積みあげられた迷路を歩いた。広いリビングルームほどの大きさのその迷路は、一九九九年に地元の住民たちがつくったもので、島の古来の風習によるものだという。大昔の迷路がなんのためのものだったのかは判然としないが、レッパネンにとって迷路は神秘的な謎と放浪と遊びの象徴だ。

フィンランドの大人がやっていることは、わたしの娘がコロラド州ボルダーで通っていたシュタイナー教育の幼稚園でやっていたことと大差ないように思えた。その幼稚園では異教徒の儀式があり、木工の時間があり、中つ国《なかつくに》〔トールキンの小説の舞台となる架空の国〕といった言葉がもつ意味を学んだりする時間があった（トールキンはフィンランドの叙事詩『カレワラ』から影響を受けているとよくいわれる。その叙事詩では、世界はスズガモの割れた卵から誕生したことになっている）。その日、わたしと一緒にハイキングをした人たちは、休憩時間になると輪になって座り、一緒におやつを食べた。さすがに歌ったり、小枝で冠をつくったりはしなかったけれど、そんなことがいつ始まってもおかしくない雰囲気だった。

フィンランドの人たちは戸外で自然に触れてすごしはするが、自然をむやみに崇《あが》めて自己実現の道具にするような真似はしない。いっぽうアメリカ人は、ついそうしてしまう。人生でなしとげたいことのリストを後生大事にして、制覇した山々の記録をつけ、雄大な自然の絶景を写真におさめる。それはもっぱら個人行動の記録だ。ところがフィンランド人にとって自然は、ニットのように密に編まれた集団アイデンティティのあらわれだ。自然はフィンランド人ならだれもが熱中する行為に耽る場所、ベリー摘み、キノコ狩り、釣り、湖での水泳、ノルディックスキーに興じる場所なのだ。だからフィンランド人にとってへラジカは、ただうっとりと眺めるためだけのものではなく、祖先にならって食べもする。いまでもその風習はすたれていない。

大規模な調査によれば、フィンランド人は平均週に二、三回は自然のなかで気分転換をはかっている。国民の五八%がベリー摘みに出かけ、三五%がクロスカントリースキーを楽しむ。日が短い冬季には、都会の公園の外灯に照らされながら、クロスカントリースキーに興じる。国民の七〇%がよくハイキングに出かけ、いっぽう、西ヨーロッパとアメリカではその割合が約三〇%に落ちる。国民の五〇%が自転車に乗り、二〇%がジョギングをし、三〇%が犬の散歩をする。なかでも、わたしのお気に入りは次の記録。国民の五%、すなわち約二五万もの人が長距離のアイススケートを楽しんでいる。総合すると、フィンランド人の九五%以上が、戸外での娯楽やスポーツを日常的に楽しんでいることになる。

なんだかフィンランドの人たちは、いつまでたっても大人になりきれていないようにも思える。というより、フィンランド以外の国の人たちが過度に大人になりすぎているのかもしれない。わたしたちは花で編んだ冠などとっくに頭から外し、よきにつけ悪しきにつけ、文明人らしくふるまう。そのうえ都市化を急ぐ国が多いなか、ヨーロッパではめずらしいことに、フィンランドでは都市化が遅々として進まなかった。

「この国で多くの人が都市で暮らすようになったのは、一九六〇年代から七〇年代にかけての話だ。それまではずっと、森の住人だったんだ」森のやわらかな小径を歩きながら、レッパネンが語った。「フィンランド人には長いあいだ、自然から離れたところで暮らす機会がなかった。都会なんてこの国ではちっぽけなものさ。その証拠に、いま歩いているこの場所もフィンランドの首都の一部だ。町の中心部からほんの七キロしか離れていないが、数百キロも離れているような気がするだろう？　それこそ、未開の自然の風景の力だ。何世代も前から都会で暮らしていたら、こんなふうにはならなかっただろうね」彼にとって都会は春の海の氷のようなものだ。薄い氷のすぐ下に、自然の息吹が感じられる。

国土の七四％が森

フィンランド人が国外に移り住むようになったのは、たった二世代前の話だ。そのうえ、フィンランドには移民が少ない。つまり大方の国民には、田舎の家に暮らす、あるいは農場や林をもつ祖父母がいる。また、都会に移り住んだとしても、田舎にコテージをもつ人が多い。フィンランドの人口は約五〇〇万人で、夏をすごすためのコテージ（「ケサモッキ」と呼ばれる）は二〇〇万軒ある。ほぼすべての家族が、田舎の豊かな自然を楽しむための拠点をもっているのだ。これぞ中流階級の別荘パラダイス。

世界幸福度ランキングでも、フィンランドは上位を占めている。貧富の差がさほど激しくないのがその理由ではないかと推測する向きも多い。だが、理由はそれだけではなさそうだ。幸せな気分になれるもの、つまり、湖、森、海岸線といった豊かな自然が身近にあって、国が定めたとんでもなく長い休暇もあり、白夜まである（もちろん、いいことばかりではない。暗く厳しい冬、スキーをしていないときには大酒を飲み、狼藉《ろうぜき》を働く者も多い）。

フィンランドのX世代〔一九六〇年代半ばから七〇年代に生まれた世代〕の例に漏れず、レッパネンも子どものころは蝶を追いかけて遊んだ。一一歳になると、夜の森でひとりで野営をした。当時のアメリカの同じ年頃の子どもたちは、郊外の中二階つきの家にこもり、〈パックマン〉ゲームに夢中になっていた。周囲に本物の苔などなく、苔色のけばだったカーペットが視界に入るのがせいぜいだ。

つい最近まで、フィンランド人は精神的にも経済的にも土地に頼って暮らしてきた。もちろん、フィンランドはアンテナ内蔵の携帯電話を発明し、人気モバイルゲーム〈アングリーバード〉を開発し、「話す雪だるま」といった風情のトーベ・ヤンソンが描いたムーミン一家の人気コミックシリーズを生みだした。とはいえ国の主要産業は、大気汚染物質を抑えた工業用再生可能エネルギーや、紙パルプなど、林産物に頼っている。フィンランドはヨーロッパでもっとも森の面積が広く、国土の七四％が森でおおわれている。フィンランドを訪れた某イギリス人ジャーナリストが「景色はやや単調だ」と記したほどだ。フィンランドの森の大半は個人の所有地で、それぞれの面積は決して広くない。それなのに、少なくともアメリカ人の目から見ると魔訶不思議なことに、フィンランドには事実上、不法侵入というものが存在しない。フィンランドの法律には「ヨカミエヘンオイケウス」すなわち「自然は万民のもの」という概念がある。だから、私有地にふらふらと入っていき、ベリーを摘もうが、キノコを採ろうが、鼻の穴をほじろうが、まったく問題にならない。キャンプもできるし、キャンプファイアだってできる。禁じられているのは伐採と狩猟だけだ（デンマーク、ノルウェー、スコットランドなど、ヨーロッパのとりわけ民主的な国でも自然享受権は認められてはいるが、フィンランドほど寛大に他人の土地への出入りが認められているわけではない）。

アメリカ人の見地からすると、まるで私有財産を召しあげる社会主義国家のような制度に思えるかもしれない（「わたしの城《キャッスル》」つまり私有地に無断で侵入してきた者を射殺してかまわないという権利が認められているモンタナ州などとは対照的だ）。だがフィンランド人にとっては「ヨカミエヘンオイケウス」こそが自由の基盤だ。どこまでも永遠に歩いていくことを認められているからだ。小国では国民全員が遠い親戚のようなものだ。だからこそ、「みんなで楽しく分かちあおう」という考え方が広く行き渡っているのだろう。

こうした背景を考えると、フィンランド人がほかに例を見ないほどこよなく森を愛しているのも当然と言えそうだ。森林でのびのびと遊ぶ権利が認められていることを確認したいという理由から、わざわざお金を払って森林に関する法について学ぶ人までいるほどだ。もちろん、森林について学ぶ動機はほかにもあり、なかにはアメリカ人にあてはまる理由もある。都会に移り住んだフィンランド人に、ストレスの増大、うつ病、肥満といった問題が生じるようになったからだ。国がレクリエーションに関する調査を実施したところ、この一〇年間で長距離スケートを楽しむ人の数が減ったうえ、ほぼすべてのカテゴリーで屋外での活動の頻度が減っていた。そのかわりに、まぶしく光るデバイスを室内でじっと見つめる時間が増えたのは間違いない。さすがのフィンランド人も、ゲームやスマフォには抗《あらが》えないのだ。

フィンランドはいま岐路に立たされている。森ですごす時間を長くすれば医療費を削減できるうえ、メンタルヘルスを改善でき、身体も鍛えられるのであれば、都市計画者はこうした情報を活用すべきだ。そしていくらヘルシンキの都市化が進もうが、ヴァルティオサーリ島のような場所にアスファルトの道路を整備することには反対すべきだ。たしかにフィンランドの人たちは、地の精霊と同様、あまりにも極端な例なのかもしれない。それでも、これから紹介する研究者たちの発見には学ぶべきところがあるはずだ。

経済効果のために

リサ・トゥルヴァイネンはヘルシンキのレストラン〈Ｋａａｒｎａ《カールナ》〉でよく食事をする。「Ｋａａｒｎａ」はフィンランド語で「樹皮」という意味だ。トゥルヴァイネンはかつて生態学を研究していたが、自身の研究が都市計画や政策の立案者にまったくかえりみられていないことに忸怩《じくじ》たる思いを深め、経済学の博士号を取得した。そして森林や公園の景観が住宅の価値を上げることを、世に広めようとしている。「自然には大きな力があることをフィンランドの政治家にわからせるには、とにかく数値で評価するしかないのよ」ヘルシンキのいくつかの公園にわたしを案内する道すがら、トゥルヴァイネンはそう説明した。森林が人間の健康を増進するという生理学的な証拠を、日本の研究者が具体的に示したことに、大いに触発されたという。フィンランドのような国は、広大な森林を市民や産業のために活用する方策を模索している。もし、森林が健康にいいという生理学的なエビデンスがあるのなら、国が予算を割くだけの価値はあるはずだ。はたして自然には保護するだけの価値があるのだろうか？「わたしはね、もっとデータが欲しいだけ。木を抱きしめるとかいうくだらない研究に関わってる暇はないの」

トゥルヴァイネンは政府系機関であるフィンランド国立自然資源研究所の研究部門を率いている。日本に行ったこともあれば、日本から森林浴の専門家をフィンランドに招いて、日本で行なわれている実験をフィンランドで実施するにあたってアドバイスをもらったこともある。とはいえ、日本の実験手法に満足しているわけではなく、微調整をくわえたいと思っている。宮崎教授ら日本の研究者は、たいてい少人数の若者のグループを対象に実験を実施していた。だがトゥルヴァイネンはもっと実験の規模を大きくして、対照実験の質も上げたいと考えている。

トゥルヴァイネンは「緑と健康の調査プロジェクト」と名づけた一連の研究において、政府から助成金を獲得した。日本の宮崎教授から指導を受け、すべての被験者にワゴン車のなかで同じだけの時間をすごしてもらったし、女性や中高年、オフィスワーカーの被験者も増やした。また日本の研究では大都会と大自然という対極的な環境を比較していたが、トゥルヴァイネンは都会に暮らす人の身近にある環境と比較したいと考えた。つまり往来の激しい通り、整備された都会の公園、そして都会よりは自然豊かな森林公園という三種類の環境で比較することにしたのだ。

管理された都会の公園とは、ニューヨークのセントラルパークで言えば、きちんと設計されて手入れの行きとどいた場所。ボートが浮かぶ池と、その周囲の草地などのエリアだ。森林公園とは、市民から愛されているヘルシンキのセントラルパーク。その公園はニューヨークのセントラルパークの鬱蒼とした森が広がるエリア「ランブル」と似ているけれど、ランブルよりはるかに太くて大きな松の木がそびえ、遊歩道がまっすぐに延びている。

トゥルヴァイネンは、日本の研究者と同様、血圧測定も実施したいと考えている。血圧はストレスや疾患と関係しているからだ。「生理機能に、長期的にいい影響が及ぶかどうかを知りたいの。

だから被験者の追跡調査も実施するつもり」と、トゥルヴァイネンは言う。それに、もっと詳細な情報も調べるつもりだ。「ふだん生活していて、どの程度の規模の自然に、またどんな場所の自然に、どの程度触れればいいのか。その最適値を突きとめたい」

トゥルヴァイネンの研究チームは、ごく一般的な勤労者の不調の原因と、それを軽減する方法に関心をもっている。目的は勤労者の生産性を上げることではなく、国の医療費を削減すること、そして都市計画のプランナーに緑地整備に関するデータを提供することだ。その結果、市民の気分が上向きになるのであれば結構な話だが、彼女は経済学者であり、ソーシャルワーカーではない。ヨーロッパでは、仕事に関連する健康問題の六〇%を、腰痛など筋骨格に関わる不調や疾患が占めている。次に比率が高いのが心理的不調（一四%）で、ストレス、うつ病、不安障害などだ。こうした不調はフィンランドでは「燃え尽き症候群」と呼ばれ、雇用主と国の保健機関の重い負担となっている。

フィンランドの勤労者がストレスに苦しんでいるですって？　わたしは思わず声をあげて笑いそうになった。なにしろフィンランド人の一日の労働時間は、平均八時間。労働者の約八〇%が労働組合に加入している。五週間の年次休暇があり、年金制度もあるうえ、健康保険は国民皆保険制度だ。[2]　一年間有給の育児休暇制度まである[3]（女性だけでなく、男性も育児休暇の取得を奨励されている）。本書の執筆中、わたしは何回かフィンランドにメールを送ったけれど、そのうち数回は「本メールの受信者は数か月の育児休暇中で、期間中、メールを確認いたしません」という自動応答メッセージが返ってきたほどだ。これほど恵まれた環境で働いているフィンランドの人たちが、ストレスでまいってしまうのなら、有給休暇をまったく取得できない二五%ものアメリカの労働者はどうなることやら。

フィンランド政府がトゥルヴァイネンの研究に助成金を交付しているのは、小国では労働人口に限りがあるからだ。トゥルヴァイネンの同僚イェッシカ・デ・ブロームは、わたしにこう語った。「ほかの国では、仕事に適した人材を雇い、その人が燃え尽きてしまったら、新たな人材を雇えばいいのかもしれない。でもここでは人材を手放すわけにはいかない。だからこそ、社員には幸福でいてもらわなければならないの」

最低ラインは一か月に五時間

そこでトゥルヴァイネンの研究チームは、日本の研究者の質問紙による被験者の気分の調査から一歩進めて、ストレス回復度、活力度、創造性の度合いに関しても調べ、その結果を数値化することにした。どれも仕事の幸福度に関連する項目だ。カプランの注意回復理論が正しければ、自然のなかですごしたあとは数値が上がるはずだった。質問紙には次のような問いが並んでいる（被験者はそれぞれの度合いを指定されたスケールのなかから選んで答える）。ストレス回復度に関する質問は「気持ちが落ち着いている」「日々の仕事に熱意と意欲をもっている」「集中できて、頭が冴えている」など。活力度に関する質問は「生き生きと活力に満ちている」など。創造性に関する質問は、「新たなアイディアがいくつか浮かんだ」などだ。たしかに質問紙による調査は、脳波やホルモンなどの客観的な測定値に比べると信頼が置けず、説得力に欠ける（ときには被験者が研究者の意図を察して、回答に偏りが出ることもある）。それでも実験の規模を大きくして、生理機能の測定や認知機能検査を併用すれば、信頼度の高い結果が得られるはずだ。

トゥルヴァイネンのチームはある研究で、都会に暮らす三〇〇〇人を対象に、自然のなかですごしたあとの気分の変化とストレスの軽減について尋ねた。すると一か月に五時間、自然のなかですごすと、最大の効果を得られるという結果が出た。トゥルヴァイネンはその効果についてもっと深く分析するため、新たな実験を実施した。八二人のオフィスワーカー（大半が女性）に、三つの異なる場所――都心、整備された公園、森林公園――ですごしてもらったのだ。どの場所の被験者にも、三〇分間のんびりと散歩をしてもらい、その前後に一五分間、じっと座ってもらった。そして質問紙に答えを記入してもらい、唾液を採取し、血圧と心拍数を測定した。被験者には、そのあいだお互いに会話をしないようにと指示した（人と交流すると心理的にいい影響が及ぶためだ）。つまり、実験後、被験者が幸福感を覚えたとしても、それは友人ができたからではないことになる。

すると、科学者なら「ビューティフル」と称賛するであろう結果が出た。有意な効果が見られ、予想どおり正比例の関係が見られた。ワゴン車のなかで座っているときと比較して、都心ではストレスから「回復」したという感覚はほとんど抱けず、いっぽう、整備された公園や森林公園のなかではそう感じた。変化は比較的早い段階、すなわち戸外で一五分間座っただけであらわれた。その後、短い距離を散歩すると、「回復」したという感覚がさらに強まり、その状態が持続した。緑がある場所ですごす時間が長くなるほど、気持ちが上向いたという報告が増え、その効果はより自然豊かな森ですごした人のほうが高かった。

またリラックスできただけではなく、活力度も上昇した。活力を上げることができるのは、都心ではなく公園、すなわち自然のなかですごしたときだけだったが、変化が起こるのは四五分か

かった。都心ですごすと活力もストレスの回復度も低下し、逆に公園や森ですごすと、都心ですごすより気分が二〇％上向いた。緑のある場所ですごした人は、気持ちがポジティブになり、ネガティブな感情が減り、創造性も上がったと答えた。客観的な測定値では、三か所すべてでコルチゾール値が減った。それは仕事から解放されたからだろうと、トゥルヴァイネンは考えている。

　都会で暮らす人たちにとって、これは朗報だ。町中の公園で一五分から四五分間すごせば、気持ちが前向きになり、活力が湧いて、ストレスを軽減できる。公園の歩道が舗装されていようと、大勢の人がいようと、ときどき道路の騒音が聞こえてこようと効果があるのだ。

「われわれの実験の結果は、都会の広大な公園（五万平方メートル以上）と都会の広大な森林地が、都市部の住民のウェルビーイングに、とりわけ中年女性の健康によい影響を及ぼすことを示している」という結論の論文が『環境心理学ジャーナル《ジャーナル・オブ・エンバイロメンタル・サイコロジー》』誌に掲載された。この結論は、トゥルヴァイネンがそれ以前に「一か月に五時間自然のなかですごすとストレスが軽減される」と推奨した結論を裏づけている。また彼女らは、自然に触れる時間の長さとの関係にも着目している。自然のなかですごす時間が長くなるほど、気分が明るくなるからだ。確実にストレスを軽減し、うつうつとした気分に風穴をあけるには「自然のなかで一か月に五時間すごすのが最低ライン。一〇時間すごせば、ますます爽快な気分を味わえるはず」と、トゥルヴァイネンは言う。

　わたしはざっと計算してみた。一か月に五時間ということは、一回あたり三〇分程度を週に二回、青々とした木々の下ですごせばいい計算になる。一か月に一〇時間を達成するには、一回あたり三〇分程度を週に五回、自然のなかですごさなければならない。さもなければトゥルヴァイネンの同僚の「一か月に二、三日都会を離れれば、同じ効果が得られますよ」というアドバイスに従うかだ。フィンランドで田舎のコテージがあれほど普及しているのもうなずける。フィンランド人の神経系がしばらく田舎で暮らす生活を必要としているのだ。とはいえ、フィンランド人お墨付きの自然治療法が万人に効果があるわけではない。これはあくまでも研究者が平均値からはじきだした推奨時間にすぎない。それでも軽度のうつ病に苦しむ患者の割合が高い国では、ほんの数％の患者に効果があるだけでも、国の医療費の大幅な削減につながるはずだ。

ここフィンランドでは、公園と森林の活用はそうした問題へのもっとも手っ取り早い解決策だ。「この国ではだれもが、お金をかけずに自然を満喫できるんですから」と、トゥルヴァイネンは言う。

自動的、かつ瞬時に

トゥルヴァイネンがフィンランド経済のために森の力を研究するいっぽう、同僚のカレヴィ・コルペラは、北欧特有の暗くなりがちな精神状態を改善したいと考えている。フィンランド語で健康を意味する「テルヴェ」という単語は「嵐に耐える強い松」という言葉に由来する。フィンランド人はさまざまなことに耐えている。長く暗い冬、零下の気温、スウェーデン人やロシア人の度重なる侵略と支配の苦難の歴史。その過程で、スウェーデン人からは沈思を、ロシア人からは飲酒を学んだ。フィンランド人はもともと無口で恥ずかしがり屋で、どちらかといえば内気だ。ある研究によれば、フィンランド人ほど長い沈黙に耐えられる国民は、世界に類を見ないそうだ。お喋りではないのだ。またスカンジナヴィアの逆説《パラドックス》もよく議論を呼んでいる。スウェーデン、デンマーク、フィンランドは世界幸福度ランキングでは上位を占めているのに、自殺率も高いのだ。

コルペラの祖父は第二次世界大戦中、過酷な冬の戦場で戦った。戦争を生き延びた同世代の男たちと同様、祖父は当時の苦悩をいっさい吐露せず、生涯、ひとり苦しみつづけた。心が壊れてしまったこうした男たちにどう語りかければ胸のうちをあかしてもらえるのか。その答えはだれにもわからず、その証拠に、いまなおヴァイノ・リンナの不朽の名作『無名戦士（*Tuntematon Sotilas*）』が読み継がれている。タンペレ大学の実験心理学者でもあるコルペラは、二〇年間、おもに環境による気持ちの変化を研究してきた。二〇年前の心理学者にしてはめずらしく、彼はポジティブ心理学、すなわち人間はなにをしていると気分がよくなるのかという問題に興味をもった。両親が長時間働いていたため、幼いころは兄と一緒に町中を駆けまわって遊んでいた。だから気分が環境によって左右されることがわかっていたし、同じことはだれにでもあてはまるはずだと考えたのだ。

タンペレは地理学的にはとくに特徴のない町だ。人口は約二五万人。ヘルシンキから電車で一時間半北上したところにある。一七七九年にスウェーデン王のグスタフ三世の命で建設された町で、それほど歴史が古いわけではない。タンメルコスキ川の急流――いまでは水力発電用のダムが建設されている――沿いにあり、世界一高いエスカーが町を見おろしている（わたしは初めて知ったのだが、エスカーとは氷河に含まれる岩屑《がんせつ》や砂礫《されき》の堆積だ）。地質学的には、エスカーは山というよりちょっとした段差のようなもので、高さは八五メートル程度しかない。フィンランドの人たちはエスカーがことのほか自慢らしく、国の地形について初心者向けの知識をよく授けてくれる。とはいえ、フィンランドには雄大な頂や峡谷が延々と続いているわけではない。湿地が多く、国の電力の九％を泥炭発電でまかなっている。いわば泥炭版のサウジアラビアといったところだ。フィンランドの土地と人のあいだに強い結びつきがあることは、コルペラの生活や仕事からもありありと伝わってくる。

「一〇代のころは森のなかを走りまわり、大きな岩の上で休憩し、湖を眺めたものだ」と、コルペラは言う。「すると心が落ち着いて、気持ちの整理ができた。だから、森に出かけていっては湖を眺めて休憩するのが習慣になったんだ」そんなコルペラもいまやこざっぱりとした身なりの大学教授で、手入れの行き届いた髭《ひげ》がフロイトの山羊髭を彷彿とさせる。彼は「お気に入りの場所」とメンタルヘルスへの効果に関する研究で名を馳せた。「お気に入りの場所を教えてください」と被験者に質問したところ、その回答の六〇％以上が、湖、海岸、公園、庭、森など、自然に触れられる場所だったのだ。

自然になにか特別な力があるとして、自然は感情に関わる脳の部位にどれほどすばやく作用するのか？　コルペラはそれを知りたかった。病室の窓からの眺めを研究したロジャー・ウルリッヒの進化心理学的理論が正しければ、気持ちよくすごせる場所で自然に触れた場合、その反応は自動的に、かつ瞬時に起こるはずだった。ポジティブな感情とネガティブな感情を測定するために長年使われている方法は、被験者に顔写真を見せて、写真に写っている人が抱いている感情――恐怖、怒り、喜び、驚き――を推測してもらい、それにかかった時間を測定するというものだ。幸福を感じている被験者は、他人の顔に浮かぶ幸福感をすばやく認め、恐怖心や嫌悪感などを認めるまでにはより長い時間がかかる。

そこでコルペラは、さまざまな風景写真を被験者にごく短時間見せるという実験を行なった。

その風景写真は、ごくふつうの都会の風景、木立に囲まれたビルの風景、樹木だけの風景、人工的な建物がない公園の風景など、緑がまったくない写真もあれば緑が豊かな写真もあった。被験者に風景写真を一枚見せるたびに、人物の顔写真も見せて、その顔写真から感情を推測してもらった。すると興味深いことに、豊かな自然の風景写真を見た被験者は、写真に写っている人物の幸福感をすばやく感じとった。いっぽうで怒りや恐怖といったネガティブな感情を読みとるのは遅かった。都会の写真を見たあとには、その反対の結果が出た。つまり自然の風景の写真を見ると、幸福度がすぐに増したのだ。この実験の結果、自然の影響により、人間は無意識のレベルで感情的な反応を見せるというウルリッヒの説を裏づけることができたと、コルペラは考えている。

北欧で人気の「パワー・トレイル」

第一部で見てきたように、どうやら自然には即効性があるらしい。脈拍がゆっくりになり、副交感神経が優位になり、気持ちが穏やかになり、幸福感を覚えるのだ。コルペラはこの研究結果を精査し、反応時間にある傾向が見られることに気づいた。顔写真の実験から、もっとも速い反応を引きだすのがどんな風景なのかわかったのだ。「自然の風景の写真を見ると、〇・二秒以内にポジティブな反応が起こり、幸福度が増した。写真によって反応に変化が生じるのは、写真が人間の感情に訴えかけるからだ」と、コルペラは言う。ウルリッヒの実験も同様の結果を示している。ウルリッヒは被験者に木工所で起こったむごたらしい事故の映像を見せ、そのあと自然の風景を見せるという実験を行なった。すると、心拍数の減少、顔の筋肉の弛緩、精神性発汗の変化が、四〜七分以内に見られた。日本とフィンランドの実験では、血圧の低下、コルチゾール値の低下、気分の改善が一五〜二〇分後に生じた。四五〜五〇分ほど自然のなかですごせば、被験者の多くに認知機能、活力、黙考する力の改善が見られた。こうしたさまざまな研究結果を統合し、自然の力を現実世界で存分に利用することはできないだろうかと、コルペラは思案した。

そして「パワー・トレイル」という構想を打ち立てた。自然の力を最大限に引きだすためのトレイルで、あちこちに案内板を設置し、そこを利用する人がひとりでも安心して歩けるようにする。そこでは特別な資格をもつガイドに同行を頼む必要はないし、事前に講座を受講する必要もない。そもそも、広大な敷地の森林さえ不要だ。必要なのはちょっとした景色――海や川や湖が見えればなおいい――と、わかりやすい案内板だけ。二〇一〇年、コルペラは国からの助成金を得て、フィンランド内陸部の〈イカーリネン・スパ〉周辺にトレイルを整備した（念のために言い添えると、「スパ」といっても、お洒落なヨガウェアに身を包んだ女性が集まる高級スパではない。フィンランド政府は必要に応じてサウナや温泉に行くよう労働者に奨励しているのだ。これもまた、海氷を渡ってでもフィンランドに移住したくなる理由のひとつだ）。

コルペラとトゥルヴァイネンによれば、そのトレイルはすぐに人気を博し、いまでは北ヨーロッパに六か所もパワー・トレイルが設置されたという。ふたりがトレイルの利用者を対象に調査を行なったところ、七九％の人が気持ちが晴れ晴れしたと答えた。短い周回コース（四・四キロ）を歩いた人より、長い周回コース（六・六キロ）を歩いた人のほうがその効果は大きかった。性別、年齢、そのうえ天気にも、結果は左右されなかった。ただし、一五〜二〇％の人には効果がなかった。虫や空など、なにか気に入らないものがあったのかもしれない。脳には本来生命愛《バイオフィリア》があると言われているが、自然のなかではどうしてもリラックスできない人もいるのだろう。

そのトレイルの効果をぜひ体感したいものだ。そこでわたしは、コルペラが運転するシルバーのプジョーでスパのある村をめざした。正直なところ、その旅は最初からリラックスしたムードで始まり、社会科学的に見れば新奇性効果も作用していた。新奇性効果とは、目新しい新鮮な経験をしていると気分が明るくなることを指す。だからわたしたちは旅に出かけたり、『ナショナル ジオグラフィック』誌の写真を眺めたりするのが好きなのかもしれない。新たな恋の相手を求めるのもそのせいかも。わたしはといえば、交通渋滞とは無縁の平日のフィンランドの田舎道に恋をした。ときは五月、道路脇のなだらかな斜面には菜の花畑、青々としたトウモロコシ畑、小麦畑が続いている。途中で休憩し、パステルブルーのログハウスのカフェで昼食をとった。ビュッフェスタイルだったので、コケモモソース添えヘラジカのステーキも味わった。新奇性効果はまさにフル稼働していた。

スパに到着し、駐車場に車を駐めると、コルペラが血圧計をとりだした。わたしは二分間静かに座ってから血圧を測った。血圧はすでにふだんより下がっていた。計測を終えると、わたしはコルペラと別れ、ひとりでトレイルを歩くことにした。薪で焚《た》くサウナの横を通りすぎると、トレイルはゆるやかにカーブして、湖をまわり、文字どおり丘を越え、谷を渡った。まさしく田舎の散歩道だ。気分はいいけれど、息を呑むほどの絶景が広がっているわけではない。鳥が飛び、花が咲き、木々が生えているだけ。ときおり民家があり、トラクターや薪の山が見える。コルペラによると、ひとりで歩けばトレイルの最大の効果が得られるそうだ。とりわけ、ひとりで考え事をするには最適だという。

たしかに、自然のなかでひとりですごすのは最高だよねと、フィンランドの人なら言うだろう。

なにしろ名うての内向型気質の国民なのだから。だが三〇年前にも、同様の見解を述べた心理学者がいた。ドイツ生まれのアメリカ人ヨアキム・ウォールウィルも、自然のなかでひとりですごす時間は精神的に疲弊した人や社会的なストレスに苦しむ人の回復にとくに効果があるようだと記している。たしかにそのとおりだ。安全でさえあれば、わたしも自然のなかでひとりですごすのが大好きだ（あたりまえかもしれないが、自然のなかでひとりですごすと、男性に比べて、女性のほうがストレスを覚える。身の危険を感じるからだ）。

トレイルを歩きはじめるとまもなく、コースに九か所あるスポットの案内板があらわれた。各スポットの説明はコルペラがあらかじめ英語に訳してくれていたので、わたしは説明が書かれた紙をとりだした。最初のスポットでは認知機能を使うタスクをしてください、とある。案内板には、湖の周囲で大勢の人がピクニックをしている絵が二枚並んでいた。二枚の絵を見比べ、間違いさがしをするのだ。たとえば、片方の絵には木の枝にキツツキがとまっているけれど、もう片方の絵にはキツツキはいない。さらに、いまの気分を一〜五の度合いで答えてくださいという質問も並んでいる。それは心理学の実験でよく利用される回復感指標というもので、「心が落ち着き、リラックスしているか」「頭が冴え、集中しているか」「意欲があり、活力があるか」「日々の悩み事から解放されているか」などの質問事項が並んでいる。トレイルを歩き終えたら、もう一度、認知機能のテストを受け、質問事項に答えることになるのだろう。

トレイルをさらに進むと、二番目のスポットの案内板があらわれた。地面を見て、空を見あげて、深呼吸をして、肩の力を抜くようにとのことだ。「心と身体が穏やかになるのを感じましょう」ともある。空を見あげると、電線が見えてがっかりした。でもすぐに、冬はスキー客のために街灯が灯ることを思いだした。すると、また気分が明るくなった。

三番目の案内板には、自然の音に耳を澄まし、「自由に連想しましょう」「身をかがめ、植物に触れてみましょう」とあった。四番目には「あたりを散策し、気持ちが落ち着く場所をさがしましょう」とあり、五番目には「いま、どんな気分で、どんな精神状態にあるのか、表現してみましょう」とある。そんなふうにしてトレイルを進んでいくと、最後の案内板に「目の前の景色のなかから、自分自身のたとえとなるものをひとつ見つけてください」と書いてあった。わたしは低い木立のなかにそびえる一本の高い木を選んだ。子どもたちのことを思いだし、切なくなった。

ウォーキングを終えると、もう一度認知機能のテストを受け、気分に関する質問に答えた。第一スポットのときの結果より得点が一〇点以上上がれば、これからもできるだけ自然のなかですごす必要がある。得点が変わらないか、下がっていたら、家に帰ってテレビでサッカーの試合でも見ればいい。わたしの点数は五点上がっていた。「自然のなかでのウォーキングが向いているので、これからも折を見て続けましょう」という結果だと、コルペラが英語で教えてくれた。この診断はどことなく女性誌の巻末に載っている性格診断に似ていた。「あなたの性格診断――お気に入りのスナック菓子はどれ？」とか、インターネットで見かける「あなたはどちらのマペット（人形）にあてはまる？」とかいったものに。心理学の分野で質問紙が活用されるようになったのは、一九二〇年代にカール・ユングが性格分析の本を出版してからだ。ユングがセサミストリートに登場するマペット、カエルのカーミットの性格を想定したかどうかは定かではないけれど、大衆はこうした診断テストが大好きだ。これをきっかけにハイキングに出かける人が増えるのであれば、それに越したことはない。

わたしの認知機能テストの得点と血圧の測定値は、ウォーキングの前後でそれほど差がなく、明確な効果は見られなかった。間違いさがしの得点は同じだったし、最高血圧はわずかに――六ポイント――下がったが、最低血圧は九ポイント上がった。血圧は体内の水分量などさまざまな要因の影響を受けるから、今回の結果は保留にしておこう。とはいえ、心拍数はひとつ減った。

わたしはウォーキングの前からリラックスしていて、そのあともやはりリラックスしていたのだ。さてと、それではキンセンカのお茶と、農場のカフェで買ったフィンランドのチョコレートでひと休みするとしよう。もしかすると、自然のよろこびについて報告するうちに、わたしはすっかり気分が安定してしまったのかもしれない。これでは信頼の置ける被験者にはなれそうにない。

だが、ストレスを溜めている勤労者が緑のある場所に出かけることを習慣づければ、日々の疲労から回復できる可能性が高いと、コルペラは考えている。自身の研究結果から判断するに「三〇分から四〇分の散歩で、生理的な変化が起こり、気分も変わって、おそらくは注意力も上がるはずだ」という。

一か月に五時間、自然のなかですごしましょうという提案を実行すれば、日々の雑事に追われ、一服の清涼剤を求めている人たちにはたしかに効果があるだろう。でも、仕事でくたくたになっているわけではない人の場合は？　それよりもっと深刻な問題を抱えている人はどうすればいいのだろう？　その答えが知りたいのなら、スコットランドやスウェーデンの人たちのアドバイスに従おう。重度のうつ病を患う人を森や庭に送り込み、そのまましばらくすごしてもらうという研究をすでに実施しているからだ。どうやら、効果をあげるには一二週間、必要らしい。

7 スコットランドとスウェーデンの取り組み

不要物の一掃。私にはそれが必要だった。脳内の、何か月も使われていなかった部分が少しずつ復活してくる。[1]

――ヘレン・マクドナルド『オはオオタカのオ』

健康格差と自然

スコットランドの詩人ソーリー・マクリーンがゲール語で綴った詩「ハライグ」には、一九世紀のハイランド・クリアランス〔一九世紀のスコットランド高地で牧羊化のために小農たちが強いられた強制移住〕により愛する森に別れを告げ、アメリカへの移住を強いられた男の想いが描かれている。[2] その悲劇、感傷、大地への情がスコットランド人の魂に深く訴えかけ、この詩は長く愛唱されてきた。「あの時代の男の苦悩に想いを馳せると、涙せずにはいられない。イングランド人のぼくでもね」と、生態学者のピーター・ヒギンズはわたしに語った。スコットランドの風景はフィンランドと同様、この地で育った者の骨の髄にまで染み込み、自然と人間を一体化させる力をもっている。自然の風景はまたゲール語のさまざまな単語でも表現されている。「weet」は霧雨、「williwaw」は突然の暴風雨、「wewire」は木の葉のように風に舞うことを意味する。[3] たまたま、どれもWから始まる単語ばかりだ。「crizzle」という単語にいたっては素敵としか言いようがない。いわく「海や川や湖が凍ること、もしくは凍っていくときの音」なのだから。

これほどみずからの大地を誇らしく思っているにもかかわらず、フィンランドや韓国とは異なり、スコットランドは分断されている。分断とはいえ、なにもイングランドと決別して独立するか否かという積年の問題を指しているわけではない。都会に暮らす低所得者層はすでに土地との絆を失い、スコットランド人に特有の骨太の生命力も失いつつある。それゆえ、スコットランドでは早急に自然との絆を取り戻すことが大きな課題となっている。さもないとスコットランドの文化は死に絶え、人も窒息してしまうだろう。だからこそ、できるだけ長いあいだ戸外で自然に囲まれてすごせば、身体と心の健康を取り戻せるという考えが注目を浴びつつあるのだ。

こうしたスコットランドの社会的分断が、グラスゴーほど如実にあらわれている町はない。わたしは初めてグラスゴーを訪れたとき、宿泊先のホテルの真下に広がるさびれた風景に衝撃を受けた。同じスコットランドでも、エディンバラの町では石造りの建物がきちんと保存されていたし、大学生が足早に歩き、観光客がツイードの服を買い、ハリー・ポッターのファンが〈エレファント・ハウス〉――J・K・ローリングがハリー・ポッター・シリーズの第一作を執筆したカフェ――の前で自撮りにいそしんでいた。ところがグラスゴーの繁華街はといえば、一九三〇年代のニューヨークのバワリー通りといった雰囲気が漂っていた。路上では袖なしのシャツを着た男たちが昼間から酒を飲み、仏頂面の若者が煙草を吹かしている。グラスゴーの下層階級の大半は白人で、麻薬に手をだし、日々の生活に倦厭《けんえん》している。

グレーター・グラスゴー（グラスゴー広域市街圏）には、EUのなかでもっとも平均寿命が短い地域がある。男性の平均寿命が五四歳なのだ。[4] ところが、そこから二〇キロ程度しか離れていない地域の男性は八二歳まで生きる。一般的な死亡率を超えてグラスゴーの死亡率を押しあげている原因の六割は、麻薬、飲酒、自殺、暴力のいずれかだ。一九九一年から二〇〇二年のあいだに、飲酒に起因する死者の数は四倍に増えた。その主因は経済格差だ。[5] 一九七〇年代から八〇年代にかけて製造業と鉱業が衰退し、四世代にわたり失業率がいちじるしく高い状態が続いている。

グラスゴー大学のイングランド人の疫学者、リチャード・ミッチェルはこうした格差社会の問題に取り組んでいる。フィンランドや日本で行なわれている自然に関する研究は、中産階級を対象にしているが、ミッチェルが目を向けているのは疲弊しきった低所得者層だ。彼は長年、アルコール依存症と肥満の予防に役立つ提言ができればと努力してきた。だがいまは、環境そのものに着目している。なぜ健康な人が多い地域と、そうではない地域があるのだろう？　そう疑問に思っていたところ、あるオランダの研究に触発され、彼は緑でおおわれている土地を示す緑《りょく》被《ひ》分布図に注目した。オランダの研究により、緑豊かな場所から約八〇〇メートル以内に暮らしている住民は、心身ともに自然から恩恵を受けていることがわかった。糖尿病、慢性疼痛、片頭痛などに悩む人の数が少なかったのである。ミッチェルは、緑豊かな場所と健康増進に相関関係が見られるのは、緑豊かな場所で暮らす住民が身体を動かしているためではないかと考えた。

この仮説は理にかなっている。自然のなかに身を置くと、たいてい活動的になり、酸素をいつもより大量に吸い込む。すると猫背でデスクに向かっているせいでふだんは縮こまっている肺や心臓の毛細血管が広がり、ゆっくりと死に向かうテロメア〔染色体の末端にある保護構造。一般には細胞分裂のたびに少しずつ短くなっていくため、細胞の寿命に関係していると考えられる〕の行進を一時的に食いとめることができる。運動は万病に効果があるという考え方は、オランダ人のあいだに深く浸透し、禁煙や手洗いに次ぎ、公衆衛生の大原則となっている。

そこでミッチェルは、自然の回復効果に関してヨーロッパで発表された初期の論文を読みあさった。すると二〇〇〇年初頭に発表された論文のなかには、身近に緑があると長寿、慢性疾患の減少、新生児の体重増加など、あらゆるものにつながるなどという内容のものがあることがわかった。曲解もはなはだしいと、ミッチェルは考えた。身近に自然があるところで暮らしている人は、すでに健康で、すでに身体を動かす習慣があり、どちらかと言えば裕福であるかもしれない。それなのに、自然のおかげで健康であると結論づけるのはあまりにも短絡すぎる、と。ミッチェル自身は、一九八〇年代に子ども時代を送り、両親に連れられ、イングランド南西部のエクスター近郊の荒れ地をよく歩きまわった。屋根裏部屋で『ナショナル ジオグラフィック』誌を読み、ベースをつまびき、ジオキャッシング〔GPSを利用した宝さがしゲーム〕の原型ともいえるレターボクシング〔荒野などに隠された手紙箱をさがすレクリエーション〕を楽しんだ。おまえは科学者に向いていると両親から言われ、そのとおり、科学者になった。彼が科学者になれたのは風の吹きあれる荒野のおかげだと言うのは、好物のハムサンドのおかげで科学者になれたと言うのと同じくらい馬鹿げている。

初期の研究に失望したミッチェルは「自然や木立の効果より、運動の効果のほうが歴然としている」と言う。運動の効果を裏づける神経科学のエビデンスは山ほどある。身体を動かすと、脳に変化が生じ、記憶力が向上し、老化を遅らせることができる。気分が明るくなり、不安感が軽減する。子どもの場合は学習能力が高まる。軽度のうつ病に対して抗うつ剤と同様の効果があり、しかも副作用がともなわないという報告まである。いっぽう、運動不足が病のように蔓延し、世界で年間一九〇万人の死の原因と考えられている。これは人類史における新たな現象で、悪化の一途をたどっている。産業革命以前、人間は身体を動かして一日一〇〇〇キロカロリーを消費していた。[6] いまそれは、一日平均三〇〇キロカロリーに減っている。

　こうしたミッチェルの考え方が徐々に変わってきたのは、森林を歩いた人にはストレスの減少が見られ、都会を歩いた人には見られなかったとする日本の論文を読んだからだ。さらに、公園や緑のある場所の近くに住んでいる人は、とくに運動をしなくても健康だという報告もあった。ということは、自然にはほかにも効果があるのかもしれない。それをあきらかにすれば、多くの人の生活に大きな変化が起こせるはずだ。

　そう考えはじめたものの、ミッチェルはいまでも運動の効果を重視している。本書では、自然のなかですごす時間が長ければ長いほど、健康増進効果が高くなるという説をたびたび紹介している。一日に五分の散歩でも効果はあるが、一日に三〇分歩けばなおいい。自然のなかで運動をすれば、さらに効果がある。「自然は、運動の効果を増大させるだけなのかもしれない。でも、もしかすると、自然環境そのものにも効果があるのかもしれない」とミッチェルは言う。その効果をわたしにも実感させようと、「ランブリング」に誘ってくれた。ランブリングとは気ままにそぞろ歩くことで、イギリス国民がこよなく愛する娯楽でもある。とくにウイスキーがお伴の逍遥《しょうよう》は最高だ。

　わたしはミッチェルに会うため、大学のエレベーターのない建物の最上階にある研究室を訪ねた。その研究室は、彼が所長を務める環境・社会・健康研究所の拠点でもある。細身のミッチェルは背が高く、車に乗るときには身を折りたたむようにしなければならなかった。大学から車を少しばかり走らせてめざすのは、町の北側に連なる火山性の丘、ダムゴインだ。丘のふもとで、ミッチェルはトレッキングシューズの靴紐を結び、ナップザックにレインウェアを詰め込み、二本のトレッキングポールを手にした。そして、わたしの擦りきれたスニーカー、数冊のノート、数台のカメラ、録音機をまじまじと見ると、トレッキングポールを一本差しだした。わたしは辞退した。六月の空は晴れわたり、あたりにはまばゆいほどの緑一色の景色が広がっている。グラスゴーではこれ以上望めないほどのハイキング日和。トレイルにぬかるみはなく、足元は悪くはないはずだ。それにわたしだって、昔は本格的な登山をよく楽しんでいたのだから。

　スコットランドでのランブリングでまず驚いたのは、「トレイル」と呼べるほどの道がないことだ。足元は湿っていて雑草がはびこり、いくら人が踏みしめて道をつくってもすぐにまた草が生い茂ってしまう。そのため生い茂る萱を縫い、苔やクローバーを踏みつけ、岩の上まで歩かなければならない。おまけに直登しては直下するという道のりが続き、高低差がこたえる。

「心拍数が上がりますよ」と、ミッチェルに言われた。たしかに一時間ほど歩くと息が切れた。あたりの光景は野趣に富み、このうえなく美しかった。ピンク色のジギタリスの花にふちどられた古代の石壁を跳び越える。牧草地では羊が草を食《は》み、チョウゲンボウが気持ちよさそうに空を旋回する。ようやく丘の頂上に到着すると、先客がいた。少人数のボーイスカウトの一団のようだ。少年たちの背後には、やわらかな緑色の絨毯を敷きつめたような絶景が見渡すかぎり広がって、ウエスト・ハイランドの山々へと続いている。どこもかしこも緑色で、民家も道も緑に埋もれていた。

わたしたちはサンドイッチを食べ、写真を撮った。山を下り、ふもとに近づいたところで、わたしは派手に転び、両手を擦りむいた。それでも、握りしめたノートは死守した。ミッチェルが無言でトレッキングポールを差しだし、こんどはわたしも受けとった。そして、なぜ、ランブリングはこれほどスコットランドの人たちに人気があるのでしょう、と尋ねた（「ハイキング」という単語には、大きなリュックを背負い、泊りがけで山を歩くというニュアンスがあるし、ヒッピー的な意味合いもあるような気がする）。ミッチェルは肩をすくめ、このあたりでは古来、散策する権利が寛大にも法により認められていたからだろうと言った。おかげで、イギリスのどの地域よりもスコットランドでは自由に歩きまわることができるのだ。羊を盗んだり、クチナシの木を掘り起こしたり、地主の鹿を撃ったりしないかぎり、他人の私有地をいくら散歩してもかまわない。ウォーキングはスコットランドでもっとも人気のあるスポーツで、スコットランドの人たちは年間、短い散歩に二二〇万回、長い散歩に一八〇万回も出かけている[7]。そのあいだ、いったい何回マダニに嚙まれることだろう。ミッチェルは毎年、皮膚からマダニを二、三匹、つまみとっているという。

実際に、スコットランドの人たちがランブリングにとりつかれているようすを初めて目の当たりにしたのは、グレンゴイン蒸留所めざして勢いよく下山する二人組に出会ったときだった。スコットランドの丘は泥炭《ピート》でできていて、場所によって地質、湿度、温度、陽当たりや風当たりがわずかに異なる。上質のシングルモルトはたいてい蒸留所の周囲の湿地で採れたピートを燃料として利用し、原料の大麦を乾燥させる。これぞ、スコットランドの大地《テロワール》の風味だ。わたしたちは、スコットランドの人たちが「バーン」と呼ぶ小川の横を通った。グレンゴイン蒸留所で利用されていたその小川の水は、ローモンド湖へと流れていく。ローモンド湖は、ロブ・ロイ〔一八世紀のスコットランドの義賊〕がイングランド人から逃れて洞窟に身を隠した場所で、その約一〇〇年後には詩人ウィリアム・ワーズワースが酪農場で働く女性に恋をした場所でもある。スコットランドの人たちは散策をするたびに詩や精霊の世界に身をゆだね、脈々と受け継がれてきた反骨精神や郷土への思慕に思いを馳せるのだ。

エコセラピーという支援プログラム

ランブリングを終え、大学の建物の最上階の部屋に戻ると、ミッチェルはわたしに色鮮やかな統計グラフを見せた。ミッチェルと同僚のフランク・ポパムは、イングランドで身近に緑がある場所（公園、森、広場、河畔など、あまり開発されていない、植物が生えている場所）に暮らしている人と、身近に緑地がない場所に暮らしている人の早死にと疾患罹患率（六五歳未満）を比較し、『ランセット』で報告した。それは大規模な研究で、四〇〇〇万人の記録を統合して調べたものだった。「くたくたになって、死にそうになったよ」と、ミッチェルは冗談交じりに言った。「人が若くして亡くなるには、なにかしら原因があるものだ」

収入の差を考慮して調整をくわえたあと、すべてのデータを比較したところ、近隣に緑がある地域では死亡率が低いことがわかった。とはいえ、肺がんによる死亡率に差は見られなかった。肺がんはストレスに起因するがんではないので、身近に緑があろうとなかろうと関係がないのだろう。いっぽう心疾患による死亡率は四～五％低く、母集団の大きさから考えれば大きな意味をもつと思われた。また所得水準別に死亡率と罹患率を比較したところ、興味深いパターンが浮かびあがった。収入によって健康状態に大きな差が見られたのだ。もっとも差が大きかったのは緑がもっとも少ない地域で、こうした地域に暮らす低所得者層の死亡率は、裕福な層の死亡率の二倍も高かった。他方、緑が豊かな地域では、低所得者層の健康状態は比較的良好で、裕福な層との寿命の差はほとんど見られなかった。つまり、もっとも所得水準が低い人たちに、身近な緑の病気予防効果があったのだ[8]。緑地は運動をうながす場所になり、さらに、貧困にまつわるストレスをやわらげてくれるのだ。

とはいえ、この研究には、例によって但し書きがつく。大規模な調査結果を慎重に分析してはいるものの、あくまでも横断研究にすぎず、症例対照研究ではないからだ。横断研究とはある一時点のいくつかの集団(この場合は居住地別)を比較した調査なので、健康に影響を及ぼしたのが身近な緑だとは明言できない。そこでミッチェルはさらに研究を重ね、地図、地域のサービス(公園だけでなく、移動手段、店、文化的施設など)に関して、ヨーロッパ三四か国、二万一〇〇〇人の精神の健康状態に関するデータを分析し、その結果を二〇一五年、『アメリカ予防医学ジャーナル』で報告した。

「精神の健康状態に差が見られたサービス施設は一か所だけだった。緑に囲まれたレクリエーション施設だ。自然豊かなレクリエーション施設の近くに暮らす人たちのなかで精神の健康状態が悪い人の割合は、その施設からもっとも遠いところに暮らす人たちのそれと比較して、約四〇%も少なかった[9]」とミッチェルは言う。近代造園の父と呼ばれるオルムステッドが生きていたら、さぞよろこんだことだろう。緑が、もっとも貧しい人たちにもっとも貢献していることがわかったのだから。公園には現実に格差社会を解消する力があるようだ。ミッチェルは公園などの緑ある場所を、次のようなユニークな造語で表現した。緑は「平等の生成」と「不平等の崩壊」をうながす、と。

ところが、不可思議な問題が浮上した。ミッチェルがスコットランドに目を向けたところ、同様のパターンがまったく見えてこなかったのだ。じつは、低所得者の最下層は緑に触れる習慣がまったくないことがわかった。スコットランドは自然が豊かで、わたしが散策したグラスゴーなど見わたすかぎり緑一色だったというのに。そもそもグラスゴーとは、ゲール語で「愛しき緑の地」という意味だ。それなのに、公営住宅のそばの林は大切にされるどころかゴミ捨て場と化し、ごろつきたちのねぐらとなっている。公園での気晴らしは、キャスター付きの緑色（青色ではなく緑色だ。さすが緑を愛するスコットランド）の大型ゴミ箱を運び込んで、火をつけ、その煙を盛大に吸うことぐらいだ。となれば、いくら緑が豊かでも、公園はストレスの一因になる。一九六一年、ジェイン・ジェイコブズは名著『アメリカ大都市の死と生』〔山形浩生訳、鹿島出版会〕でこうした状態におちいることを危惧し、アメリカの都市の公園の大半は「退屈さ、危険、空虚さをさらに強調する」と手厳しく批判した。さらに、いっそのこと公園などすべて取り壊し、舗装してしまえばいいという解決策まで提示した。都会生活の要《かなめ》は、公園ではなく、道路と歩道なのだから、と（さすがのジェイコブズも、子どもたちの遊ぶ姿が歩道から消えることや、肥満や慢性疾患の爆発的な増加までは予測できなかったのだろう）。

さてミッチェルは、スコットランドでは地域社会がうまく機能していないことに気づいた。だからこそ、公衆衛生の専門家が行動を起こし、変化を起こすチャンスがあるはずだ。そう考えた彼らはいまも努力を続けている。スコットランドの行政府は専門家からの助言に従い、急進的な政策をいくつか実施した。まず森から不法滞在者を退去させ、森のなかを整備し、ストレスに苦しむ住民が心身の癒やしの場として利用できるようにした。また「全国ウォーキング計画」と名づけた政策を実施し、地域社会が一丸となってトレイルに道標を立てて整備し、健康増進のためのウォーキング大会を企画し、家でだらだらしている市民に積極的に外で歩いてもらうという目標を立てた。それは一筋縄ではいかない計画だった。映画『トレインスポッティング』のワンシーンを思いだせば想像がつくだろう。主人公のレントンは「俺たちは人間のカスに占領されてる。落ちぶれたやつらの言いなりになるしかないんだよ。こんなクソ溜めで新鮮な空気を吸ったところで、なんにも変わりゃしねえ」と絶叫した。だがいま、スコットランドの人たちは現状を変えようとしている。

　スコットランド政府は「〈愛しき緑の地〉とさらにその先へ」という指針を打ちだし、だれもが自宅から五〇〇メートル以内の安全な森に行けるようにすると宣言した。緑豊かな場所は活用すべきだ、そのためには身近に森がなければならないというわけだ。目標達成をめざし、スコットランドは国土の森林面積の割合を現在の一七%から二五%に増やすべく、植樹と森の美化活動に力を入れている。[10] スコットランドは国の新たな健康指標として、自然が身近にあるかどうかの尺度をとりいれている。このあたりで少し目を閉じ、想像してもらいたい。そうした基本方針をアメリカ連邦議会が採択するところを。ほらね、そんな光景はまったく想像できないはずだ。スコットランドの方策がどれほどすばらしいか、よくおわかりになっただろう。

　スコットランド政府は、森のなかでウォーキングなどをすれば救われるという考え方を具体的に実施すべく、「戸外でメンタルケアの治療を提供する〈ブランチング・アウト〉〔「枝を伸ばす」の意〕というプログラムを組んでいる。スコットランドの森林委員会で健康とレクリエーションに関するアドバイザーを務めるケヴィン・ラファティが、そのプログラムにわたしを招待してくれた。ありがたく招待を受けたわたしは、元重罪犯や依存症の患者のグループに交じり、粘土でつくった人の顔をオークの木の幹に貼りつけた。こうしたプログラムはどれも科学的根拠に基づいて練られ、週に三時間のプログラムを一二週間続ければ、うつ病の症状が改善され、社交的になり、運動にもなるし、自尊心も高まるという。

ときおり、軽々と仕事をこなし、とても充実しているようすで、とんでもなく有能で、まさに天職と思えるような職業に就き、社会に貢献している人に出会うことがある。トム・ゴールドとリチャード・ボルトンは、ふたりともまさにそんなタイプの男性だ。ゴールドは森林委員会のレクリエーション部の職員で、〈ブランチング・アウト〉の参加者に小屋のつくり方を教えている。ボルトンはグラスゴー郊外にあるカシルトゥーンという大型公営住宅の職員で、レンジャーのような役割をはたしている。カシルトゥーンの森をめざして高速道路を走っているあいだ、ゴールドは車の窓をずっと大きくあけていた。「申し訳ない、エアコンってものを理解できなくてね」軽快に車を飛ばしながら、ゴールドは言った。

薪割りチャンピオンのような体格で長身のゴールドは、身を丸めるようにしてセダンを運転している。車の運転より、山のなかで黙々と木を切るほうがずっとお似合いだろう。「いちばん得意なのはブッシュクラフト。ブッシュクラフトというのはね、自然に害をくわえずに、アウトドアで快適にすごす技術ってとこかな。食べ物、火、寝床といったものをその場でつくる方法はいろいろある。そして最後には、きたときとまったく同じ状況を維持して、その場を去る。迷彩服を着たり、罠や工具や武器を使ったりするサバイバル訓練とはまったくの別物さ。あの手のものとは違い、環境にやさしいんだよ。まあ、彼らと一緒にそんな真似をするはずもないけど」

「彼ら」とはプログラムの参加者のことで、大半が施設から出てきたばかりの人たちだ。ゴールドはこれまでおおむねメンタルヘルスと環境に関する仕事をしてきた。最初はアリゾナ州の原野で少年犯罪者向けの矯正プログラムを指導し、その後はスコットランドの刑務所内にある精神病棟で働いた。このふたつの職場は、人を抑制するという意味で対極に位置していた。アリゾナ州では、火打石と鋼を使えばライターより確実に火を熾せることを少年たちに教えた。「火を熾そうと奮闘していたら、煙草の煙を思いきり吸い込んで、その場で気絶しかけたこともある」とゴールドは言う。原野ですごしていると少年たちのようすが変化していくのが手にとるようにわかったが、大半の少年は自宅に戻るとまた非行に走ったという。「あのくらいの年頃の少年たちが、二度と非行に走らないようにしたくてね。たとえ、友だちがひとり残らず当然のように悪さをしていても、抵抗する強さをもってほしい」

いっぽう刑務所の精神病棟では「塀の外に一歩たりとも出ることが禁じられていた」と、ゴールドは言う。「自然に触れるプログラムを利用すれば回復に役立てられるかもしれないとは思ったが、そんな話を提案できるような雰囲気じゃなかった」

彼は〈ブランチング・アウト〉のプログラムで、短期の非行少年矯正プログラムと長期の一般的な行動療法の両方の特長を活かしたいと考えている。二〇〇七年の開始以来、このプログラムには約七〇〇人が参加し、散歩、ブッシュクラフト、森林アート、トレイルの整備、バードウォッチングなどの活動を行なった。目的は施設を出たあとの自立支援だ。運動を習慣づけ、ウェルビーイングを高めるうえでもっとも効果が見られたのは、もっとも症状の重い患者たちだったという。

「このプログラムのことを、エコセラピーと呼んでいる」とゴールドは言う。「できればアドベンチャーセラピーと呼びたいところだが、そう聞くと、尻込みする人がいるかもしれないだろう？　濡れてべとつく服を着たまま、死ぬほど蚊に食われるところを想像するかもしれない」〈ブランチング・アウト〉では必要に応じて送迎を行ない、アウトドア用の靴とウォータープルーフのウェアを貸しだし、かならずお菓子をだす。参加希望者はいま順番待ちの状態だ。

ゴールドが運転する車は高速道路を降りて、カシルトゥーン公営住宅の事務所に向かった。その事務所で、わたしはレンジャーのボルトンを紹介された。小柄で気さくで、のんびりとした雰囲気を漂わせているけれど、とても有能そうな男性だ。ボルトンの説明によると、カシルトゥーン公営住宅には一万三〇〇〇人の生活保護受給者が住んでいる。住民の失業率は三九％。住民の一三％が薬物に関する問題を抱え、精神疾患を患う人の割合は全国平均の約二倍に達するという。

生態学を学んできたボルトンは、周囲の森がそうした住民の役に立つと考えている。彼はわたしたちを森のなかへと案内してくれた。快晴で、青葉が気持ちよく茂っていたけれど、森にはごろつきたちに痛めつけられた跡がはっきりと残っていた（この点に関していえば、いまこの森にやってくる人たちも、同じような傷痕に苦しんでいるのかもしれない）。たとえば、それまでわたしは、木の幹への落書きなどほとんど目にしたことがなかった。「いや、それはもう悲惨な状況でした」とボルトンは言う。ここで働くようになってから三年のあいだにトレイルに生い茂る草木を刈り、一二〇トンものゴミを処分した。ゴミのなかには、バスの待合所の建物までそっくり含まれていたという。ごろつきたちがキャスター付きの大型ゴミ箱などと一緒に火をつけて燃やし、ハイになっていたのだ。「そりゃ、早死にもするよね」とボルトンは言う。

森が安全な場所となったことをアピールしようと、ボルトンは小学生を対象にしたプログラムをよく開催している。この一年で、文化的・教育的イベントを一〇八回も実施し、夕方には健康ウォーキングの集いをひらき、従業員研修を公園で行なうよう働きかけた。実際、こうしたプログラムに参加した住人の七〇%が、その後、常勤の職に就いた。ボルトンはまるでいたずら好きの妖精パックのようだ。みんなを誘いだし、森で仲よく遊んでもらい、気持ちをすっきりさせて帰ってもらえると信じているのだから。韓国の山林治癒指導士と同様、ボルトンはナチュラリストであり、ソーシャルワーカーであり、神話のつくり手でもある。かつては存在しなかった職業だ。だって、そんな職業は必要なかったのだから。わたしたちはその昔、自然と親しんでいた。自然はいわばファーストネームで呼びあうような親しい仲間だった。ところがいまは森にあらためて自己紹介をするために、プロの力を借りなければならない。じきに人間同士が直接会って話をするやり方も指導員に教えてもらうようになるのかもしれない。だって、すでに相談員から授乳の方法を教えてもらったり、ユーチューブを見てパンの焼き方を覚えたりしているのだから。ボルトンはいわば自然という文化のレスキュー隊員なのかもしれない。

その日のプログラムは、怪物像《ガーゴイル》づくりだった。うつ病を患う人、軽犯罪者、元依存症の人からなる少人数のグループがトレイルに集まっていた。ボルトンは粘土で「グリーンマン」〔顔全体が葉でおおわれ、口から葉や枝をだした人頭像〕をつくり、木の幹に貼りつける方法を実演した。ゴールドにもボルトンにも、参加者の犯罪歴や入院歴は知らされていない。ふたりの仕事はいまこの瞬間、参加者に作業に取り組んでもらうことだ。ボルトンは穏やかな口調で話しながら、きびきびと動きまわっている。「森を歩いているあいだに、落ち葉を拾ってきたから、これを利用することにしよう。カエデの葉の形を活かすのもいいね。おっと、ヒイラギの葉があった」ボルトンは勘のいい雄鶏のように地面から葉っぱを何枚か拾いあげた。「こういう工作のいいところは、気に入らなければ最初からやり直せること。葉のなかには、産毛のようなものが生えているものもあれば、つるりとしたものもある。違う色の葉もさがしてみよう」

黄色いウインドブレーカーを着た年配の男性が「ああ」と、そっけなく応じた。ボルトンが一本の木をかすめるようにして歩いた。その木には、きらきらと光る細かい色紙が貼りつけられている。「近くの保育園が妖精の木として使っていてね」と、ボルトンが説明した。「ちょっとピカピカしすぎかな。あ、ライムの葉があった。いい具合に先がとんがってる。森にいるとほんとに発想が豊かになるよね」

グループ全員が集まり、ボルトンが粘土で先のとがった鼻をつくり、シダで髭をつくるようすを眺めた。参加者には、強面《こわもて》の人もいれば、軽薄な感じの人もいる。ぶかぶかのレインコートが、運動不足でたるんだ身体から垂れさがっている。大半の参加者が、この一週間で初めて外出したはずだ。それでも、みんな協力的だった。このプログラムが始まってちょうど六週間、全コースの半分まできたところで、みんな手順にも慣れていた。二〇代前半で頭はモヒカン刈り、伸びた青いトレーナーを着たずんぐりした男性が、工作よりサバイバル術のほうがおもしろいと、わたしに言った。「火を熾したり、キャンプしたりするのが好きなんだ」子どものころ、祖父と一緒にそんな経験をしたことがあるという。まだ退院したばかりで、首のうしろに傷がある。外に出て、ごくふつうの男がするようなことができるのが嬉しい。そう言うと、彼は松葉をてのひらいっぱいにつかみ、粘土の顔に刺し、眉毛をつくりはじめた。

　みんな夢中になっているようだった。実際、おもしろいのだ。工作はさほどお金をかけずに、みんなと一緒にできる。それでいて、自分ひとりの世界に入り込んで没頭できる作業だ。参加者はお互いにガーゴイルを褒めあい、うなずきあい、小声で感想を述べている。完成したガーゴイルも人さまざまなら、参加者も人さまざまだ。年齢、肌の色、感情の表現の仕方、どれも人それぞれ。さて、そろそろおやつの時間。ゴールドは出番がやってきたとばかりに、「ケリー・ケトル」と名づけた巨大な金属製のやかんをとりだした。みんなで、ゴールドが小枝に火をつけるようすを眺める。まずロビン・フッドが使っていたような弓矢のようなものを使ったが、うまくいかなかった。そこで、火打石と丸めた綿をとりだした。まあ、はっきり言って、火を熾すスピードではライターにかなわない。それでもしばらくすると、ゴールドは火のついた小枝をそっともちあげ、やかんに火をつけた。驚くほど早く湯が沸いた。みんなで紅茶を飲み、ビスケットを食べた。たとえ森のなかでも、そうするのがスコットランド人の流儀だ。おやつを食べおえると、参加者の大半が煙草を吹かしはじめた。そうするのがグラスゴー人の流儀だ。全員がほどよい疲れを感じて自宅に戻り、外出先でとくにへまもせずに人と交流できたことにほっとする。そして、また来週の外出を心待ちにするのだ。

　こうしたプログラムでは、人と交わることが大きな意味をもつ。ゴールドはこう説明した。「精神疾患の治療を長期間受けたあと、ふつうの社会生活に戻るときには、いきなりクイーンズストリート駅〔グラスゴーのターミナル駅〕に行って、うまく電車に乗れるかどうか試すなんて真似はしないほうがいい。まずはグループ行動だ。自分の精神状態をよく知っている人たちと一緒にすごして、うまくやっていけるかどうか、ようすを見るのがいちばんさ」

園芸セラピーの効果

〈ブランチング・アウト〉は、荒々しい大自然が人格形成に役立つという、脈々と受けつがれてきた冒険心を尊重する伝統――海の旅人バイキングから非営利の〈アウトワード・バウンド〉まで――の最新版にすぎない。アメリカでもっとも普及しているアウトドア教育プログラム〈アウトワード・バウンド〉は、一九三九年、ドイツ系ユダヤ人の教育者と、荒海での航海を懐かしむイギリス人によって考案された。戦況が悪化するにつれ、いまの男たちには不屈の精神、リーダーシップ、屋外での訓練が不足していると、ふたりは考えるようになった。イギリスには未開の荒々しい自然がそれほど広がっているわけではないが、大海原、海岸線、延々と続く湿地があった。また心の病の治療に関しては、ヨーロッパでは以前から精神分析が行なわれ、自然をうまくとりいれた温泉セラピーにも長い歴史があった。こうした背景を考えれば、北欧の田園地帯の病院で、このふたつを組みあわせたセラピーが編みだされたとしても不思議はない。ところが意外なことに、自然の力を利用するセラピーを世に広めたのは、アメリカの心理学の草分けベンジャミン・ラッシュだった。[11]一八一二年、ラッシュは自然を利用したセラピーに関する論文を発表し、「どの病院でも、精神に異常をきたした男性患者が薪割り、火熾し、庭の土起こしなどの作業に参加すると……回復が見られる例が多く、そのいっぽうで、社会的地位が高いためにそうした作業を免じられる患者は、壁に囲まれた病室で衰弱の一途をたどる」と述べた。

患者の回復を鋭く観察したラッシュの見解は、アメリカとヨーロッパにおける精神疾患の治療法を少しずつ変えていった。フロイトは長年にわたり、不健全で抑圧的な心理的傾向は、都会生活と文明化が一因だと批判した。ところが第一次世界大戦後、精神疾患の治療の三本柱は、薬物療法、室内の環境調整、管理型医療と考えられるようになった。自然の力を取り入れたセラピーが徐々に見なおされるようになるまで、スウェーデンの人たちはこの分野に科学を最大限に応用したようだ。

そういった研究者のひとりとして、まずはヨハン・オットソンを紹介したい。二三年前の厳冬のある日、オットソンはオートバイでスウェーデン南部の職場に向かっていて、車に撥《は》ねられた。勢いよく吹っ飛ばされ、頭から岩に激突した。その後半年間、北海を望む病院ですごし、基本的機能を回復させるべく、つらいリハビリに耐えた(介助なしでは二度と読み書きはできないでしょうと言われた)。生きていること自体がみじめで、おそろしかった。医師やセラピストも力を貸してくれたが、絶望から抜けだし、重度のうつ病から回復できたのは、病院の周囲に広がる大地と海のおかげだった。

「外に出たくてたまらなかった。戸外ですごしているときが、いちばん気分がよかった」と、オットソンは言う。わたしはオットソンの話を聞くために、スウェーデン南部を訪れていた。「とくに石とは一体感を覚えたよ。体調が悪くて弱っているときには、とてもじゃないが長時間、大勢の人と一緒にはすごせない。ところがそんなときでも、動物、植物、石、水とならずっと一緒にすごせたんだ」自然には治癒力があると確信したオットソンは、スウェーデン農業科学大学の作業環境・経済・環境心理学科で学び、自然の治癒力を研究し、博士号を取得した。

彼の学位論文は説得力にあふれ、自身が回復する過程が第三者の視点で詳細に記されている。最初は、石を眺めていると気分が落ち着くことに気づいた。「その石はまるで彼に話しかけているようだった。[12]『わたしは古来、ここにいた。そして永遠にここにいる。わたしの価値はわたしの存在そのものだ。きみがどんな人間で、なにをしようが、わたしの知るところではない』……この感覚が彼の気持ちを鎮め、彼の心を調和で満たした。初期の人類が通りすぎていったそのはるか以前から、石はずっとそこに存在しているのだから」回復するにつれ、こんどは大海原に荒立つ波に目を向けるようになった。そのあとは草木に注意を向けるようになり、とりわけオークの木に惹かれた。

オットソンの研究は、アメリカの二〇世紀半ばの心理学者、ハロルド・サールズの影響を大きく受けている。サールズの研究でもっともよく知られているのは、精神分析の治療中、患者が経験する転移（患者がみずからの感情をセラピストに投影する）という考え方だが、彼はまた自然を転移の対象として利用できることに気づいた。メリーランド州の田舎にある精神病院に勤務していたころ、彼はそのようすを目の当たりにし、「人間と違って、環境は人格形成にさほど影響を及ぼさないという説があるが、そんなことはまったくない。環境は人間の心理を構成するもっとも重要な基本的要素のひとつだ……自然という生きとし生けるものが支配していた世界、あるいは自然がすぐそばにあった世界から、人類はつい数十年前に移住を始めた。そして科学技術が支配する世界で暮らすようになった。はかりしれないパワーはあるが、生命など皆無の世界に」と記した。この文章が書かれたのは、一九六〇年のことである。

わたしはスウェーデン南部、アルナープにある大学のオットソンの研究室を訪ねた。六三歳となった彼はパーキンソン病を患い、これまでと同様、読み書きには助手の手を借りている。話していると、上半身が左右にゆっくりとうねるように揺れる。彼はいまスウェーデン各地で講演を行ない、多くの人から自然に癒やされたという同様の体験談を聞かされて驚いている。同時に、現代の医学界がラッシュやサールズの明察を忘れかけていることに心を痛めてもいる。「一〇〇年前、病院を建てるときには、緑あふれる公園のそばを選んだものだ。当然のようにそうしていたんだよ。ところが一九三〇年代、あるいは四〇年代以降、人間は機械のように扱われるようになった。燃料を与えろ、薬を投与しろ、あとは放っておけ。だが、いまになってようやく、往年の知識を取り戻そうという流れが起きている」

オットソンの研究室は、由緒正しき古城のような造園学科の一角にある。そこを出て通路を歩くと、こんどはパトリック・グラーンの研究室がある。グラーンはスウェーデンで「園芸セラピー」を復活させた功労者で、治療の一環にガーデニングや植物の栽培を利用している。そんなグラーンが触発されたのは？　オットソンだ。グラーンは園芸セラピーの考案者ではない。一九九〇年代初頭、造園家としてミシガン大学のカプラン夫妻に出会ったあと、彼はすぐにスウェーデン人が都会の公園を利用している理由を調べはじめた。すると、公園は心理面の健康に効果があるという答えが得られた。当時としては、意外な結論だ。そのころ、彼はオットソンと出会った。「オットソンから体験談を聞いたあと、一緒にいくつかの研究に取り組んだ。セラピーに利用できる庭の大まかな計画も立て、どんな設計にすべきか検討した」そう語るグラーンは、子どものころにはラップランドでキイチゴ摘みや鱒《ます》や鮭釣りを楽しんでいたという。

グラーンとオットソンは大学から助成金を得て、キャンパスのそばにセラピー・ガーデンを造園した。ガラスのドームでおおわれた温室があり、あちこちに池が配され、花壇、野菜畑、遊歩道があり、ささやかな工夫があちこちにほどこされている。五月の曇天の午後、グラーンの案内でわたしは公園に向かった。最初に出迎えてくれたのは、赤が基調の明るいガーデンキッチンだった。その横には、ちょっとした草地に面した広々としたテラスがある。その庭のモットーを表現するなら、ラルフ・ウォルドー・エマソンの一節を引用できるかもしれない[13]。「野と森が与えてくれる最大のよろこびは、人間と植物の間の不思議な関係を暗示してくれることにある。私は孤独で、無視された存在ではない。木や花は私にうなずき、私もかれらにうなずく」（『自然について』斎藤光訳、日本教文社）。グラーンは、オットソンやカプラン夫妻から学んだことや自身の実証研究により、セラピー効果のある庭には、安全性、魅力、自然主義、生物種の多様性など、いくつもの要素が必要不可欠だと考えている。

そぼふる霧雨で身体が冷えてきたので、グラーンの案内で温室に向かった。セラピストのアンナ＝マリア・パウルスドゥッティルが温室で栽培したシトロンの葉でお茶を煎《い》れてくれた。彼女の説明によれば、このアルナープの庭の基本的なセラピーのプログラムは一二週間で、期間は〈ブランチング・アウト〉と同じだが、参加者は一回につき三時間、週に四回をここですごすという。対象にしているのは仕事に起因する重いストレスに苦しむ人たちだ。参加者の大半が傷病休暇中で、その状態が何年も続いている人もいる（スウェーデンでは傷病休暇が保障されている）。参加者の多くは、重いうつ病を患い、気力を失い、人と接触したがらない。そして大半が数種類の薬を服用している。この庭にくるころには「生きているのが精いっぱい」の状態になっているとのことだ。

パウルスドゥッティルは、患者が回復していく典型的な過程を教えてくれた。それはオットソンが回復した経過とよく似ている。第一週目、参加者はたいていひとりで庭のハンモックや地面に寝転んですごす。プログラムは年間を通じて実施されているため、参加者は必要に応じて、分厚い防寒着を着用する。重いうつ病のせいで「大半の参加者はなにも感じられなくなっています」と、パウルスドゥッティルは言う。「相手がちょっと会釈したぐらいでは、それに気づけないほど感覚が鈍っているのです。治療の一環として、まず行なうのは、身体と脳の信号をうまくつなげること。植物と触れあううちに、いまここにいるという感覚に慣れていきます。そして徐々に、身のまわりのものに注意を向けられるようになります。たとえば、きょうはなんのお茶なんだろうと味覚を研ぎ澄ます。やがて、ああ、きょうのお茶は美味しいと感じるようになって、ティータイムを楽しめるようになるんです。そうすることで、少しずつ気持ちが穏やかになっていくんですよ」

その後、プログラムの元参加者――重いうつ病を患っていたセシリアという中年女性――からも話を聞くことができた。「生垣のそばにハンモックを見つけたの。自分の人生という殻から出て新しいものを発見するのが、とても嬉しかった。そうしたらね、ああ、鳥がさえずっているとか、風が吹いているとか、脳が意識するようになった。ただそれだけのことだけれど、なにより鮮明に記憶に残っているわ」

「参加者には五感を使うことを意識してもらっています」と、パウルスドゥッティルが言った。「プログラムの最後のほうでは、創作活動をします。自分で摘んできた花を使って、いまの気持ちを表現するとかね。肥料が足りないと思うところに、肥料をほどこすんです。こんなふうにわたしたちはよく、いいことも悪いことも自然にたとえます。ここではテラスに座ったままひとりですごすのもよし、外で庭仕事を手伝うもよし、ただぼんやりとすごすのもまたよし、です」

「マインドフルネスも組み込まれています」グラーンはそう言うと、お茶を飲みながら、これまで発表した数年分の論文のデータから作成したグラフを見せた。ここでのプログラムを終えるころには「症状は二〇％改善される。だが、それ以上に注目に値するのは、病気と診断されるかされないかの違いだ」と、グラーンは言う。世界保健機関によると、ヨーロッパの人口の二七％、約八三〇〇万人が、過去一年間で少なくとも一回は精神的不調を経験している。回復にかかる期間を短くできれば、その経済効果ははかりしれない。グラーンの説明によれば、アルナープの庭のプログラムの参加者の六〇％が、一年後に仕事に復帰し、その数字はほかの治療法より高い。六年間の追跡調査の結果から、「費用対効果はきわめて高い」。それまで、かかりつけの医師に年間三〇回診てもらっていた患者は、受診回数が一〇回に減る」ことがわかったという。ここでのプログラムが大きな成果をあげていることから、ほかの施設でも同様のプログラムを行なえるように、スウェーデン政府は助成金の交付を開始した。いまや、助成金の申請者が列をなしているという。

グラーンは現在、精神的な傷を負ったシリア難民と脳卒中の患者を対象に、庭のセラピー効果を研究している。スウェーデンの医療費の約三〇％が精神疾患の治療にあてられているうえ、脳卒中の治療にはもっと高額の費用がかかるからだ。脳卒中の患者はたいてい言語療法と作業療法を何度も繰り返し、損傷を負った脳の神経回路の回復に努めるが、これには時間がかかり、患者はくたくたに疲労する。そこで、庭の出番だ。「疲弊しきった精神に対しては、いまのところ確立された方法がない」と、グラーンは言う。「というわけで、ここの参加者に効果のある治療法を、なんとしても確立したい。それに、ここの環境に身を置くうちに、参加者みずから機能を回復させる方法を見つけるかもしれない。言語療法士はリンゴをとりだし、『リンゴ』と言い、実物を見せる。でも自然豊かな庭にいれば、話をして、においを嗅いで、味わうことになる。五感をフル活用できる。脳の異なる部位を同時に使うことになるから、回復が早まるはずなんだ」

こうしたプログラムがなぜ精神状態を改善し、認知機能を向上させるのか。その理由は複雑で、ただ自然と五感だけが関与しているわけではない。自然がわたしたちの自律神経に直接作用して、気持ちを穏やかにしてくれるのはまず間違いないが、人との交流や運動、身体を使う作業などによる間接的な効果もあるはずだ。

本章では、フィンランド、スウェーデン、スコットランドと、ヨーロッパにおける公衆衛生の取り組みを見てきた。こうした国では、国民――とくに精神的に苦しんでいる人たち――に、積極的に歩くことを推奨している。仲間と一緒に歩くことも勧めており、そのために安全で魅力あふれる自然豊かな場所を提供している。それに、調査を続けた結果、とくにお勧めの場所もわかった。森と海岸だ。とりわけイギリス人は森より海岸に足しげく通っている。また、住まいが海に近ければ近いほど幸せになれることもわかっている。[14] エセックス大学健康・人間科学部で行なわれた研究によれば、イギリス西部の風光明媚な海岸のそばに住む人は、そうではない人と比べて九倍も身体を動かしているそうだ（収入差による影響は調整されている）。疫学者のイアン・アルコックいわく、幸せになりたいのなら、科学に裏づけられたシンプルな条件を満たせばいい。「結婚をして、仕事を得て、海のそばに住むことだ」

この研究結果をさらに分析したところ、気持ちが落ち込んだときや不安になったときは、自然のなかでだれかと一緒に散歩をすれば気持ちが明るくなることがわかった。ただし一緒に歩くのは、好きな人でなければならない。いっぽう、悩みを解決したい、じっくりと考え事をしたい、創造性を深めたいのであれば、安全な場所をひとりで歩くほうがいい。

わたしにはひとりで歩くのが向いているのかもしれない。散歩はたいていひとりでする。友人とハイキングをするのも好きだけれど、それはおもに長々とお喋りを楽しめるからだ。わたしはひとりの散歩の時間を大切にしている。個人的な問題であろうとなかろうと、問題を解決する役に立つからだ。ではウォーキングだけではなく、そこに自然がプラスされたら、相乗効果が働くのだろうか？[15] スコットランドで散策していたときには、思わずワーズワースのことを考えたし、創造性とはなにか、想像力の本質とはなにかといった問題についても考えた。そして、その核にはかならず散歩があった。こうしたテーマはやはり神経科学者にはとらえどころがないものに思えるだろうが、詩人ならなにか手がかりを与えてくれそうだ。

8 ぶらぶら歩きの効果

歩き始めると私たちの足はひとりでに草原や森へ向かいます。もし庭園や木陰のある散歩道しか歩かないとしたら、どうなるでしょうか。[1]

――ヘンリー・デヴィッド・ソロー

運動と自然はどちらがいいのか？

「歩くことで解決する《ソルウィトゥール・アムブランド》」とは、聖アウグスティヌスの時代の格言だが、それよりはるか昔、アリストテレスは障壁で囲まれた学園「リュケイオン」の庭園を逍遥しながら思索に耽り、弟子たちと議論をかわした。気持ちのいい場所を歩いているうちに身体が元気になるだけではなく、頭が冴え、名案が浮かび、インスピレーション（語源は「息を吸う」だ）が湧きあがり、精神が健全になると、古来考えられてきたのだ。フランスの研究者フレデリック・グロは著書『逍遥の哲学（*Marcher, une philosophie*）』で、歩くという行為は「これまでに発見されたどんな手法よりも、ゆっくりと進むための最良の方法だ[2]」と述べている。またアメリカ合衆国第三代大統領トーマス・ジェファーソンは頭をすっきりさせるために歩いたし、ソローとニーチェはアリストテレスと同様、思索に耽るために歩いた。ニーチェは著書『偶像の黄昏《たそがれ》』に「真に偉大なる思想は散策の賜物《たまもの》だ」と綴った。そしてルソーは『告白』に「黙想できるのは歩いているときのみである。足をとめると、思考も停止する。わたしの頭が働くのは、足を動かしているときだけだ」と記した。

スコットランドでは、脳の健康と長距離の散歩の組み合わせが、いわば遺産として脈々と受け継がれ、愛されてきた。スコットランド国立博物館の壁には、一七六五年に蒸気機関（そう、蒸気機関車のエンジンだ）を改良したジェームズ・ワットの言葉が掲げられている。「グラスゴーの緑地を歩いているとき……ふいにひらめいた。蒸気に弾力性があるならば、真空に向かって猛然と流入するはずだ……ゴルフハウスまで歩かないうちに、もう頭のなかではすべての手順が明確になっていた」ニコラ・テスラもブダペストの公園で長い散歩をしているときに、革新的なエンジンの案を思いついた。ワットもテスラも、輸送機関のエンジンが徒歩生活の終焉《しゅうえん》をどれほど早めたかは知るよしもないけれど。

心身の健康には運動がいいのか、はたまた自然に触れることがいいのかという論争がもちあがることを予測したのだろう、ソローは著書『歩く』に「……私が語っている歩くことは……運動とは似ても似つかないものです。それ自体が一日の大胆な取り組みであり、冒険なのです[3]」と綴った。さらに「一日に少なくとも四時間、ふつうは四時間以上、森を通り丘や草原を越え、世間の約束ごとから完全に解放されて歩きまわることなしには、自分の健康と精神を保つことができない、と私は思っています[4]」とも述べた。

詩人ウォルト・ホイットマンは、この件に関してはソローより熱心な伝道者であり、戸外をもっと闊歩すれば完璧に近づけるし、男らしくなれると熱心に勧めた。「きみたち、事務員、物書き、座りがちな男たちに、億万長者であろうと怠け者であろうと、同じ助言を進ぜよう」と、彼は綴った。「立ちあがれ！　世界（きみたちが生気のないどんよりとした目で見ている周囲のもの）には活力と美が満ちている。こちらがまっとうな精神で近づけばいいだけの話だ。朝は外に出たまえ！」[5]

ソローやホイットマンにとって自然は思考を明晰にし、冒険の場を与えてくれるものだったとすれば、ワーズワースにとって自然は正気を保つための場であった。彼は「ティンターン修道院」で、自然は「育み手であり、導き手であり、わが心の守護者」だと詠んでいる。

ワーズワースという詩人の感性を少しばかり散策してみよう。彼はスコットランドと散策（生涯で累計三〇万キロ近い距離を歩きながら詩を詠んだといわれている）の美点を世に訴え、いわばロマン主義時代の宣伝マンとして活躍しただけではなく、自身の精神の安定が自然と密接な関係にあることをよく強調した。こうしたことを詠んだ詩人は近世において彼が初めてだった。ワーズワース？　ああ、水仙をうっとりと見つめて自然を賛美した例の詩人だろう？　そう片づけるのは大間違いというものだ。ワーズワースの近年の研究家として著名なイェール大学の故ジェフリー・ハートマンの説によれば、近代詩を確立したのは（詩人コールリッジの力を少々借りたにせよ）ワーズワースであり、これにより詩という形式が救われた。たしかに、心理面でも認知機能の面でも神経科学的な構造を直観的に察していたワーズワースは稀有な存在だったと、わたし自身も感じている。だが現代に生きるわたしたちは、詩人がその時代を考察する哲学者であり、歴史の道筋を変える力をもちうることをすっかり忘れている。

ワーズワースは子ども時代、心に傷を負った。八歳で母を、一三歳で父を亡くした。その後、冷酷な親戚に引きとられた。貧しさゆえ、兄弟とは離ればなれになった。まさに精神が発達する重要な年頃に、こうした一連の出来事を経験し、それがどれほどストレスとなったかは想像にかたくない。いっぽう、ワーズワースの研究者であるハートマン自身の生い立ちにも、ワーズワースとの共通点がある。[6] 一九三九年、九歳のハートマンはフランクフルトのユダヤ人学校に通っていたが、ほかの生徒とともにイギリスに送られて、田舎の家の離れで暮らすことになった。戦争が終わるまでの六年間をそこですごし、その後、ニューヨークで母と再会したが、その母もやはり困窮していた。

ハートマンはワーズワースのテーマのひとつを次のように要約し、褒めたたえている。「自然はどんなことにも役に立つ。免疫力を上げ、衝撃をやわらげる。ワーズワースは衝撃や驚愕がないとは言っていない。そういったものはあるけれども、人間の心がそうした衝撃を吸収し、乗り越えるように自然が成長させてくれると言っているのだ」ハートマンは二〇一六年に逝去したが、その数か月前、わたしは彼と電話で話した。八〇代半ばの彼は、変わらずコネチカット州ニューヘイヴンで暮らしていた。もう二〇年以上前の話だけれど、わたしはイェール大学でハートマンによるロマン派の詩の講義を受けていた。そんな縁があったので、ワーズワースに関して少しご教示いただきたいと、連絡したのだ。ところが、少しどころか、ハートマンはたっぷりと聞かせてくれた。つらい経験だらけの孤独だった時代に、自分にとってワーズワースがどれほど大きな存在だったかという話を、熱く語りつづけた。「自然と親しみ、詩を読んでなぐさめられたおかげで、それに読書を勧められたおかげで、国外追放の日々が少しは耐えられるものになった。とくにワーズワースには感謝しているよ。イギリスで暮らすようになるまで、わたしは自然と親しんだことなどなかった……だからイギリスに渡り、ワーズワースを愛読するうちに、物事の感じ方が一変したのだ」と。ハートマンが戦後の論壇でワーズワースの価値をふたたび回復させたのも当然の結果だろう。

ハートマンが指摘したように、ワーズワースは自然との触れ合いで自分自身を理解しようとした。自然は心に「染み込み」、想像力の基盤を築くという意味でも重要な役割をはたしている。自然は、一七九八年に綴られた自伝的長編詩『隠遁者（*The Recluse*）』の第一部のテーマにもなり、「個々の心とはなんと精妙に……外の世界に適応し……そしてまたなんと精妙に……外の世界もまた個々の心に適応していることか」[7]と綴っている。またワイ川のほとりに座り、「調和の力に目は鎮まる」と驚嘆し、「自然界の熱」にやすらぎを覚えた。同様のやすらぎをハートマンもまた自然から得ていたのだろう。人生最後の数か月も、自然に癒やされていたに違いない。

ワーズワースは観光旅行という概念をつくりあげた立役者だといわれるけれど、ワーズワースの妹ドロシーもそう呼ばれるにふさわしい。彼女は長い道のりを兄とともにひたすら歩き、一八〇三年、『スコットランドの旅の回想録（*Recollections of a Tour Made in Scotland*）』を発表した。これはおもしろい本だ。コールリッジのことを気の弱い偏屈者と描写しているだけでなく、毛焼きした羊の頭を茹でて食べたことなどを細かく記しているからだ。「スコットランドは、これまで目にしてきた場所をはるかに超えるところだった。スコットランドの男たちは自分のよろこびを想像力でつくりあげる。荒野で暮らしている人が多く、仕事は暮らす場所と密着している」と、ドロシー・ワーズワースは綴った。

ワーズワースもドロシーも根っからのロマンティストで、田園風景に産業と商業が侵食することに反対していた。若きワーズワースは都市から興奮と斬新なアイディアを得ていたが、のちに都市の風景は幻滅と停滞、すなわち「野蛮ともいうべき無感動の状態」[8]を体現しているにすぎないと考えるようになった。人の創造力をかきたてるどころか、騒音や薄汚い埃が人の夢を、少なくとも自分の夢をかき消している、と。

ワーズワースと妹のドロシーは、一八一三年に『高慢と偏見』を発表したジェイン・オースティンと同時代に生きた。当時、教養と健康のために散歩をするという考え方は広く知られるようになっていたが、まだ散歩をする女性はめずらしかった。そのため、散歩をする女性は自立した女性の証でもあり、ドロシー自身も、オースティンの著書の女性主人公たちも散歩を愛好した。エッセイストのレベッカ・ソルニットが著書『ウォークス　歩くことの精神史』で指摘したように、『高慢と偏見』の主人公エリザベス・ベネットが湿地をひとり猛然と進み、ダーシーの家で病に倒れた妹の看病に向かう場面はどことなくスキャンダラスで魅力的だ。

一九世紀初頭になると、啓蒙主義、ソローやエマソンをはじめとするロマン主義、アメリカで芽生えはじめたナショナリズムにあと押しされ、頭をすっきりさせるために散歩をするという習慣が定着しはじめた。散歩は哲学的な行為となり、神と直接、交流をはかるための手段となった。散歩はまた政治的な活動にもなり、貧しい人たち（年がら年中歩いている人たち）と教養ある階級の交流の機会を生みだした。そしてまたアイディアや芸術の創造の源となる知的行為とも見なされた。いにしえの逍遥者《ランブラー》たちは、一種の急進的な良識の持ち主でもあったのだ。

こんにちでは、大企業の経営者から気が散りやすい知識労働者《ナレッジワーカー》まで、だれもが創造力を発揮しようと躍起になっている。そんな時代だからこそ、散歩には新たな期待が寄せられている。大企業の重役のなかにはウォーキングをしながらミーティングを行ない、デスクの横にウォーキングマシンを置く人まであらわれた（このアイディアはいただけない――外に出て、歩きなさい！）。どこに行くにもウェアラブル歩数計を着用し、とりつかれたように歩いている人を見かける。そうした人たちは地域の人や職場の仲間たちとウォーキングの会を主催する。そして、わたしが本書で紹介したような科学者たちは脳波計を装着して歩く――さもなければ被験者や、わたしのように好奇心旺盛な志願者を外で歩かせ、脳波を測定するのだ。

自然に触れると、もっともっと自然が欲しくなる

人間の脳内の電気活動の波動を測定する装置は、一九二〇年代、ドイツの精神科医ハンス・ベルガーによって考案された。ベルガーは若かりしころ、兵役に就いていたときに落馬した。そのとき、わが身に危険が及んでいることを自分の脳が姉にテレパシーで伝えたに違いないと確信した。それればかりか、脳がエネルギーを血流や電流に変え、最後には思考そのものに変えるところを観察できるはずだと考えた[9]。

こうした突拍子もない探究心から研究を始めた結果、ついに彼は脳波記録法を編みだした。頭に装着した電極がとらえた信号を変換し、波動曲線記録装置に送るという設計だった。珍妙なその仕掛けを、ベルガーは脳の鏡と呼んだけれど、それはちょっと期待が大きすぎるというものだ。その装置は心を読んだり、映しだしたりするものではなかったが、精神状態を把握するうえで手がかりとなる電気信号をとらえることはできた。ベルガーはのちに休んでいるときやリラックスしているときにアルファ波があらわれることを突きとめ、さらにはベータ波が活発な思考や警戒を意味すること、ガンマ波は感覚処理を行なっているときに優位になること、デルタ波は熟睡し

ているときに出ることなども発見した。

脳波計はつい最近まで扱いがむずかしい装置で、ボタンぐらいの大きさの電極が数十個ついているヘアネットのようなものを頭にかぶらなければならなかった。すべての電極からワイヤーが伸びて、大型コンピュータに接続されている。だから、脳波計を頭に装着した人は干からびたウニのように見えたものだ。ところがいまでは、ワイヤレス技術やマイクロプロセッサのおかげで、被験者はそうした電極を装着したまま歩きまわれるようになった。ただし、頭をぶんぶんと前後左右に振ってはならない（というわけで激しいダンスをしているときの脳の状態はいまだに不明だ）。脳波は、脳の広範な部位において、無数のニューロンからの平均的電気活動を比較的粗く計測するが、環境心理学に興味をもつ研究者にとってはとても魅力的である。

二〇一三年、スコットランドで小規模ながら興味深い予備実験が行なわれた[10]。十数人の被験者それぞれに合計二五分間、エディンバラの町を歩いてもらったのだ。被験者が歩いたのは、にぎやかな繁華街の目抜き通り、町中の公園、静かな通りの三か所だった。その実験ではカリフォルニア州のエモーティヴという企業の最新の携帯型脳波計が使われ、被験者が頭に装着したのは、触手のような数本のプラスティックの棒でできた装置だった。電極の数はわずか一四個で、リアルタイムの情報をノートパソコンにワイヤレスで送信できる。パソコンが受信したアルファ波、ベータ波、デルタ波、シータ波は解析され、「短期の興奮」「フラストレーション」「やる気」「覚醒」「瞑想」のレベルが表示される（メイン州の湖でわたしが装着したのも同種の脳波計だった）。

スコットランドの被験者が公園に入ると、脳波の分析により、フラストレーションと覚醒のレベルが下がり、瞑想のレベルが上がったことがわかった。こうした結果が注意回復理論と一致したため、いまでは一二〇人の高齢者を対象に、「移動と気分と場所」研究と銘打たれたもっと大規模な実験が行なわれている。

その研究の責任者であるヨーク大学のジェニー・ロウの実験に、わたしも参加させてもらった。頭に脳波計を装着し、エディンバラの実験ルートを歩くのだ。わたしは繁華街で、彼女の教え子で神経科学の博士研究員《ポスドク》クリストファー・ニールと会った。彼はわたしの髪の毛をあれこれいじると、少量の食塩水を塗り、ヘッドセットを頭にぎゅっとかぶせた。「髪の毛が多いですね」と、彼がぶつぶつと言った。「いつもと勝手が違うんですよ。お年寄りにはほとんど髪がありませんから」それでも、ようやく脳波計が脳波を受信しはじめると、ニールに一〇歩ほど前を歩いてもらい、ウォーキングに出発した。

六月の気持ちのいい快晴が広がっていた。まずはチャーマーズ通りを歩いた。学生、トラック、バス、バイクがゆきかうにぎやかな通りだ。そこでの結果は思ったとおりのものだった。わたしが騒音でストレスを覚えることは最初からわかっていたし、もちろん実験の意図もわかっていたからだ（これでは理想の被験者とはいえないが）。次にメドウズ公園に向かい、きっと気持ちが落ち着くだろうと予想した。ところが、そうはいかなかった。公園はピクニックを楽しむ人、ベビーカーを押す人、ジョギングをしている人で混雑していた。ピクニックシートのほうからは大音量で音楽が流れてくる。公園管理のトラックが、舗装されていない小径をバックしてくる。ああ、もう！　どうしてひとりで静かにさせてくれないの！　都会の公園にいると、わたしはたいていイライラする。今回は、ちゃんとした脳波をださなければというプレッシャーのせいで、いつにも増して腹が立った。芝生に目をやりなさいと、わたしは自分に言い聞かせた。ほら、鳥のさえずりに耳を澄ませなさいったら。自転車がものすごいスピードでそばをすり抜けていく。わたしたちは公園を出ると、もう少し静かな通りを歩き、国立博物館手前のゴールに到着した。ニールはわたしのずきずきと痛む頭からヘッドセットをはずし、のちほど結果をお送りしますと約束した。

数か月後、ニールから脳波の分析結果が送られてきた。その結果は意外なものではなかったけれど、少々失望させられるものだった。「緑のある場所に入ると、興奮、やる気、フラストレーションのレベルがすべて上昇したのがおわかりになるはずです」と、彼は説明を添えていた。「こうした結果により、あなたは都会の人通りの多い地域にいるときと比べて、緑の多い場所にいると興奮し、落ち着きがなくなることがわかります。興味深いのは、フラストレーションのレベルが上がったまま、まったく下がらなかったことです。おそらくそれは、見知らぬ町を歩いていたせいで、脳も『仕事をしていた』ためだと思われます」

というより、ワーズワースと同様、わたしはただ人の多さにうんざりしていたのだ。

とにかく、ニールの説明によれば、わたしは「特異な例」だという。「高齢者を対象にした脳波計のデータを観察したところ、われわれの仮説を裏づける結果が見られました。つまり、緑のある環境を散歩すれば、ストレスから回復できるのです」モアブでルース・アン・アチュリーが言っていた言葉を思いだした。「自然」にどのくらい触れればいいかには個人差がある、と彼女は言っていた。都会の住民はたった一本の木にも大きなよろこびを見いだして、気持ちが鎮まるのかもしれないが、わたしのような人間にはもっと大量の木が必要なのだ。「コロラドの大自然に慣れてしまうと、こんどは雄大な景色や静寂を求めるようになるものよ」とアチュリーは言っていた。自然はカフェインのようなものだ。いや、ヘロインのようなものか。もっともっと、欲しくなる。

どうやらわたしは、ちょっとやそっとの自然では満足できなくなってしまったらしい。

バーチャルな自然での実験

さもなければ、わたしは実験の被験者には不向きなのかもしれない。数か月後、わたしはイリノイ州のアーバナにアート・クレイマーを訪ねた。運動が認知機能の衰えを抑制することを初めて立証した神経学者で、ロッククライミングを愛し、愛車はハーレーダビッドソンというあのクレイマーだ。この前モアブで会ったときにはデッキチェアに座り、なにしろそわそわしていた。じっと座っているのがいかにも苦手なようすだったけれど、イリノイ大学ベックマン先端科学技術研究所にあるクレイマーの研究室を訪ねて納得した。木製パネルの壁の広々とした部屋には、ウォーキングマシン付きのデスクがそなえられていたのだ。

「一日に一時間から一時間半」まじまじとウォーキングマシンを見ているわたしに向かって、クレイマーが説明した。「時速二・七キロから三・二キロ程度で歩いているよ」そう話すクレイマーの顔は表情豊かで、目元は彫りが深く、灰色の髭はきちんと手入れされている。全身に活力がみなぎっているけれど、繊細な雰囲気もあり、ストライプのシャツにはわずかに皺が寄っている。もしかしたら、先ほどまでウォーキングマシンで歩いていたのかもしれない。

クレイマーは神経科学の世界でさまざまな業績を残してきた。なかでも注目を浴びたのは、一日に四〇分間、ゆったりとしたペースでウォーキングを続ければ、加齢による脳の認知機能の衰えを防げるうえ、実行機能と記憶力が向上し、判断力と行動力のスピードが増すという研究結果だった。[11] 運動にくわえ、クレイマーにはほかにもいくつか脳を活性化させるための提言がある。遺伝子の損傷をなるべく避ける努力をすること、知的難題に挑みつづけること、そして人とつきあうことだ。歩きながらの読書会もお勧めだと、クレイマーは言うけれど、わたしとしてはやっぱりデザートやワインを用意してソファーに丸くなって本を読むほうがいい。彼はいま、同僚やかつての教え子デヴィッド・ストレイヤーの協力を得て、創造性を高める自然の力の研究に取り組んでいる。ストレイヤーが主催したモアブのハイキングに参加したあと、「自然に着目するのはすばらしいアイディアだと思うようになってね」と、クレイマーは言う。「いまは自然と運動の相乗効果の研究に取り組んでいる。本物の自然がない研究室のなかで、その効果を実証しようとしているところだよ」

クレイマーはスタンフォード大学が最近発表した論文に大いに関心をもっている。[12] 室内のウォーキングマシンで歩いても、戸外を実際に歩いても、拡散思考による創造性が高まるというのだ。拡散思考とは、ブレーンストーミングのようにさまざまなアイディアをだすこと。疑問に対してひとつの解答しかないと決めつけるのではなく、多様な可能性を示そうとする考え方だ。スタンフォード大学の研究では、ウォーキングによる収束思考の向上は見られなかった。収束思考とは、拡散思考の対語で、ストレイヤーが〈アウトワード・バウンド〉の参加者に実施した、三つの単語に共通する単語を答えてもらうテストで利用する思考法だ（たとえば、ケーキ、カッテージ、スイスという三つの単語から連想する単語は？　満腹で頭が動かないという読者のみなさんのために言い添えると、答えはチーズだ）。

ところがスタンフォード大学の研究では、自然のなかでの散歩には着目していなかった。そのうえ「屋外」での研究は、大学のキャンパス内の道や通路、中庭などで実施されていた。スタンフォード大学のキャンパスはたしかに美しいけれど、実験中、大勢の人の声や作業車の音が聞こえたはずだ。わたしが実際に同じルートを歩いて確認したのだから間違いない。この研究を実施した同大のダニエル・シュウォーツ教授と博士課程の学生マリリ・オペッゾが、ウォーキングと創造性の関係を調べようと思いついたのは、当然のことながら、ふたりがウォーキング会議で歩いている最中だった。そのときふたりは歩きながら信じられないほどの創造性を発揮できたという。

クレイマーは、自身の研究室での実験に少しでも自然らしきものをとりいれたいと考えた。そこで、被験者にはウォーキングマシンで二〇分間歩いてもらい、その前後に創造力テストも実施することにした。一部の被験者にはバーチャルリアリティの公園を、それ以外の人にはバーチャルリアリティの都会の道を歩いてもらった。もちろん、わたしも被験者に志願し、クレイマーの研究室の大学院生が実験を担当してくれることになった。だが、出だしからうまくいかなかった。ウォーキングを始める前のテストでは、あるカテゴリーにあてはまる単語をできるだけ書きだすように指示された。お題は「動物」で、できるだけたくさんの動物を書きだすことになった。わたしの得意分野だ。なにしろ、アフリカの観光牧場で暮らした経験があるのだから。ヌー、オリックス、クロサイ、スイギュウと動物の名前を挙げたところで時間切れとなった。これはまずい。自然が創造性を高めることを立証しようとしているのに、実験前に高得点をとってどうするの？

それから、ウォーキングマシンに乗った。目の前の二台の巨大なスクリーンに、３Ｄ映像が映しだされている。わたしは心地よいペースでのんびりと歩きはじめたが、窓のない部屋にウォーキングマシンの音が大きく響きわたる。これでは快適な自然に囲まれている気分にはなれない。努力はしてみたけれど、やはり無理だった。室内の空気はむっとしていたし、ウォーキングマシンの音は大きく、中程度の画質のスクリーンの映像を見ていると目がちかちかした。「バーチャルリアリティ」は、現実《リアリティ》というより、やはり仮想《バーチャル》にすぎない。左のスクリーンから右のスクリーンへと視線を移すと、画質が悪いせいで木立が死の灰をかぶっているように見えた。ほどなく、白い閃光が走ったかと思うと、映像が揺れ、リセットされた。頭がくらくらして、乗り物酔いになったような気分になった。前回、研究室でバーチャルリアリティを体験したときと同じだった。もう無理と、わたしは手を振って合図した。すると、嘔吐でもされたらたいへんとばかりに、大学院生があわててビデオのスイッチを2Dに切り替えた。そのおかげで、本格的に気分が悪くならずにすんだ。ウォーキングマシンから降りると、わたしはもう一度単語連想テストを受けた。

結果は惨憺たるものだった。

とはいえ、ほかの被験者も大差なかったらしい。クレイマーはのちに、あの実験には「ちょっとした不手際があった」と言った。技術的な問題がいくつかあったし、「複数のスクリーンに風景を映したせいで、視覚の要素と聴覚の要素の調整がうまくいかなかった」らしい。やはり、そろそろ素直に認めるべきではなかろうか。本物の自然のほうが、すべての要素をみごとに調整していることを。

デヴィッド・ストレイヤーもまたモアブから戻ったあと実験を行なっていたが、クレイマーよりも幸運に恵まれていた。彼の好む流儀で、戸外でのウォーキングの実験に臨んだのだ。「そりゃ、戸外での実験には厄介なことも多い」と、ストレイヤーはわたしに言った。「風も吹けば、雨も降る。でも室内で実験をすると、さまざまな興味深い要素が取っ払われてしまう。だからぼくは予想外の事態も笑って耐え、結果を受けいれることにしたんだよ」

ストレイヤーはユタ大学が運営する植物園レッドビュート・ガーデンを利用することにした。自然のなかで散歩が記憶力に及ぼす影響を調べたかったし、「ながら運転」の権威としてはテクノロジーの使用が記憶力に及ぼす影響も検証したかったからだ。そこで、博士課程の学生レイチェル・ホップマンの協力を得て、被験者を約二〇人ずつの三つのグループに分けた。第一のグループには携帯電話をもたずに植物園を三〇分間歩かせて、その後、対象物を認知し、記憶するというテストを受けてもらった。第二のグループも同じルートを歩いて、同じテストを受けるが、歩きながら携帯電話で長電話をするようにと指示した。この人たちのママは、さぞ嬉しかったことだろう。第三のグループは対照群で、ウォーキングをしなかった。どのグループの被験者も、散歩の前後に（対照群は三〇分の時間をおいて）記憶力のテストを受けた。すると、携帯電話をもたずに歩いたグループは、散歩後の記憶力テストの平均正答率が八〇％だった。電話をしながら歩いたグループでは三〇％、対照群も同程度だった。

自然のなかでの散歩が認知機能を高めること、だが邪悪なテクノロジーがその効果を台無しにすることを検証できたストレイヤーは、この結果に満足した。「ウォーキングをすると記憶力が向上すると報告したほかの論文とも一致する結果が出たからね」とストレイヤーは言った。さらにこの結果は、カプランの注意回復理論とも一致する。静かにウォーキングをすれば、カプランが言うところの「解放された」気分を味わうことができる。周囲の環境のやさしい魅力に心をひらき、まるで雄大な自然のなかでゆったりすごしているように、自然の風景と一体感を覚えるのだ。いっぽう電話で話しながら歩いた人たちは、戸外の新鮮な空気を吸ってリラックスはできたかもしれないが、日常の雑事から解放されることはなかった。トップダウン処理を行なっている注意ネットワークが休まず動きつづけていたのだ。彼らは歩く、見る、聞く、話すというマルチタスクを行なっていた。とくに重要なのは「話す」行為で、これには多大な注意を向けなければならない。これ、大事。忘れないように自分にメモ。認知機能を回復させたければ、ケータイは自宅に置いていくこと。それが無理なら、せめてポケットの奥に押し込んでおくこと。

ストレイヤーがこの実験を行なったのとほぼ同時期に、スタンフォード大学の研究チームも自然のなかでウォーキングをする実験を計画した（スタンフォード大学は人間とテクノロジーの関係を――育むことで――変えてきたけれど、いまや人間にテクノロジーをやっかい払いさせる手助けをすることで知られているのだからおもしろい）。研究者同士が互いの研究内容を知らないことはよくあるが、ときには偶然、足りないところを補うような研究が行なわれることがある。スタンフォード大学の博士課程の学生グレッグ・ブラットマンは、生態系が人間に与えるプラスの影響を研究するグレッチェン・デイリーと、感情調節の心理学の権威ジェームズ・グロスの協力を得て、六〇人の被験者を無作為にふたつのグループに分け、五〇分間の散歩をしてもらった。片方のグループはパロアルト市の交通量の多い通りを、もう片方のグループは大学のそばに広がるスタンフォード・ディッシュという住民に愛されているなだらかな丘のトレイルを歩く。そしてウォーキングの前後に、被験者の気分、不安感、反芻《はんすう》思考の度合いなどを測定し、労力を要する一連の認知テストを行なった。[13]その結果は? 自然のなかを歩いたあとの被験者は、記憶力・注意力を測定するテストの結果がとりわけよく、気持ちも明るくなったと報告した。

ブラットマンらの研究チームは、原因について仮説を立て、それを検証することにした。チームのメンバーであるジェームズ・グロスは心理学者で、反芻思考の専門家だ。反芻とは牛が口のなかでする行為だが、わたしたちの心も同じことをする。不愉快な記憶を繰り返し考えては、この論文の著者たちが述べているように「自省による不適応のパターン」をつくりあげてしまう。不愉快なやりとりや不快な感情を頭のなかで繰り返し再現し、最後には頭がどうにかなりそうになるのだ。グロスらが示したように、反芻思考はうつ病や不安障害と結びつく。ブラットマンによれば、悲観的なことを繰り返し考えていると、脳の膝下《しっか》前頭前野と呼ばれる部位が活性化するという。この部位は、悲しみ、引きこもり、不機嫌といった感情と結びついている。

次に、都会に暮らす三八人の健康な(うつ病を患っていない)被験者に、比較的長い――一時間半の――散歩をしてもらった。場所は前回と同様、緑豊かなスタンフォード・ディッシュか、交通量の多いエル・カミーノ・レアルという道路だった。被験者はウォーキングの前後に脳の画像検査を受けた。さらに反芻思考の程度を調べるために、質問紙にも回答を記入した。脳の画像検査では、自然のなかを歩いた人の膝下前頭前野の血流がいちじるしく減っていたが、都会を歩いた人の脳に変化は見られなかった。質問紙の回答においても、自然のなかを歩いたあと、気分が滅入っている人は少なかったが、道路沿いを歩いた人の場合は同様の結果が得られなかった。

この結果に、ブラットマンは興奮を隠せなかった。ある種の景色が、人間の気分を押しあげ、悲観的なことを繰り返し考えてはのたうちまわる脳の血流を鎮めたのだ。世界は広い。いくら頭のなかでぐずぐずと考えたところで、そんなものはちっぽけな話だと、自然は告げている。ほら、きみには回復力があるんだから、と。いつまでもぐずる幼児の注意をよそに向けてなだめようとする親のように、自然は自分以外のものにあなたの注意を向けさせる。「自然のなかですごすと、都会ですごすのとは違い、反芻思考が改善されることがわかったのです[14]」と、ブラットマンは言う。

毎日三〇分間で変わる

それでは、そろそろわたしもウォーキングに出かけるとしよう。ここ二年ほど、わたしは気分の改善に努めてきたけれど、ワシントンDCではどうも気持ちが滅入ってばかりだった。都会の喧騒に神経が逆立つのだ。それに、家計は火の車だった。夫は自然保護の仕事にやり甲斐を覚えているけれど、夫の転職のせいでわたしたち家族は雄大な自然に別れを告げなければならず、それがいまだに腹立たしい。自然を守るのもけっこうだけれど、わたしたちのことは守ってくれないの？

とはいえ、脳に損傷を負った父は驚異的な回復力を見せていて、そんな父とすごす時間が増えたのはありがたい。父の家の近所の植物園や、わたしの家の近くの運河沿いで、一緒に長い散歩をするようになった。事故のあと、父はこれまでより穏やかになり、幸せそうで、散歩をしていると、よく楽しい思い出話を繰り返すようになった（反芻思考とは真逆だ）。これまで、自然と感傷に関する研究を見聞きしたことはない（そうですよね、ブラットマン？）。けれど、このふたつに関係があっても不思議はない。ある日、散歩を終え、わたしの家の前まで戻ってくると、父が言った。「おまえはわたしの人生に射す光だ」

「あら、あたしは？」継母のガリーナが冗談を言い、父は声をあげて笑った。

「ふたりとも光だよ」わたしたちは三人で抱きあった。わたしはつくづく思った。親しい人たちと一緒に自然のなかですごすのは最高だ、と。

その後、わたしは自分も協力できそうな研究があるという話を聞いた。いっそうウォーキングのモチベーションが上がりそうな研究だ。それは昔ながらの質問紙による大規模な調査だという。カナダ、トレント大学のエリザベス・ニスベットが〈30×30自然チャレンジ〉と銘打った研究を実施し、五月の新緑のなかを一日三〇分間、三〇日間連続で九〇〇〇人以上に歩いてもらう計画を立てているという。わたしも研究に協力することにした。まずはかなりの量の質問に答えた。参加者のふだんの精神状態、活力、活動、それに「自然との主観的な絆」なるものまで確かめるのが目的だ。回答を終えると、わたしは歩きだした。いつもの散歩コースはチェサピーク・オハイオ運河沿いの道だけれど、ヘルシンキの繁華街の公園のそばを夜遅く歩いたこともある。そのときには空き地にひとりで立ち、なんとペニスを見せびらかしている男性にも遭遇した。

毎日、緑がある場所に行って、自然と親しもう。そう決心したとしても、まあ仕方のないことではあるけれど、気勢をそがれることがある。わたしも本書を執筆中にウォーキングに出かけて、いたずら好きの犬や薄汚れた犬に飛びつかれたり、自転車に泥をはねかけられたりした。うちの犬を公園に散歩に連れていったときなど、人通りの多い小径でうちの犬がよその犬に突進し、その勢いでリードを握っていた手がねじれ、指の骨が折れたこともある。それに、四匹もの蜂に刺されたこともある。そのうちの三匹は、ここワシントンDCの蜂だ。近くの公園に朝の散歩に出かけたら、どうしてもトイレが我慢できなくなり、小川のそばの茂みに飛び込んだときのことだった（この話をメーリングリストでまわしたりしないで、お願い）。ウルシにかぶれたこともあるし、メイン州では、マダニが媒介するライム病にかかったこともある。

毎日、欠かさず戸外に出かけるのはなかなかの大仕事だ。ニスベットの調査に協力した人たちのなかにも、エアコンがきいた部屋から出たくなくなった人や、その後の追跡調査の質問に応じなかった人が大勢いる。調査に最後まで協力した二五〇〇人の大半は、わたしのような人、つまり四〇代半ばの女性だった。研究者はわたしたちのことが大好きだ。だって、わたしたちは、やれやれとため息をつきつつも、一度引き受けたことは責任をもってやりとげるし、なにより協力的なのだから。とはいえ、頑張ったぶん、ご褒美ももらえた。数か月後、この調査のデータを分析したニスベットに、わたしは話を聞いた。「自然のなかですごす時間が長ければ長いほど、被験者のウェルビーイングは改善されていたわ」と、彼女は言った。なかでももっとも興味深いのは、被験者は自然のなかですごすことが心地よくなったようで、一か月後には自然のなかですごす時間が五時間から一〇時間になった。つまり、二倍になったのだ。と同時に、わずか三〇日で、車に乗っている時間やメールなどに費やす時間も減った。なんという進歩！　自然に触れる時間をきちんと設けたおかげで、わたしたちの心身にいい影響が及んだのだ。気分や精神的な落ち着きなど、あらゆる意味で幸福度が大きく上昇し、ストレスを感じなくなり、物事を悲観的に考えないようになった。わずかながら睡眠の質が改善し、自然との絆もわずかに強まった。

わたしにはこのすべてが当てはまった。戸外ですごす時間が長くなればなるほど、ぐっすり眠れるようになったし、気持ちも明るくなった。ただし、蜂に刺された腕が腫《は》れあがったときには、そうはいかなかったけれど。いずれにしろ、そんな不快な状況は短期間のことだった。あいかわらず頭上を航空機が飛びかい、人は大勢いるけれど、うちの家の近所の公園はワシントンＤＣのどこよりも涼しく、心地よい風が吹き、さわやかな香りが満ちている。日々、新芽がふくらみ、葉へと成長するようすも眺められる。せめて数種類でいいから、鳴き声で鳥の種類がわかるようになりたいと努力したし、フラクタルのパターンもさがすようになった。ポトマック川まで足を延ばし、川の音に耳を澄まし、疲れたニューロンに魔法をかけてもらった（研究によれば、水は自然のなかでもとりわけ癒やし効果が高い）。調査のための散歩時間は三〇分だったけれど、それより長く歩くこともよくあった。

とはいえ、どことなく人為的な印象はぬぐえない。ストップウォッチで時間を計測し、自然との絆を感じろというのだから。わたしは自然のなかでもっと濃密な時間をすごしている人から話を聞きたくなった。本物の自然に触れている人だ。そして正直なところ、自分自身もそうしたかった。全身で自然との一体感を実感したい。

そろそろ、未開の地へと旅立つ頃合いだ。

PART 4

三日間

——大自然が脳に与える効果

9 畏怖の念と心の平穏

カルヴィン「わあ、空が星だらけだ！　宇宙って、どこまでもはてしなく続いてるんだね！」
ホッブス「こんな空を見ていると、人間はちっぽけなことで騒ぎたてているなあと思うよ」[1]
――ビル・ワターソン『カルヴィンとホッブス』

自然のなかの「三日効果」

デヴィッド・ストレイヤーは教え子を雄大な自然のなかに連れていき、大学生たちが悪戦苦闘のすえ新たな心の安定を得るようすをいまも飽きずに眺めている。毎年四月、心理学の上級クラスで「自然のなかでの認知機能」と銘打った合宿を実施しているのだ。未開の地で学生たちは野営し、周囲を探検する。すると間違いなく気持ちが穏やかになるという。当然、携帯電話の使用はできるだけ避けるようにと厳しく指導される。人間の精神状態と環境との結びつきを検証する演習として、ストレイヤーはユタ大学で八年前からこのフィールドワークを続けている。また、彼が唱える「三日効果」、すなわち自然のなかで三日間すごせば五感が研ぎ澄まされ、ものの見方が変わり、認知機能が向上するという説を立証するという目的もある。今年、わたしもストレイヤーの招待で合宿に参加することになった。昨年のモアブでの会合でアイディアを得た最新の実験法をわたしに体験させ、その成果を見ようという算段だ。

日が落ちる寸前、わたしは車でキャンプ場に滑り込んだ。ユタ州のブラフというその町にはサン・ファン川が流れ、砂が風に舞っている。野営をするのは、その川沿いにあるサンド・アイランドというキャンプ場だ。ストレイヤーは直火で底が真っ黒に焦げた鍋からファヒータ〔トルティーヤで巻いて食べる肉料理〕を皿によそった。気温は摂氏三度、その日の午後、学生たちはソルトレイクシティ周辺に新たに三〇センチほど積もった雪のなかを運転してやってきていた。地元のラジオ局はその日の天候を「タックス・デイの嵐」〔四月半ばに確定申告の締め切り日がある〕と呼んでいた。いまようやく、大学生と研究助手たちの約三〇人のグループがたき火を囲み、温かい料理に舌鼓を打ちはじめた。ひとりの学生がピーチコブラー〔桃を使った焼き菓子〕を大学生なりにつくろうと、小ぶりの鍋にスプライトを注いだ。おそろしく甘い代物になるに違いない。空に星が輝きはじめると、カップにホットチョコレートが注がれ、夜の研究発表が始まった。毎晩、ひとりずつ自分の研究テーマについて一〇分間、発表をする決まりになっている。都会生活がスポーツ選手に及ぼすストレス、ティーンエイジャーの携帯電話の使用（ストレイヤーの得意分野！）など、研究テーマは各自さまざまだ。わたしは手袋をはめ、じっくりと話を聞かせてもらうことにした。学生はこのフィールドワークに参加すれば、単位の三〇％を得られる。いっぽうストレイヤーは、自分の子どもたちが幼いころにはボーイスカウトの団員として監督にあたっていた経験からも、教室でパワーポイント片手に教えるよりも、たき火を一緒に囲むほうが生徒たちにははるかにいい勉強になると考えている。「ここにくると、みんな本気で取り組むんだよ」と、ストレイヤーはわたしに言った。「たき火を囲むと、みんな生き生きしてくる」

そう考えたのは、なにもストレイヤーが初めてではない。フランスの哲学者ガストン・バシュラールは、一九三八年、火は「哲学を生む」と記した。食事の支度をするため、そして暖をとるため、人間はたき火のまわりに集まる。だからこそ、たき火は進化の推進力となった。社交的になれる者、共同体を形成して生活できる者、そしてたき火を囲んで楽しめる者が優位に進化してきたのだ。その夜のわたしたちも、たき火で暖をとらなければ凍えていただろう。若者がたき火を囲んで腰を下ろし、まぶしく光る携帯電話の画面ではなく互いの顔を眺め、ときに炎のゆらめきをじっと見つめている光景はとても新鮮で、胸に訴えかけてくるものがあった。

翌朝、コストコで調達してきた〈ポップタルト〉、マフィン、イチゴ味のヨーグルトというかなりいかがわしい朝食をすませると、わたしたちは車に乗り、コーム・リッジ沿いの道標のないトレイルに向かった。コーム・リッジは岩石砂漠に全長約一三〇キロメートルもの長さで延びる単斜構造の断層だ。東側には大小さまざまの峡谷があり、アナサジ族の断崖住居の跡がある。この先住民族が約八〇〇年前に忽然と姿を消した理由は謎のままだが（干ばつと戦《いくさ》のせいで移住した可能性が高い）、この不毛の地にはアナサジ族の人工遺物や壁画、岩窟住居跡がいまも残る。

ストレイヤーは学生を率いて砂地のトレイルを歩き、まもなくピラミッド型に石が積みあげられたケルンのある岩場に入った。日中は気温が上がり、みんな上着を脱ぎ、腰に巻いた。ポニーテールの女子学生など、お尻のところにＵＴＡＨと書かれた赤いハーフパンツ姿だった。マイケル・キートン主演の最新作の感想を言いあいながら軽快な足取りでどんどん歩いていく学生もいれば、ハイキングに不慣れで後れをとっている学生もいる。わたしの予想とは異なり、スポーツマンタイプは少なく、オタク系が優勢だ。最新のアウトドア・ウェアで決めている者より、鼻ピアスに青いマニキュアというファッションの者のほうが多い。ほとんどの学生が大自然の峡谷を歩くのは初めてだという。そのうえ同じ講義を受けてはいるけれど、互いのことはよく知らないという面々ばかりだった。

ほどなく、なめらかな岩肌の断崖に住居跡が見えてきた。崩れかけてはいるけれど、あたりには陶器のかけらが散らばり、儀式用の円形の部屋も残っている。奥の壁には色褪せた赤色の手形が見えるし、人の形の絵も描かれている。不測の事態が起こり、アナサジ族はこの住居からあわてて逃げだしたのだろう。大昔の寝室や祈りの部屋にはえもいわれぬ静寂が満ちていた。さらに先に歩くと、岩棚の上に出た。そこには行進の壁《プレセッション・パネル》と呼ばれるみごとな壁画があった。西暦七〇〇年ごろの「バスケット・メーカー（籠《かご》をつくる人たち）」文化と呼ばれる時代のものと考えられ、丸い門のようなところ——霊的な意味あいでの門なのか、実際の門なのかはわからない——から集団で移動する人たちの姿が鮮やかな線で描かれている。この壁画はアナサジ族のふたつの住居跡を結ぶ古来のトレイルで、あたりを睥睨《へいげい》するように立っている。

その後も数日間トレイルを歩き、「狼男《ウルフマン》」と名づけられた画家が描いたカモ、ユッカの草、電球のような形の人間の頭らしきものなどが並ぶ巨大な壁画や、「段差《スプリットレベル》」や「長身《ロングフィギュア》」という名の廃墟を見た。すると、ものの見方が変わってきた。岩に薄く刻まれた壁画は、最初はほとんど見分けがつかなかったけれど、だんだんはっきりと見えてくるようになった。砥石《といし》として使われていたなめらかな石や割れた壺の鋭い破片も、それとわかるようになった。ストレイヤーは一〇〇〇年前のトウモロコシの穂軸を指さして教えたり、土器を仔細に眺めては、使われている土と焼成技術から本物に違いないと断言したりして、学生たちにあれこれ教えている。戸外で昼食をとっていると、ストレイヤーがある部族の話を教えてくれた。その部族だけが、粘土を酸化させ、土器を赤色に焼きあげる方法を知っていたため、その技法をけっして外部に漏らさず、物々交換を有利に進め、繁栄したという。

社交能力の衰え

「テクノロジーはいつの時代も諸刃の剣だ」ストレイヤーはそう言うと、繊細な波模様があしらわれた土器片を指でなぞり、順番に見るようにと学生に渡した。「技術は人類を進歩させるが、人間のあり方を変えてしまう。カウボーイたちがこの地で骨を発掘していたとき、突然、後頭部が平らな小さな頭蓋骨をいくつも掘りあててね。このあたりで暮らしていたアナサジ族がトウモロコシの栽培を始めると、母親は畑仕事に出なければならなくなった。それで赤ん坊の頭を背負《しょ》い籠《ご》にしっかりと紐で固定するようになったから、赤ん坊の後頭部が変形したのだろう。テクノロジーの進歩はその時代の人間そのものだ。いわば踏み石なんだよ。新たな発明が新たな考え方を生みだす。そうなれば、もう後戻りはできない」そう語るストレイヤー自身、日進月歩を続けるテクノロジーという重荷から逃れられずにいる。「大学に戻れば、メールが三〇〇通から四〇〇通は届いているだろう。それに目を通すころには、もう時機を逸して、大半のメールにはなんの意味もなくなっているはずだ」

　ストレイヤーが学生に驚嘆の声をあげさせたいと思っているとしたら、それは成功していた。大半の学生が、人里離れた地にある遺跡や迫力満点の断崖の光景に仰天し、感銘を受けていた。

「こんなに感動するなんて」と、ピンク色のサングラスをかけ、黒い髪を無造作に頭の上でまとめたローレンが言った。「あの手形を見たとき、もう泣きそうになっちゃった。ふだんはそんなことないんだけど」

ある日、朝の三時にトレイルを歩きはじめると、アメリカワシミミズクに遭遇した。トレイル沿いの岩棚にとまったまま、彫像のように身じろぎもしない。金髪で、いかにも派手な女子学生のグループに交じっていそうなアメリアが「生まれて初めて見た！」と歓声をあげた。その前に、アメリアは同じテントに寝泊まりしている仲間に、携帯電話が欲しいと愚痴をこぼしていた。気になっている男の子からメールがくるかもしれないからだ。でもいまは、目の前の光景に夢中になっている。「なんだか生まれ変わった気分！　あたし、いままで半分死んでたのかも」

バトラー・ウォッシュ川とゆったり流れる幅の広いサン・ファン川の合流地点まで歩くと、ウチワサボテンの花に囲まれた場所で昼食をとった。背後には、なめらかな黄金色の岩壁がそびえている。南と西には川面が広がり、その周囲を多彩な色合いの砂岩がふちどっている。ストレイヤーの話によれば、川を少し下ったところに岩面彫刻《ペトログリフ》があるが、そこには川のなかを歩いたり泳いだりしなければたどりつけず、おまけに帰りは流れに逆らって戻ってこなければならないという。気温もだいぶ上がっていたので、数人の学生が行ってみたいと言いだした。その後、彼らが戻ってきたのは日も暮れてきたころだった。学生たちは冒険にすっかり興奮し、いかにも嬉しそうに意気揚々と戻ってくると、ストレイヤーの心づくしの手料理ですきっ腹を満たした。このむきだしの手つかずの自然のなかで、ときにその心地よさに身をまかせながら、学生たちは彼らなりの行進を楽しんでいた。

ストレイヤーは、学生たちが探検の――そして社交の――本能を発揮しはじめたことをよろこんだ。「一体感が高まってきたようですね」と、テントに戻る途中、ストレイヤーがわたしに言った。「学生も人との交流に飢えているんですよ。生身の人間とつながりたいんです」もしかするとストレイヤーは「テクノロジーが若者をダメにする」という持論を、この実験でも証明しようとしているのかもしれない。たしかに近年、社交能力の衰えに関する論文が次々と発表されている。マサチューセッツ工科大学のシェリー・タークルもそう指摘する研究者のひとりだ。人間関係がアナログからデジタル化するにつれ、共感力が衰え、内省する機会も減っている。すでに退化が始まっているのかもしれない。タークルがひとつの解決策として控えめに勧めているのは、できるだけインターネットのない環境ですごすことだ。思いきって人里離れた場所に出かけていけば、否が応でも人と交流することになる。そうすれば大きな恩恵が得られるのに、そういったことはほとんどかえりみられていない、とのことだった。

　冒険に出かけた一行が生還をはたす直前、わたしはストレイヤーの最新の実験に協力した。ストレイヤーの研究室の大学院生レイチェル・ホップマンが、わたしの頭に脳波計を装着した。その装置は、スコットランドやメイン州の湖でかぶったイバラの冠風の脳波計よりも凝ったデザインだった。一二本のセンサーが生えた水泳帽といったところか。さらに六本のセンサーを吸盤で顔に貼りつけられ、そのすべてが傍らの小型装置につながれている。まるで拘束されたハリネズミの気分。わたしはサン・ファン川沿いのキャンプ場の片隅で御柳《ギョリュウ》の木に囲まれ、折りたたみ椅子にそろそろと腰を下ろした。同じ装置をつけた学生と二人一組になり、そのまま一五分間、なにもせずに座りつづけた。同様の実験が、べつの被験者グループの協力を得て、ソルトレイクシティの駐車場の片隅とコンピュータのある研究室の二か所で行なわれることになっている。

　この野外実験は、前年のモアブでの話しあいで得た着想から生まれたものだ。ストレイヤーは自然の影響を受けている最中の脳の状態を示す指標を得たいと考えていた。多くの専門家が認めているように、脳内でなんらかの変化が生じているのなら、その変化を目に見える形で確かめる方法があるはずだ、というわけだ。モアブのホテルの屋上でマルガリータをつくってくれたカリフォルニア大学サンフランシスコ校のアダム・ガザリーの助言に従い、ストレイヤーは前頭正中部のシータ波の測定を思いついた。シータ波は前頭前野が実行機能を担うと強く出現する。ということは、大自然のなかで恍惚としているときにはシータ波があまり出現しないはずだと、ストレイヤーとガザリーは考えたのである。つまりシータ波が出現しなくなれば、デフォルト・ネットワークが優位になり、脳が休まっている証拠になる。

　川のせせらぎが聞こえてくるのに、わたしの脳が休まっていることを示す反応が見られないのであれば、なにをしたところでお手上げということになる。本書ではこれまで森に関する話題をさんざんとりあげてきたけれど、正直なところ、わたしが好きなのは荒野だ。荒涼とした大地に行きたくてたまらないのだ。エドワード・アビーは荒野の環境保全を訴えた名作『砂の楽園』の最終章に、そのときわたしがいた場所からそう遠くないふたつの町の名にちなみ、「岩盤《ベドロック》と逆説《パラドックス》」というタイトル〔邦訳では「日は沈んだ」というタイトルになっている〕をつけた。混沌としていながらも静謐な光景を考えれば、完璧な命名だ。岩は牛の干からびた頭蓋骨のように乾ききっているのに、ところどころに青々とした草が顔をのぞかせる。乾いた大地では、緑も青もその色がいっそう強くなる。そしてアビーが綴っているとおり、「すべてはうごいている。すべてが渦中にある。なにひとつ永続はしない。そしてこの永遠の瞬間のなかでは、なにひとつ変わりはしないのだ」〔『砂の楽園』越智道雄訳、東京書籍〕。アビーに比べるともう少し内向的で、とらえどころのないエッセイを書くエレン・メロイは、ブラフの町のそばで暮らし、そこで生涯を閉じた。この郡は中米のベリーズと同じくらいの面積で、信号はひとつもないと、彼女は綴った。「夜は漆黒の闇に包まれ深海さながら、そこに灯るライトはまばゆすぎて異物のようだ……はたしてわたしたちは孤立した地に囚われているのだろうか、はたまた四州のどこよりも自由を謳歌しているのだろうか」

もちろん、究極の逆説《パラドックス》といえば、人間が手つかずの自然と文明の両方を必要としていることだ。そして、いっぽうに傾けば、もういっぽうを切望する。わたしはニューヨーク育ちだけれど、目の前に雄大な夏の風景が広がっているところを頭のなかで思い描いたものだ。その風景には、父と一緒に何度も楽しんだ川下りの風景も織り込まれている。二九年前、まさにこのキャンプ場を出発し、父と川下りに挑んだこともあった。

この一帯のおもな水脈であるサン・フアン川は大地に浸み込み、コロラド南西部の山々からほとばしり、六〇〇キロ以上先のコロラド川へと流れ込む。とはいえ、その地点のコロラド川はもはや川ではなく、グレンキャニオン・ダムにせきとめられた巨大な湖となっている。人類と同様、野性的だった川はすっかり飼いならされ、もう二度ともとの姿に戻ることはない。脳波計の帽子をかぶったまま、わたしは川の流れを眺めた。川面に描かれる繊細なフラクタルのパターンが日を受けて輝いている。ミルクをたっぷり入れたチャイのような色合いの水が、さざなみを立てたかと思うと勢いを増し、ところどころで浅瀬を流れたかと思うと、また大きな流れへと呑み込まれていく。

じっと座っていると、そうした静寂な風景に全身が洗われるような気がしたものの、同時に、西から変わりはじめた天気が少し心配にもなった。天気予報のアプリで調べたくても、ここには携帯電話の電波が届かない。都会ではいたるところに不安の種が転がっているが、未開の自然のなかでも不安は尽きることがない――これもまたパラドックスだ。

畏怖の念を抱く

その後、ストレイヤーは鋳鉄のダッチオーブンでエンチラーダを焼きはじめた。わたしは彼に、フラクタルのパターンを見ていると脳が回復するという説をどう思いますかと尋ねた。フラクタル・パターンを見ると、視覚野がその情報のいわばスイートスポットを見つけ、快楽中枢を刺激する。その結果、わたしたちはリラックスできるという説だ。ストレイヤーはあまり関心を示さなかった。彼が研究対象としているのは、数時間、あるいは数日をかけて生じる考え方の変化だからだ。要するに、ストレイヤーと教え子たちがまさにいま経験していること。ほどよく日に焼け、真にリラックスして、よく笑いあい、新しいものの見方ができるようになっている。彼はこの状態を研究しているのだ。

「たんに視覚野の刺激だけですむなら、『ナショナル ジオグラフィック』の写真を眺めれば、いまと同じ感覚を味わえるはずですよね？　どんなにすばらしい映像だろうと、四日間も見てはいられないし、いまのような気分になれるはずがない」

「でも、ほんの数分、窓から外の風景を眺めるだけで、気が晴れて、血圧も下がるじゃありませんか」わたしは複数の研究で立証されていることを伝えた。ストレイヤーはダッチオーブンの重い蓋をもちあげ、料理の出来具合を確かめている。

「そういう話には関心がないんですよ。アビーやミューアやソローが言っていたのは、そういうことじゃない。わたしもそれと同じですね、人間の心の奥深くにあるもの、いわば魂の変化に興味がある。いや、もっと正直に言いましょう。研究者の激しい競争から逃れ、論文の山などものともせず、人間の本質に迫りたいんですよ」

エンチラーダのチーズの溶け具合に満足し、ストレイヤーは手にはめていたミトンを外した。

「賭けてもいい、自然に囲まれていれば前頭前野に負荷がかかりすぎることなどありえない」

ストレイヤーはある意味で、賭けをしているといえるかもしれない。米国科学アカデミーからの助成金を脳波計につぎこみ、こうして実験を行なっているのだから。いっぽう、わたしはこう考えていた。日々、とめどなく襲いかかってくる雑務から解放され、脳が「休息」状態にあるのなら、なにかほかのことにあてる余裕がでてくるのではないだろうか。もちろんデフォルト・ネットワークが優勢になり、ただぼんやりと夢想に浸っている可能性もあるけれど、そうではない可能性もある。だって禅僧が何万時間も瞑想の修行を重ねたすえ、ようやく平穏で冴えわたった境地に達したとき、デフォルト・モードが作用しているようにはとても見えない。彼らが到達している精神的領域は、脳のいまだ解明されていない部分にあり、そう簡単には突きとめられないもので、共感、調和、そして――敢えて言うなら――愛に関連する脳の回路に違いない。脳が宗教的、もしくはスピリチュアルな感覚に反応するようにできているなら、禅僧ほどそれに精通している者はいない。

とはいえ、ミューア、エマソン、それ以前には一八世紀のアイルランド生まれの哲学者エドマンド・バークが把握していたように、スピリチュアルな感覚は信仰心のみから生じるものではない。自然のなかでの超越的な経験からも生じるのだ。一七五七年、二八歳のバークは『崇高と美の観念の起源』を出版し、啓蒙思想の中心的人物となった。世俗主義者だったバークは、アイルランドの自然のなかを歩きまわり、もっと適切な表現がありそうな気もするが、「心が動かされた」と綴った。感受性が強く、芝居がかったものが好きなバークは絵になる美しい景色よりも、やや暗い景色に心惹かれた。なかでも不安をかきたてられる景色が好きで、ぞっとするようなものであればなおいい。「自然界の偉大で崇高なものが生みだす情念は、もしもこれらの原因が最も強力に作用する場合には驚愕となる。驚愕とは或る程度の戦慄を混じえつつ魂のすべての動きが停止するような状態を言う」[2]と、バークはこの著書に記した。そして、流れの激しい大きな滝、激しい嵐、暗い木立といった風景を愛した。バークが激流を下るラフティングのガイドになっていたら、大活躍したことだろう。

心から畏怖の念を覚えるには、「はてしない広がり」が必須で、なおかつ、人間にはそう簡単に理解できないものでなければならないと、バークは考えた[3]。こうした畏敬の念があるからこそ、人間は謙虚になり、哲学者、聖職者、詩人が好んで使う「広い視野」をもてるようになる。バークがそう明言するまで、畏怖の念は宗教的な経験の基礎となる感情で、それ以外の場面では感じないものとされていた。「ａｗｅ（畏怖）」という単語は、神の前で感じる恐怖やおびえといった意味をもつ古英語や古ノルド語の単語に由来する。多くの教会が音楽、聖像や絵画、式服《ローブ》、高く大きな建造物を重視しているという事実には、それなりの理由がある。そうした要素に人は驚嘆し、謙虚になり、いくばくかの戦慄を覚えるからだ。

畏怖の念を宗教的な概念から解放したバークは、カント、ディドロ、ワーズワースに大きな影響を及ぼした[4]。彼らはみな、荘厳な美が人間の想像力と心眼を広げることに触れている。アメリカでは、広大さと謙虚さというバークの考え方が、エマソンの心をとらえた。そして一八三六年、かの有名なエッセイ『自然について』〔斎藤光訳、日本教文社〕に「荒涼とした土地に立ち、頭を爽快な大気に洗わせ、無限の空間のなかにもたげる時、すべてのいやしい利己心は、なくなってしまう。私は透明の眼球となる。私は無であり、一切を見る」と綴った。宗教とは無関係の超越感は、現代の環境保護運動にも息吹を吹き込んでいる。

のちにアインシュタインは「わたしたちが体験できるもっとも美しいものは神秘的なものなのです」と言った。こんなことばかり書いていると、読者のみなさんを少々呆れさせることになるかもしれない。でも、エマソンとアインシュタインは真実を衝いていた。心理学者のある一派（なんと、ほぼ全員がカリフォルニア在住の研究者）によれば、畏怖の念はたんに強い感情というだけではなく、すべての感情のなかでとりわけ目立たないかたちで強い影響力を及ぼすそうだ。ところが、ごく最近まで、科学的な研究はほとんど行なわれてこなかった。よろこび、満足、共感、誇り、愛、愉楽などと同様、ポジティブな感情の核をなすものと見なされていたというのに。

「畏怖の念とは、戦場では基本的に、頭を吹き飛ばされたような衝撃を受けることを指すんです」と、カリフォルニア大学アーヴァイン校の心理学者ポール・ピフは説明してくれた。とはいえ、フェイスブックでダンスを踊る幼児の動画を見て覚えるその場かぎりの驚嘆から、生まれて初めてオーロラを見て世界観が一変するほどの衝撃を受ける驚嘆まで、その度合いはさまざまだ。心の底から驚嘆し、畏怖の念を覚えると、ときには人生観が変わる。さらに、その後の一生が変わってしまうこともある。

ジョンズ・ホプキンス大学の精神薬理学者ローランド・グリフィスは、幻覚作用のある薬を服用している終末期医療の患者が、ときに激しい畏怖の念を覚える体験をすることを研究している。こうした人たちが幽体離脱を体験し、あちこちを飛びまわり、神のような存在に出会うという幻覚を見るのはめずらしいことではない。グリフィスはジャーナリストのマイケル・ポーランに、そうした幻覚には「逆ＰＴＳＤ」効果があるかもしれないと話した。「そういう体験によって、態度、気分、行動、さらには脳にも長いあいだ持続するポジティブな変化が生じるんだよ」[5] 宇宙飛行士も宇宙から地球を眺めたときの「オーバービュー効果」〔神のような超越者の視点から、地球の全体を一望のもとにおさめることによる意識の変容〕により、同様の感銘を抱く。また臨死体験をした人や、一般的な登山者、サーファー、日食や月食を見た人、イルカと一緒に泳いだ人なども、畏敬の念に打たれ、人生が一変するような衝撃を受ける。雄大な自然の景色や自然現象が、この世のより深遠な力とわたしたちを結びつけるのだ。こうした体験をすれば、少なくとも一時的に人は変わるものらしい。

畏敬の念に打たれると人が変わる経緯を観察するために、ポール・ピフはカリフォルニア大学バークレー校のダッチャー・ケルトナーと、ほかのふたりの研究者と協力し、一風変わった実験を行なった。[6] ケルトナーは、畏怖の念とは特殊な感情で、自己中心的な考え方が抑えられ、社会の利益へと視野が広がる効果があると考えていた。そこで畏怖の念によって他者に寛大になれるのかどうかを調べるべく、一五〇〇人の被験者に日常的にどの程度、畏怖の念（を含むさまざまな感情）を抱いているかを尋ねた。次に、一部の被験者に宝くじを一〇枚与えて、宝くじを一枚ももらっていない被験者に何枚か分け与えてもかまわないと伝えた。すると畏怖の念を頻繁に抱いている人は、ほとんど抱かない人に比べて、宝くじを分け与える割合が四〇％も高かった。畏怖の念以外の感情をよく抱く人は、寛大な行動をとる割合がとくに高くはなかった。

次に、リアルタイムで畏怖の念を抱かせるために、被験者の一部をタスマニアブルーガムという背の高いユーカリの森に連れていき、一分間、木を見あげてもらった。べつの被験者には、高層ビルを見あげてもらった。その後、おのおののグループの前で、助手が手にしていた何本ものペンをうっかり床に落とした。すると、わずか一分間だけ森の木を見あげていたグループは、高層ビルを見あげていたグループと比べて、困っている人に手を貸す確率が高かった。床に落ちたペンを何本も拾ってあげたのだ。

ケルトナーらの研究チームが実施したもっとも興味深い実験では、恐怖、怒り、よろこび、驚きなど、二〇種類のネガティブな感情とポジティブな感情を、この一か月で何度感じたかを尋ねた。[7] さらに被験者の唾液を採取し、炎症の指標となるサイトカインＩＬ‐６の値を測定した。免疫系の一部で、細胞に情報を伝えるシグナル分子であるＩＬ‐６は、傷を治し、病と闘う際に威力を発揮する。健康な人の場合、ＩＬ‐６値は低いほうが良好とされ、慢性的に値が高いとうつ病やストレスの原因になって、筋肉の回復力も弱まる。数あるポジティブな感情のなかで、畏怖の念は唯一、ＩＬ‐６の値を大幅に下げる感情と考えられている。それはなぜだろう？　ケルトナーによれば、畏怖の念は人との絆を強め、それによって炎症がおさまり、ストレスがやわらぐという。なるほど、畏怖の念はだれかと分かちあえば、さらにいいというわけだ。

畏怖の念が例外なくポジティブな感情というわけではないが、激しい恐怖による――台風や竜巻に直撃されたときなどに覚える——畏怖の念でさえ、助けあいの精神をもたらし、その結果、地域社会が一丸となって共通の目標に向かっていける。人知を超えた自然の圧倒的な力に直面したとき、人類は助けあって絆を強めることで環境に適応し、進化してきた。そうやって、こんにちまで生き抜いてきたのだ。

時間からの解放

ダーウィンは、人類の最強の本能は共感や思いやりだと言った[8]。こうした本能があるからこそ、人類は生き延びられたのだと考えていた。互いのことを気にかけ、世話をしあうことで、長い子ども時代も、病気になったときも、食料難に見舞われたときも、なんとか生き抜けたのだ。カリフォルニア大学バークレー校のケルトナーは、わたしたちには共感が生じる場所があると述べている。それは迷走神経だ。迷走神経は脊髄のてっぺんから始まり、顔面筋、心臓、肺、消化器などに触手のように伸びている。副交感神経系の主たるスイッチのような役割をはたし、恐怖を感じたあとに速くなった心拍を落ち着かせて、攻撃するのではなく和解しようと努力する。迷走神経はまたオキシトシン受容体にも作用する。オキシトシンは神経伝達物質の働きを調整し、セックスの最中や授乳中にも分泌されることから愛情ホルモンとも呼ばれている。オキシトシンが分泌されているあいだ、迷走神経は腰の上部に電気的な刺激を送る。それはまるで、愛情によって感電しているような感覚だ。

迷走神経は愛に反応し、畏怖の念にも反応すると、ケルトナーは考えている。その仕組みを解明するために、ケルトナーと同校の大学院生クレイグ・アンダーソンは、わたしを含めた多数の被験者を研究室に集めた。そして椅子に座らせると、もっとも強い畏敬の念を抱かせる映像を見せた――宇宙空間から見た地球の映像だ。こうした光景を見た宇宙飛行士は、宇宙空間に浮かぶビー玉のような地球とその表面に暮らす人類への愛で胸がいっぱいになったという。その感覚は、仏教でいうところの涅槃《ねはん》の境地のようなものかもしれない。万物への愛で胸が満たされ、あらゆる欲望が消滅した至福を味わうのだ。

残念ながら、カリフォルニア大学バークレー校のトールマン・ホールにある無機質な研究室で、決して大きくはないモニターに映しだされた宇宙空間から見た地球の映像を眺めても、わたしの心は涅槃の境地にはまったく到達できなかった。映像を見る前に、アンダーソンはわたしに心拍計をつけた。さらに精神性発汗を測定するセンサーも指にはめた。そうして、ビデオが再生されると、まずは宇宙から見た地球の動画が流れ、そのあとに雄大な山々の景色が続いた。実験終了後、一〇分ほどすると、測定結果が出た。アンダーソンが実施したこれまでの実験と同様、映像を見ているあいだ、わたしの心拍数は下がっていた。ところが精神性発汗量にほとんど変化はなく、アンダーソンが隠しカメラでこっそり観察していたわたしの顔の筋肉にも変化はなかった。

崇高な風景を眺めると心拍数が下がる理由について、アンダーソンは独自の仮説を立てている。「見る人に畏怖の念を起こさせる風景には、たいてい情報がたくさん盛り込まれています。広大な風景が広がっていますし、簡単には全体像を把握できません」と、彼は言う。「だから、その環境の情報をきちんと入手し、整理しようとして、身体が少し落ち着くんです」

わたしの迷走神経は情報を把握できなかったらしい。畏怖の念を覚えると生じる科学的にもっとも確実な現象もまったく生じなかった。それは立毛――毛が逆立つことだ。わたしは指先に電極をつけ、仕切られた狭い空間のなかでじっと座っていた。はてしない宇宙空間に投げ込まれたような気分にはならなかったし、ユタ州でストレイヤーが主張していたようなことも起こらなかった。映像をいくら見たところで、実際に雄大な自然が広がる空間に立ち、地球の息づかいを五感で感じる歓喜をつゆほども感じられなかったのだ。もしかしたら問題はスケールの差かもしれない。バーチャルの自然は本物の自然のように雄大ではないから、畏敬の念が湧きあがってこないのかもしれない。哲学者エドマンド・バークは、心から畏怖の念を覚えるには「はてしない広がり」が必要だと指摘したが、そうした広がりをスクリーンで再現するのはむずかしい。ジョン・ウィリアムズ〔『スター・ウォーズ』などの映画音楽も手がけた作曲家〕のサウンドトラックでも流せば、多少は効果があるかもしれないけれど。

畏怖の念はとりわけ好奇心をかきたてるんですよ、とアンダーソンは説明する。簡単には分類できず、すぐには理解できないものがあると、わたしたちはそれを通常の基準から外れたものと見なす。そして好奇心をかきたてられ、ふだんの自分の殻から抜けだし、ほかの人から情報を得ようとする。恐怖と美と謎が渾然一体となったものを体験すると、それは記憶に焼きつく。もちろんわたしにも、一生忘れられないはずの光景がある。初めて見た息子の顔。子どものころに上からのぞき込んだグランドキャニオン。アラスカの空に渦を巻くオーロラ。テキサスで現実離れした稲妻のなかを車で突っ走ったこと。

また、カリスマ的な人物も畏怖の念の対象になる。カルト集団のリーダー、有名人、国王、独裁者など、さまざまな技能や権力をもつ人たちは、賢明にもその地位にふさわしい衣をまとい、近寄りがたい雰囲気を漂わせている。相手に畏敬の念を抱かせれば優位に立てるとわかっているのだ。ヒューストン大学で消費者心理を研究しているメラニー・ラッドは、畏怖の念を覚えればいまこの瞬間に集中できるようになり、時間の感覚が拡張する可能性があると考えている。たしかに、それがほんとうなら、世紀の大発見になるかもしれない。「時間が足りないと感じている人は世界中にいます」と彼女は言う。「つねに追い立てられているような気分だと、心身の健康状態、人生の満足度、うつ病、頭痛、高血圧などさまざまな悪影響が出ます」現にアメリカ人の約半分は、日々時間が足りないと感じているという[9]。

そこでラッドは自身の研究室で、被験者に畏怖の念か幸福感のどちらかを抱かせるという実験をした。すると畏怖の念を覚えた人だけが時間のプレッシャーをあまり感じなくなって、苛立つことも少なくなり、時間に余裕ができて人助けをするようになったと報告した[10]。被験者にクジラや滝の映像を短時間見せただけでそういう結果が得られたのだから、そうした映像にはある程度、畏敬の念をかきたてる力があると思われた。消費者向けの広告を研究しているラッドにとって、この結果にはきわめて大きな意味がある。最近、新車のポスターを目にしただろうか？　ポスターには大渋滞に巻き込まれた車ではなく、雄大な自然のなかを走る車の写真が使われていたはずだ。「そんな光景のなかで自分が車を走らせているところを想像して車を買うわけです。そういう例は案外多いんですよ」と彼女は言う。「ですから雄大な自然の光景は、わたしたちがモノを購入するときに非常に大きな影響を及ぼすんです」

野外で実際に自然に畏怖を感じたとき、それが行動にどんな影響を及ぼすのかという研究はまだほとんど行なわれていない。カリフォルニア大学アーヴァイン校のポール・ピフが行なった、一分間木立を見つめたらどうなるかという実験がせいぜいだ。とはいえ、携帯電話に目をやれば

（ストレイヤーには内緒にしてね）、畏怖の念を覚えた経験をだれもがシェアしたがっているのは一目瞭然だ。だから夕焼けの写真をせっせとインスタグラムにアップし、群れをなして飛ぶムクドリの動画に「いいね」ボタンを押す。ムクドリの大群が羽音を響かせ、形を変えながら舞うように飛ぶ光景を表現する「ざわめき（murmuration）」なる単語もあちこちで見られるようになった。わたしたちはいまインターネットやスクリーンセーバーを通じて、日々、つかの間の感嘆を体験している。ひょっとすると、こうした「ミクロの休憩」が、かつて戸外で大半の時間をすごし、自然と強くて太い結びつきをもっていた人類が失いつつあるものを、多少は埋めあわせているのかもしれない。だが、ポール・ピフは「ソーシャルメディアが日々のウェルビーイングにどれほど貢献しているか、まだ判然としない」と言う。

ここのところ、なんの論議をしていても、結局はテクノロジーの話になってしまう。畏敬の念について論じていたつもりだが、やはりいつのまにかテクノロジーの話に戻ってしまった。そう考えると、ユタ州の不毛の地で三日間、テクノロジーを完全に断った実験は、時代の一歩先をいくものだったのかもしれない。たしかにあの旅では畏敬の念を覚えた！　大昔の住居の壁につけられた手形と満天の星が同居する世界で、わたしたちはなんとかやりとげたし、オタク系の学生たちが新たな友人をつくって町に戻り、過去や現在に対するものの見方を大きく変えることになったのだから。

こうした体験が少しでも脳波に影響を及ぼすのかという問題に関しても、見通しは明るいようだ。先日、ストレイヤーから脳波の測定結果が送られてきた。わたしがワイヤーで装置につながれて、川のそばでくつろいでいたときのそのデータは、ストレイヤーの仮説を裏づけていた。色鮮やかなグラフには、わたしのシータ波と、都会で測定したほかのふたつのグループのシータ波の周波数帯域の脳波図が記されていた。わたしのシータ波の出現度合いは小さく、前頭前野が短い休暇をとっていることを示していた。ただしそのグラフからは、そのエネルギーが脳のほかのどの部位に向かったのかはわからなかった。それでも、科学者の鑑《かがみ》のようなストレイヤーは、マトリョーシカ人形の入れ子を次から次へと開けていくように、脳がだす信号の謎をこれからも解明していくつもりでいる。とはいえ、山を愛するひとりの男としては、当然のことながら謎は残るだろうし、それでかまわないとも考えている。

数千年前から、人類だけが、あるいは人類の一部が、自然の力とより密接につながって、心身を癒やそうとしてきた。彼らが戸外に足を運んだのは、切実になにかを必要としていたからだ。その後も繰り返し自然のなかですごしたのは、必要としていたものがそこにあったからだ。求めていたのはスピリチュアルなものかもしれないし、人との交流かもしれない。気持ちの深いところでじつに人間らしい複雑なものを求めていて、それはグラフではあらわせないのかもしれない。「結局のところ」と、地平線を眺めながらストレイヤーは言った。「こうしてわざわざ自然に触れるために出かけてくるのは、そうすればいいことがあると科学者が言っているからじゃない。気分がよくなると実感しているからなんですよ」

10 PTSDに対する激流ラフティングの効果

「あれ、イーヨー、きみ、ぬれてる！」コブタが、イーヨーにさわりながらいいました。イーヨーは、からだをブルブルッとふるうと、ながいあいだ、水のなかにいると、どういうことになるか、だれかコブタに説明してやってくれまいかといいました。[1]

——A・A・ミルン、『プー横丁にたった家』

二本の松の木のあいだにはかならず一枚の扉があり、新たな生き方へと続いている。[2]

——ジョン・ミューア

激流下りの初日

アイダホ州を流れる大河のひとつ、サーモン川を初めて渡ろうとしたアメリカの退役軍人は、ルイス&クラーク探検隊の隊長ウィリアム・クラークだ。一九世紀初頭、クラークとメリウェザー・ルイスは太平洋への陸路を開拓すべく二手に分かれて探検を続けていたが、クラークがこの川を渡ることはかなわなかった。重量四五〇キロほどもある丸木舟では、サーモン川の激流を渡りきれなかったのだ。そのうえ急流を迂回して陸路で行くには、周囲の峡谷はあまりにも急峻だった。クラークは鹿革の靴《モカシン》で上流付近をしばらく歩きまわり、「岩で滑って、脚にひどい痣《あざ》ができた[3]」と文句を言った。そして傍らの松の木に自分の名前を刻み、憤懣《ふんまん》やるかたなく引き返した。一八〇五年のことだ。

やがて、ほかの探検家や一攫千金を夢見る者、隠遁者があとに続き、下流の鉱区をめざして果敢にもその急流に挑んだ。「帰らざる河《リバー・オブ・ノー・リターン》」と呼ばれただけのことはあり、その川はあきらかに一方通行だった。山師たちは大きな木の船をつくり、食料を積み込み、危険を承知で急流を下っていった。その川下りが成功すれば、船は解体されて小屋に生まれ変わり、山師はいつ終わるとも知れぬ長い歳月、その小屋をねぐらにすごすことになる。

川の両側の急峻な崖は、人が住めるような場所ではない。一九八〇年、アメリカ連邦議会はサーモン川と周辺の山岳地帯を、アラスカとハワイを除いてアメリカでもっとも原始の自然が残る場所として、自然保護区に指定した。フランク・チャーチ＝リバー・オブ・ノー・リターン自然保護区は略して「ザ・フランク」とも呼ばれている。アイダホ州北部の地図で見ると、ちょうど幅が狭くなるあたりにあり、自然保護区はその約九三〇〇平方キロメートルを占めている。サーモン川はこの自然保護区の一部を流れ、その両岸にはグランドキャニオンより深い峡谷が延々と続き、川岸を森林が彩っている。

二〇一四年の夏、この峡谷をアメリカの帰還兵の一団が下っていった——こんどは全員が女性で、兵役中に心身に深い傷を負っていた。クラーク同様、彼女たちもまたアメリカの大自然を探検すべく川の旅を始めたのだ。わたしはなんとしてもその旅をこの目で見たかった。一分間ユーカリの木を見つめれば寛大になり、自然のなかで三日間すごせば人との絆が深まり、気持ちが穏やかになり、元気が出ることはわかっている。となれば、一週間かけて心を解放したらどうなるのだろう？　畏怖の念にほんとうにＰＴＳＤとは反対の効果があるなら、そうした効果をもっとも必要としている人たちの脳にも効能はあるのだろうか？

サーモン川の川下りに参加するには、勇気が必要だ。そのうえ、頭が少々混乱していなければならない。アイダホ州を拠点とする非営利組織〈ハイアー・グラウンド〉主催のこの合宿に参加した女性たちは、もちろんどちらの条件も満たしていた。参加者は全員、ＰＴＳＤ――心的外傷後ストレス障害――に苦しむ帰還兵で、現役の兵士もいれば、退役した者もいる。その非営利組織がジャーナリストをこころよく受けいれていると知り、わたしはすぐさま申し込んだのだった。

今回は〈ハイアー・グラウンド〉が主催する初めての女性だけの合宿だという。約一三〇キロメートルの川の旅で、一行はカヤックをあやつり、舟を漕ぎ、スタンドアップパドルボードに乗り（希望者のみ）、「プロセッシング・トーク」という話しあいの場に参加し、チームの一体感を高める活動を行ない（全員参加）、一緒に食事をとり、テントで泥のように眠り、翌日もまた同じことを繰り返す。六日目には川から上がり、舗装されていない滑走路から小型機で飛びたち、自宅に戻る。往年の山師とは異なり、ちゃんと文明社会に戻っていくのだ――願わくば、多少なりとも回復して。

未舗装の道のはずれから舟に乗り、旅に出発する前夜、わたしは参加者に会った。ソウトゥース・マウンテンズという名前のとおり、のこぎりの歯のようにぎざぎざの峰が続く山に囲まれたスタンリーの町には信号がひとつもない。参加者はその町の一軒のレストランの中庭に集まり、ピザを食べた。彼女たちはあきらかに、川下りを元気に楽しむタイプの人たちではなかった。若い人が多く、人種は多様で、みなどこかしらに傷を負っている。総勢九名の帰還兵はさまざまな銘柄の煙草をテーブルに置いていた。髪は短く、タトゥーを入れ、ピアスをつけている。松葉杖をついている人もいれば、医療用のテーピングをしたりギプスをつけたりしている人もいる。抗不安薬、抗うつ薬、抗てんかん薬、鎮痛薬、胃腸薬、睡眠薬など、全員が薬を持参しており、ちょっとした薬局をひらけそうだ。メジャーという名の介助犬は薄茶色のラブラドールレトリーバーの雑種で、「Do Not Pet（触れないでください）」と注意をうながす文字が記されたケープをつけている。その警告は、ここにいる参加者全員にあてはまるだろう。ほぼ一日がかりでようやくこの町にたどりつき、どのまぶたもいまにも閉じそうだ。カウボーイがいそうなこの牧牛の町で、笑顔で自撮りをする元気もない。

レクリエーション療法士のブレナ・パートリッジとカースティン・ウェブスターが、黒いフリースのジャケットを全員に配った。HG-714-RAというユニークな部隊名が刺繍《ししゅう》してある。「ハイアー・グラウンド・七月一四日・ラフティング」の頭文字だ（それまでに〈ハイアー・グラウンド〉が主催した合宿はたいてい男女混合か男性のみで、フライフィッシングやスキーや湖でスポーツをして一週間をすごすというものだった）。

パートリッジは笑みを浮かべ、参加者に自己紹介を求め、この合宿に参加した理由も話すようにうながした。マーシャ・アンダーソン（彼女も含め、本書では参加者の一部に仮名をあてている）は戦場で死亡したと見なされて、ストレッチャーに乗せられ、アフガニスタンから救護ヘリで運ばれた。その後、一三か月をかけ、なんとか歩けるようになったが、つねに怒りをくすぶらせている。家族の理解を得られないうえ、あれほど好きだったサーフィンやサイクリングまでできなくなってしまったからだ。自分にもできるスポーツを見つけたいし、自分と同じような苦難を体験してきた友人もつくりたい。それが彼女の願いだった。

三五歳のカーラ・ガルシアは、二〇〇三年のイラク侵攻の際に志願したときのこと、その後、車長としてイラクに戻り、タカダム空軍基地から交戦地帯を越える燃料輸送車両隊に加わったときのことを話した。二〇〇五年、乗っていたトラックが路肩爆弾にやられ、彼女は外に投げだされて頭から地面に落ちた。運転手は死亡した。三度目の派遣先のモスルでも爆弾攻撃を受け、トラックのルーフに頭を強打し、破片を浴びた。煙がもうもうとあがるトラックの残骸から、弱っている運転手を引きずりだし、M-16アサルトライフルで反政府勢力と戦って撃退したのち、気絶した（あとで知ったのだが、彼女は戦闘行動章とパープルハート章の両方を授与されている）。脳圧を下げるために、医師は一週間、彼女を昏睡状態に置いた。意識が戻ると、言語療法のリハビリを開始した。そうして、ようやく話ができるようになったものの、いまだに慢性的な痛み、発作、頭痛、気分の変動、悪夢に苦しんでいる。長距離の歩行は困難で、車の運転もできない。どんな乗り物にも耐えられない。「人混みが苦手だし、人と会うのもいやになった」と、ガルシアは言った。「この合宿はつらいものになるでしょうね」

夕食をすませると、「プロセッシング・トーク」という話しあいのために全員が集まった。第一回目の話しあいの目的は、参加者がこの合宿でなにをなしとげたいかを明確にすることだ。口火を切ったのは、ラスヴェガスからやってきた五〇代の元海軍兵、ケイト・デイだ。三年間ホームレスだったこと、精神病院に入院したこと、自宅から一歩も外に出られない時期が続いたことなどを語った。するとほかにもふたりの女性が、自分も精神病院に入院したことがあると打ち明けた。ひとりの女性はいまも重いうつ病に苦しみ、生きているのがつらいと正直な思いを吐露した。もうひとりの女性は怒りと苦悩をぶつけたせいで、家族と疎遠になってしまったと語った。すると、ずっと無表情のまま話を聞いていたひとりの女性が「いつか、いまこの瞬間だけに集中できるようになりたい。ボーッとしてるんじゃなくて」と打ち明けた。いっぽう、それとは対照的な者もいた。パム・ハナ（仮名）はすらりとした金髪の女性で、派手な青いサンドレスを着て、ピンクのサングラスをかけ、早口で話しつづけ、じっとしていられなかった。彼女は飛行機が大嫌いで、これまで何年も飛行機を避けてきた。この合宿に参加するには飛行機に乗らなければならないと思うと、眠っていてもおそろしさのあまり目を覚まし、泣いたという。

ベリーショートの黒髪につばの狭いフィッシングハットをかぶったタニア・エレーラは、思うように動かない身体がうらめしいと話した。陸軍の射手だったエレーラは、最初はファルージャ近郊で砲弾により破片を浴び、次に護送中に自動車爆弾に遭い、最後には手榴弾で崩壊したモスクから飛んできた破片で負傷した。その結果、腕は片方しか使えず、片脚は思うように動かず、頭の回転も鈍くなった。三四歳にしてカリフォルニア州フォート・ブラッグ近郊の自宅にこもって暮らしている。「こんな人生が延々と続くと思うとうんざりする。なんの変化もない毎日なんて」と、彼女は言う。「まるで終身刑の囚人よ」

小柄なエレーラはきめの細かい肌の持ち主で、大きめの口が愛らしい。それでも、いまは人づきあいが苦手になったし、なによりも髪の毛を伸ばせないのがつらいという。「昔はロングヘアだったんだけど、いまは片腕しか使えないから髪を伸ばせないの」と、彼女はこぼす。「前はギリシャ神話の王女メディアみたいに長かったのに。あたしはあんなふうに女らしいタイプじゃないけど、それでも髪がこんなに短いと気が滅入る。ちっとも可愛くないから、家族の結婚式にも出席したくない」

療法士のパートリッジが励ました。「親しくなれそうな相手を見つけてね。いまは、このグループがあなたの部隊なんだから」

その後の数日のプロセッシング・トークで、彼女たちの過酷な体験がよりくわしく明かされていった。話しあいは一対一で行なわれることもあれば、少人数のグループで行なわれることもあった。基本的に、若い女性兵士は前線で戦うことはなかったが、それでも戦闘を目の当たりにした。これが近年の兵役の皮肉な部分だ。そのうえ男性兵士と比べて、女性兵士には戦闘によるPTSDという診断がくだされにくい。また、この合宿に参加している年配の女性の多くは軍内性的トラウマ（MST）に苦しんでいる。ある女性は沖縄に駐留中、八人の兵士から集団強姦を受けた。そのなかのひとりは、彼女の上官だったという。ほかにも、艦上の警備にあたる海軍の下士官から強姦された者もいた。もうひとりはヨーロッパでの休暇中に民間人に襲われた。加害者がきちんと裁きを受けたのは一件だけ、それも犯人が民間人のケースのみだった。

PTSDもMSTも、似たような悪影響を彼女たちの心身に及ぼしていた。心にも身体にも深い傷を負い、社会生活が営めなくなり、仕事も失う。人生が一変したのだ。

慢性ストレスによる脳の変化

アメリカの歴史に残る大戦争ではそれぞれ、兵士は特徴的な傷を負った。南北戦争では、生き延びたとしても腕や脚の切断を余儀なくされることが多かった。第一次世界大戦では、顔の形成外科技術が格段に進歩した[4]（マスタード・ガスによる顔の皮膚のただれのため）。湾岸戦争では、実際に戦闘を目撃したことはなくても、不可思議な症状を訴える者が続出し、神経ガスのせいではないかと考えられた。そしていずれの戦争でも、その後、大勢の兵士がＰＴＳＤに苦しんだ。古代ギリシャのホメロスでさえ、こうした症状について綴っているほどだ。とはいえ、アメリカでは兵士が心に受けた傷は時代によって呼び名が変わり、戦争神経症《シェルショック》、兵士の心《ソルジャーズ・ハート》、戦闘神経症《バトル・ファティーグ》などと変遷した。本書のほぼすべての章でその文章を引用させてもらっているフレデリック・ロー・オルムステッドは、自然の重要性を訴えた教祖的存在であると同時に、プランテーションの奴隷制度、ゴールドラッシュ、郊外の誕生など、一九世紀の主要な出来事や変化を鋭く観察した。そして南北戦争のマナサスの戦いのあとの北軍兵士について「もはや統率不可能だ……枝が折れる音や雷管を抜く音にもびくりとして、真っ青になる……なんともおそろしい病だ[5]」と記している。退役軍人省がＰＴＳＤを正式な病として認めるようになったのは、一九八〇年以降の話だ[6]。

一般的なアメリカ人の場合、約八％にＰＴＳＤの体験がある。いっぽう退役軍人の場合、その数字は約一八％に上昇し、さらに最近の調査では、アフガニスタンとイラクの戦争の帰還兵のうち、二七％がＰＴＳＤに苦しんでいる[7]（その七割以上が、うつ病も患っている）。つまり近年の戦争は多くの兵士に、ＰＴＳＤ、爆発物による外傷性脳損傷（ＴＢＩ）、性的暴行という爪痕を残したのだ。

PTSDにかかるのは、女性のほうが男性よりわずかに多いという報告もある。あるいは、PTSDに苦しんでいることを女性のほうが認めやすいのかもしれないが。『精神疾患の診断・統計マニュアル』（DSM）の最新版では、PTSDの症状は大きく四種類に分類されている。追体験（フラッシュバック、悪夢）、刺激の回避や引きこもり、不機嫌やうつ病、ちょっとした物音にびくりとしたり、警戒したり、攻撃したりする過覚醒と睡眠障害の四種類だ。いまや軍人の一五％を占めるようになった女性のなかには、不安障害や摂食障害など、べつの症状を訴える人もいる。PTSDに苦しむ女性の退役軍人は、それ以外の女性と比べて、ホームレスになるケースが二倍から四倍にものぼる。[8] 暴力や薬物乱用の問題を抱える割合は男性のほうが多いが、女性でも同様の問題に苦しんでいる者は大勢いる。

あらゆる観点から見て、タニア・エレーラはこの合宿の参加者の典型的なタイプだろう。フィラデルフィア北部の出身で、高校時代の成績はオールA。たいへんな努力家で、きわめて優秀、意欲に燃えて入隊した。知性とタフさはいまでも垣間見えるけれど、どちらも潰されてしまった。彼女たちはみな、自分は完全だとか、安全であるとか、有能だなどとはもう思えなくなっている。かつての自分を失ってしまったことを嘆き悲しんでいるのだ。エレーラはあるときグループセッションでこう語った。「まさか三四歳で、身のまわりのことができなくなるなんて想像したこともなかった。戦地に行くときには、死ぬか生還するかの、どちらかだと思ってた。まさか、まるで違う自分になって戻ってくるなんて、そんなの計画にはこれっぽっちも入ってなかった」

女性たちは口々に、毎日が慢性的な身体の痛みとの闘いだと言った。だから、ひとつのことに集中できない。ちょっとしたことに神経が逆立つし、気分が落ち込む。大勢の人と一緒にいるのは苦手だが、朝から晩までひとりぼっちでいるのもたまらない。戦争のせいで安眠まで奪われてしまった。

そんな彼女たちがとうとう自分の殻を破り、日常生活から脱出し、川ですごす日々が始まった。最初に下るのはキルムと呼ばれる急流だ。ゴム製のカヤックが四艘用意されており、わたしはそのうちの一艘に乗り込んだ。しばらく漕いでいくと、目の前の一艘が大きな波にぶつかり、転覆した。と同時に、わたしも横からの波にパドルをもっていかれ、川に落ちた。そのあたりの川の流れはグレード2とグレード3で、それほど速くはなく、岩場も少なかった。距離も短いうえ、ところどころに深くて穏やかな部分もあった。わたしはどうにかカヤックに這いあがった。ラフティングボートを漕いでいる六人と、ほかのカヤックに乗っている女性たちがいっせいに歓声をあげた。

その後も何度か激流に遭遇した。わたしは興奮してやたらと明るくなったり、不安でぴりぴりしたり、身体が冷えて寒くなったり、負けてたまるかと意を決したりと、激しい気分の波にも翻弄された。激流に入ると視野が狭くなり、集中力が上がる。心拍数が増え、息が上がり、皮膚の温度も上昇する。胃が縮むのもわかる。このぐらいのちょっとした冒険でアドレナリンがほどよく放出されるのは、じつに楽しいものだ。いまこの瞬間を生きていると実感できる。些細なことなどどうでもよくなり、激流を無事に通り抜けてほっとすると、エンドルフィンが一気に放出される。カヤック愛好家のなかにはカヤックでの激流下りを「コンバット・ボーティング」（ボートの格闘技）と呼ぶ人がいるほどだ。ゴム製ではないハードシェルのカヤックが転覆したあと、乗り手が座ったままくるりと回転し、もとの状態に戻る技は「コンバット・ロール」と呼ばれている。

本物の帰還兵たちに囲まれていると、カヤックのテクニックに戦闘《コンバット》という呼び名をつけるのは、じつに愚かなことに思える。戦闘でのストレス反応は、些細なものでもなければすぐに終わるものでもない。そのストレスの威力はおそろしく、数日、数週、ときには数か月にも及ぶ。そうした状態が長引けば、脳に変化が生じる——人によってはその変化がより大きくあらわれる。人類はそうして進化をとげてきたからだ。わたしたちの神経系は恐怖に反応するようにできている。そして、なにを避けるべきで、どうすれば安全にすごせるかという指令をだす。恐怖心はわたしたちがもっとも原初からもっていた感情だと考える心理学者もいる。初期の人類が遊動生活を送っていたころに形成され、生殖本能に突き動かされる前から存在していたという説まであるほどだ。それほど大きな影響力をもつ恐怖心は、脳幹の奥深くにある、チョコボールほどの大きさの扁桃体から生ずる。

恐怖心に支配されると、わたしたちは理性を失い、創造的なことができなくなり、人間関係もうまく結べなくなり、空間の把握もできなくなる。人間を人間たらしめているのは、大脳新皮質だ。新皮質があるからこそ、わたしたちは計画を練り、熟考し、ときにはドラマの主人公になったつもりになる。ところが、いったん恐怖心を覚えると、脳のなかで新しくできた部位と昔からある部位との主導権争いが勃発する。恐怖心に完全に支配されると、原始的な脳幹が問題解決をはかろうとする新皮質の動きを封じるのだ。すると、わたしたちはなにも考えられなくなり、麻痺してしまう。ＰＴＳＤを発症すると、扁桃体の活動が極端に激しくなり、その状態が固定される。通常運転に戻れなくなり、本物の脅威と、自分が勝手に脅威と思い込んでいるものの区別がつかなくなる。だからＰＴＳＤに苦しむ帰還兵たちは故郷に戻ったあとも、たとえ安全な場所にいようと運転や買い物や騒音に耐えられなくなるのだ。

とはいえ、わたしたちが恐怖を感じるようになっているのには、れっきとした理由がある。恐怖心によって、わたしたちはずば抜けた記憶力が発揮できると言っても過言ではない。捕食者や敵から攻撃され、すんでのところで危機を脱したことを覚えておかなければ、またいつなんどき同じことが起こるかわからないからだ。それに恐怖心があるからこそ、逆に懐かしい香りを嗅ぐと、幸せな気分になれる。おまけにマドレーヌの香りに幼いころの記憶が呼び覚まされるというプルースト効果も楽しめるというわけだ。

ＰＴＳＤの根本には記憶障害がある。ＰＴＳＤに苦しんでいる人の脳の画像検査を実施したところ、海馬の体積が減少しているうえ、ニューロンにも変化が見られた。海馬は扁桃体のすぐそばにあり、記憶を処理する部位である。また、実験室で動物をおびえさせたところ、コルチゾールに代表されるグルココルチコイド類や、ノルアドレナリン、アドレナリンなどの恐怖心を覚えると分泌されるホルモンが海馬の受容体にどっと流れ込み、記憶力をそこなうことがわかった。[9]どうやら、トラウマとなっている根深い記憶が海馬を萎縮させているらしい。またＰＴＳＤにより、感情面での問題のみならず認知機能にも問題が生じ、集中力の低下や短期の記憶障害を招くことはよく知られている。

慢性的な強いストレスは、生理学的には高血圧、細胞の炎症、心臓病リスクの増大を招くと考えられている。長期的な調査の結果、PTSDに苦しむ帰還兵は、PTSDではない帰還兵と比較して、病気になりやすく、痛みにさいなまれ、早死にすることがわかっている。[10]また、薬物乱用の問題を抱える割合は四・五倍に及ぶ。退役軍人は離婚率が約二倍も高く、女性の退役軍人は一般女性と比べて自殺率が六倍近くにのぼる。[11]

レーザー光線のような集中力

〈ハイアー・グラウンド〉のような団体はいくつもあり、その活動内容は多彩だ。サーフィンやフライフィッシングのプログラムを提供しているところもあれば、ロサンゼルスのある病院のように、PTSDと似た症状に苦しむ虐待されたオウムと一緒にすごし、絆を強めるプログラムを提供しているところもある。そして、どの団体も、自然や野生生物と触れあえば、トラウマの症状を改善できると考えている。川下りのように自然のなかでの冒険を楽しむスポーツには、ぼんやりとした頭にレーザー光線のような集中力を取り戻させる効果がある。そのうえ、不快な考えにとりつかれることなく、しばらく気分転換ができる。身体を動かせばたいていはよく眠れるようになり、本書でこれまで見てきたとおり、自然の要素が五感に働きかけて、たかぶった神経系も鎮まるのだ。

こうした背景は知識として頭に入ってはいたものの、心身に傷をもつ参加者が予測のつかない大自然を相手にできるものなのかどうか、わたしは少々心配だった。岩の上で身動きできなくなったら？　泳げなかったら？　たとえば参加者のひとりマーシャ・アンダーソンは、若いころはワイオミング州でアルペンスキーの選手として活躍していた。だが、二〇〇九年、アフガニスタンで被弾し、片腕と片脚の神経を損傷した。その後はたえず痛みに襲われるようになり、一年間は歩くこともできなかった。そんな彼女はいかにも弱々しく見える。だからその日の昼すぎに、アンダーソンが急流でカヤックから投げだされると、わたしは自分のカヤックの横に彼女のカヤックをぴたりとつけて、這いあがれるように手伝った。また、ふたり乗りのカヤックに乗っていたエレーラは、不自由な右腕に小型ビデオカメラ付きハイテク副え木をつけたまま転覆した。滑りやすくて、おまけに川面からだいぶ高さのあるカヤックに、一本の腕でどうやって這いあがるのだろう？　わたしは心配でならなかったけれど、彼女と一緒にカヤックに乗っていた〈ハイアー・グラウンド〉のスタッフが水中から押しあげ、なんとか這いあがらせた。

川辺でのんびりくつろぐつもりでこの合宿に申し込んだ者がいるとしたら、それはまったくの見込み違いだ。カクテルを飲むことさえ許されないのだから。ほんとうにこの女性たちはこれほど危険な冒険の旅を最後まで続けることができるのだろうか。そもそも彼女たちは過酷な記憶のフラッシュバックにたえずさいなまれ、不安におののいている。自宅で介助犬と一緒にすごし、ローイング・マシンを漕いでいるほうがよかったのではないだろうか。

いや、そうでもなさそうだ。三〇代前半で、ショートカットの韓国系アメリカ人のアンダーソンは、その日の夜、上機嫌で夕食の春巻きを食べていた。「まさか自力で川下りができるなんてね。アドレナリンがでまくって、もうくたくた」そう言うと、ヨガのインストラクターから教わったという言葉を教えてくれた。「不安ってね、息をとめて興奮しているだけのことなんだって」どうやら川下りをしているうちに、呼吸をすることを思いだしたらしい。「カヤックにまた乗って、漕ぎつづけられるかどうか自信がなかったんだけど」そう言うと、彼女は先を続けた。「でも、やってのけた。どんな激流でも、とにかく息をとめないように頑張った」またタフになれたのが、嬉しくてたまらないようだった。その気持ちはよくわかる。

いっぽう、身のまわりのことを自分でできるようにリハビリを続けているエレーラは、カヤックを漕いで川下りができたことで目がひらかれる思いだった。川に落ちて泳ぐはめになったことさえ気にしているようすはまったくない。動かないほうの手をパドルの柄にテープで留めれば、動くほうの腕でカヤックを漕いであやつれるのがわかったという。カヤックに乗っているエレーラを見たとき、わたしは一四五年前に同じような川下りの旅を経験した片腕の退役軍人、ジョン・ウェズリー・パウエル少佐を思いだした。南北戦争で負傷したパウエルは、流れの速いコロラド川の学術探検を命じられ、その探検を心おきなく楽しんだ。「われわれの前には未踏の地があり、未知の川がある。いったい、そこにどんな滝があるのか。どんな石が水路をふさいでいるのか。川にはどんな岩壁がそびえているのか。なにもかもが未知である」

エレーラはカヤックで転覆したときにも平静を保ち、戦闘記章をつけたフィッシングハットをきちんと拾いあげた。「自分がちゃんとできてるってことが嬉しくてたまらない。人に世話をしてもらうんじゃなくてね」と、彼女は言う。「身体を動かすのって、すごく気持ちがいい。家ではせいぜい郵便受けまでを往復する程度だから」

その日、ラフティングボートに乗っていた者もすばらしい一日をすごした。ぼんやりしていたくないと言っていた無表情の陸軍帰還兵アンジャ・メイソンは、ボートに乗っていてパニックを起こしそうになったが、大丈夫だと自分に言い聞かせたという。初めての状況にどう対応すればいいかがわかるようになったと、嬉しそうに話した。

みんな腹ペコで、食事を楽しんだ。夜更かしする者はいなかった。躁状態のパム・ハナも煙草を一本吸いおえると、そのままテントの脇で眠ってしまった。時刻は午後八時。ロッキー山脈北部の空はまだ明るかった。

翌日は、わたしのアウトドア生活には付き物の一騒動で始まった。蜂に刺されたのだ。カタリーナ・ロペスがアルコール消毒をしてくれて、薬を塗り、腫れに気をつけるようにと言った。陸軍の従軍看護師だったロペスは、バルカン半島、ソマリア、イラクへと一五年にわたり派遣され、流血と切断された死体の悪夢を繰り返し見るようになった。ある日、昼食を食べていると、意識を失って病院に運び込まれた州兵の話を始めた。その兵士の脳はあっという間に膨れあがり、正常な頭蓋内圧は一〇前後だというのに、二〇、三〇と上がっていき、ついには八五に達した。「そこまでくるとね、頭蓋骨が動きはじめるのが見えるのよ」

わたしは食べていたサンドイッチをまじまじと見た。

「この話の結末はわかるよね」

わたしはうなずいた。

「ここでやめておいたほうがいい？」

「そうね、お願い」

二日目には、ラフティングボートの一行はかなり社交的になり、わたしもそこにくわわった。しばらくすると、船首でわたしの向かい側に座っていたタニア・エレーラが「虫にキスしたら、いい感じだった」と歌いはじめた〔アメリカの歌手ケイティ・ペリーのヒット曲「キス・ア・ガール」の歌詞を変えて歌っている〕。そしてイラクに派遣されたときのことを話してくれた。所属していたのは〈マキシパッド〉〔生理用ナプキンのブランド〕という愛称で呼ばれていた女性兵士だけの輸送部隊だったという。そのときふいに、ボートを漕いでいただれかがわたしに向かって、「どうしておっぱいの本なんて書いたの？」と尋ねた。わたしの初めての著書は乳房に関する本だったのだ。この話を聞いていたエレーラがひらめいたらしく、わたしたちが乗っているラフティングボートに「おっぱいチューブ」と命名した。

日に日に笑い声が増えて

その日は暑く、三〇キロという長距離を下る予定になっていた。途中で休憩を入れ、少し泳いだり、川辺で昼食を食べたりした。周囲の峡谷は険しく、黒光りする片麻岩《へんまがん》の割れ目に巨大なポンデローサ松が点々と生えている。アイダホ・バソリスと呼ばれる古代の深成岩《しんせいがん》が露出している場所も通った。ブロンドでぽっちゃりとしたアンジェラ・デイは海軍の退役軍人で、上下に揺れるカヤックのなかで陽気なアヒルのように座っている。それほど力んで漕いではおらず、波に揺られて楽しそうだ。片腕と片脚の神経に損傷を負った元スキー選手のアンダーソンは、スタンドアップパドルボードを漕いでいる。本来は立ったまま乗る板だけれど、急流ではひざまずいて乗ることになり、ときにはひっくり返ることもある。その日の午後、看護師のロペスが手強い急流でカヤックから放りだされた。「おっぱいチューブ」に乗っていたわたしにも、ロペスがパニックに襲われているようすが見てとれた。無我夢中で息をしようとしては水を飲んでむせている。どうにかこうにかカヤックに戻ったけれど、ちっとも楽しそうではなかった。

その晩のプロセッシング・トークでも、ロペスは元気がなかった。進行役のパートリッジが全員に、情熱を傾けているものはなんですかと尋ねた。PTSDと背中の慢性障害に苦しみ、陸軍を退役したロペスは「以前はなんにだって夢中になって取り組んだものよ」と応じた。「人生、仕事、自然。きょうだって、カヤックを漕ぐのに夢中だった。なのに、まさかこんなふうになるなんて。もうなにをやっても無駄だって気がする」そう言うと、彼女は肩をすくめた。「またやる気になるかもしれないけど、どうだろ」

アンジャ・メイソンは、なにに情熱をもてばいいのかわからないと言った。「以前は家族が生きがいだったのに」

テキサスからやってきた元海軍大佐のコニー・スミスは、介助犬の訓練といういまの仕事に情熱を傾けていると応じた。

アンジェラ・デイは神との結びつきに生きがいを感じると言った。「きょう、カヤックに乗ってるときも『さあ、神さま、かかってらっしゃい！　こんなもんじゃないんでしょ！』という気分だったわ」

穏やかな口調で話す五〇代のリンダ・ブラウンは、アウトドア・スポーツが大好きだと話した。「わりと飽きやすいタイプだけど、外ですごすと気持ちが晴れるわ。とくに木立には癒やされる」

相変わらず躁状態がおさまらないパム・ハナが、椅子に座ったまま身体を弾ませながら言った。「わたしは独身でいるのが生きがい。好きなことができるでしょ。独身万歳！　ウソじゃないって！」

エレーラが、以前は陸軍での仕事が生きがいだったと口をひらいた。「イラクでは第一射手で、銃座についていた。ヘッドセットをつけてね。小さいころからの夢がかなったと思ったよ。だって、話しかけてくる車に乗ってるんだから。子どものころの夢はドラマの主人公、ほら、人間の言葉を話す車に乗って、カッコイイ服を着た探偵のナイトライダーになることだった。だから、夢をかなえてくれてありがとう、って神さまに感謝したっけ」エレーラは砂を見つめた。「また新しい夢をもって前進するなんて、もう無理。どうあがいたって無駄。身体はあちこち悪いし、薬は飲まなきゃならないし、人ともうまくやっていけない。お金もなくて、身体も不自由なのに、いったいどうしろって言うの？」

　アンジェラ・デイが言った。「安全地帯から外に出たくないのよ」

「きょうは外に出たじゃない？　川で一日すごしたんだもの」と、パートリッジが言った。

「まあね。でも、ふだんの外出は月に一度食料品を買いにいくときだけ。それがいまの生活。でも心の奥底では、そんな生活から抜けだしたいと思ってる」

「ここで川下りをしているときのように、ときには人に助けを求めてもいいのよ」と、パートリッジが言った。「そうすれば、みんなが支えてくれる」

「こんなに楽しいのは、生まれて初めて！」と、ハナが言った。

「あなたにとってはね」と、ロペスが苦虫を噛みつぶしたように言った。

　合宿の一日のパターンに、わたしたちは慣れていった。激流を下り、夜は一日を振り返って話しあい、テントを設営しては撤収し、自分の体験談を語る。ときには仲間と一緒にすごし、ときにはひとりで内省に浸る。さもなければ、ただ黙っている。あるいは、ぐったりと疲れてなにもできずにいる。そのパターンは早瀬や渦のある川のリズムとどことなく似ていた。朝食前には、みんなでヨガをした。急いで煙草を吸ってから、蓮華座《れんげざ》のポーズをとる者もいて、わたしはその光景にいつも大笑いした。デイが連れている介助犬のメジャーは、いつもご主人さまの足元に寝そべり、ヨガの奇妙なポーズを不思議そうに眺めていた。できるだけ動かないようにしている無表情なメイソンでさえ、上体をゆっくりとねじっている。痩せているハナはヨガにはあまり身を入れていなかったけれど、いつもにこにこしていた。最初のころに比べると、ハナのとめどないお喋りが減っているようだった。

日を追うごとに、みんなの笑い声が大きくなっていった。ロペスは数人のガイドにあだ名をつけた。ガイドは備品を載せた大型ボートを漕ぎ、食事の支度をし、テントの設営をしたあとは、わたしたちを放っておいてくれた。みなたくましい若者で、ほとんどが男性だった。ロペスは、髪を刈りあげたリードという名前のリーダーに「キャプテン・アメリカ」というあだ名をつけた。ロングヘアの筋骨隆々のガイドには「ファビオ」と命名した〔ロングヘアのイタリア人モデル、ファビオ・ランツォーニを指している〕。兵士とは違い、髪型こそ多様だけれど、ガイドにもそれぞれの任務があり、日々のルーティンをこなし、参加者のために働いていた。愉快な人もいれば、思慮深い人もいて、つねに油断なく観察している人もいた。

「この合宿って、戦争に似ていなくもないよね」と、エレーラがわたしに言った。「命を奪いかねないものが、どこで待ち構えているかわからない。全員で生き延びるには、ひとりひとりが頑張るしかない。だれもがその責任を負っている。だから、みんなの絆が自然と強まる。人生ってシンプルなほうが生きやすいでしょ。軍隊と同じで、ここにいれば四〇種類もある歯磨き粉のなかから、どれかひとつを選ぶ必要なんてない。自分の居場所がある。みんなに居場所があるのよ」

冒険セラピーの効果

アメリでは昔から、傷を負った兵士は荒野に向かうと言われているけれど、それも不思議ではない。アイダホ、モンタナ、アラスカといった州の辺境の森林は、退役軍人の移住地として有名だ。とくにヴェトナム戦争後、都会では自分たちの心情がまったく理解されないと感じた多くの帰還兵が、こうした辺境の地で大きな安らぎを得た。このように、数々の逸話が明確な証拠になっているにもかかわらず、退役軍人省も大半の心理学者も、自然の癒やし効果を認めていない。現在、軍人の支援を目的とした回復プログラムを実施しているのは、民間の寄付で活動している退役軍人たちだ。

デヴィッド・シャイフェルドは、一一年前から〈アウトワード・バウンド〉で退役軍人のための野外合宿を開催している。彼自身は「冒険セラピー」という造語を使っているが、その言葉を参加者に対しても使うとはかぎらない。六日間、自然のなかですごすことで多くの退役軍人が変わっていくのを実感したシャイフェルドは、テキサス大学オースティン校で心理学の博士号取得をめざして研究を始めた。認知行動療法や薬物療法などのごく標準的な治療法では効果がでない場合でも、自然によって心身ともに癒やされる理由を突きとめたかったのだ。

シャイフェルドの一五九人の退役軍人を対象にした調査では、〈アウトワード・バウンド〉プログラム参加者の九〜一九％に精神面での改善が見られた。いっぽう対照群の退役軍人にはそうした改善は見られなかった。またプログラム参加者に関しては、一か月後も気分が改善された状態が続いていることがわかった。

なぜ、自然のなかですごすプログラムには効果があるのだろう？　シャイフェルドによると、参加者――大半が男性――の多くがもう一度カウンセラーの助言に従おうと励ましあっているとのことだった。「それぞれのグループにはたいていふたりくらい、実際にカウンセリングを受けている人がいる。彼らが事実上の指南役となり、参加者にカウンセリングを受けるよう勧めるんだ」とシャイフェルドは言う。その結果、カウンセリングに対する不信感が薄らぎ、最後までカウンセリング治療を受けるようになる。成果をあげている理由はほかにもある。荒々しい自然に囲まれて、仲間同士で励ましあいながら旅を続けるうちに、ほぼ一日中続くセラピーを長期間受けているような効果を得られるのだ。退役軍人省が提供する週に一時間のセラピーとは大違いだ。「四方を壁で囲われた部屋でじっと座り、胸に秘めた思いを打ちあけるのは、苦行のようなものだ」と、シャイフェルドは言う。「大自然のなかに身を置いているうちに、ごく自然に心情を吐露できるのがいちばんいい。自然には人をそういう気持ちにさせる力がある」

ほかの研究者も同様の報告をしている。ブリンガムヤング大学のニール・ランドバーグは、二〇一〇年、〈ハイアー・グラウンド〉のふたつのプログラムに参加した二二人を対象に調査を行なった。参加の順番待ちをしている退役軍人のグループと比べて、すでに参加した者には劇的な変化が生じていた。フラッシュバック、感情の麻痺、過覚醒が四〇％も減少していたのだ。とはいえ、この結果に納得していない研究者もいる。ユタ大学の退役軍人研究センターの所長クレイグ・ブライアンは、心理学者であると同時に、空軍の元兵士でもあり、自然を利用した治療には懐疑的だ。こうした研究はたいてい規模が小さく、適切な対照群が用意されていないうえ、長期にわたる追跡調査が実施されていないと、彼は指摘する。「もちろん、現在行なわれている治療法より、自然を利用した治療法のほうが効果があるという可能性はあるが、まだなんとも言えないね」と、彼は言う。「なにしろ、裏づけとなるデータがないんだから。もっと規模の大きい、無作為化比較対照試験〔処置群と対照群を無作為に分けた試験〕の結果を見たいものだ」

〈アウトワード・バウンド〉はプログラムに関するデータをもっと収集するべく、自然保護団体〈シエラクラブ〉とアメリカ合衆国退役軍人省の協力を得て、シアトルの退役軍人局で大規模な予備研究を実施している。〈アウトワード・バウンド〉と〈シエラクラブ〉は年間数百人の兵役経験者と連絡をとり、データを収集しているのだ。ステイシー・ベアはこうした〈アウトワード・バウンド〉の研究のコーディネーターを務めている。自身も退役軍人であるベアは、荒野のなかですごしたからこそ、自分はいま生きながらえていると実感している。そして、もっと信頼の置けるデータが必要だと痛感している。

「いまだにたいしたことはわかっていないんですから、驚きですよ」と、ベアは言う。「雄大な自然に謎めいたすばらしい力があるのは、だれもが知るところでしょう。でも、それを科学的に数値で立証するのは困難だ。たしかに、自然のなかで二重盲検法〔だれが処置群でだれが対照群かを、被験者だけでなく、研究者も知らされない対照試験〕を実施するのはむずかしい。実際、きわめてむずかしいんです。標準的な実験法を確立する必要はないのでしょうが、戸外ですごす効果をもっと系統的に評価する方法を編みださなければなりませんね」

合宿の最後の数日は、二〇〇〇年と二〇一二年に山火事で燃えた一帯を通った。二〇〇〇年に燃えた場所には、その後に芽吹いた若い常緑樹が青々と茂っていた。二〇一二年の焼け跡には、黒く焦げた草の周囲に、あざやかな緑の絨毯が広がっていた。生命の循環が途絶えずに続いているることが、強烈に伝わってくる風景だった。ある日の午前中、わたしは荷物を載せた大型のラフティングボートに乗っていた。隣には、参加者のなかでは年配で、うつ病で入院経験のあるリンダ・ブラウンが座っていた。ライフジャケットの前で腕を組み、サンダルを履いた足をボートの船首のほうに投げだしている。「木は自分の命をコントロールできないものねえ」と、彼女は聞きとれないほど低い声でつぶやくように言った。「人間だって自分の身に起こることをコントロールできるとはかぎらない。木を見ていると、受容することがいかに大切かがわかる。変容していくことも」

数か月後、HG-714-RA部隊の隊員の大半は、アイダホでの川下りを振り返り、PTSDを克服する長い道のりでその旅が役に立ったと答えた。でも、脳が爆発するようすを目の当たりにした看護師カタリーナ・ロペスは、役に立たなかったと回答した。統計学的に見れば、それは妥当な結果だ。メンタルヘルスに関するほかの研究でもそうした傾向が見られるからだ。たとえばフィンランドでは、自然のなかですごした被験者のうち約一五%は、自然にまったく心を動かされなかった。なかには、たんに自然が苦手という人もいる。虫が嫌い、そよ風が嫌い、大空なんて大嫌いという人の神経系が、戸外ですごしたからといって鎮まるはずがない。

とはいえ、ロペスの場合はそういう理由ではなかった。あんな短期間じゃ足りない、と不満を言ったのだ。あれっぽっちじゃ、悪夢の息の根をとめられない。睡眠薬を飲んだあと車に乗り、夜中に刈り入れが終わったトウモロコシ畑を突っ走るのをやめられない。あれっぽっちじゃ、また人を信じるようにはなれない。急流を泳ぎきる自信もつかない、と。たしかに問題を抱えたティーンエイジャーを対象にした自然のなかでのセラピーは、たいていは数週間、ときには数か月にわたって実施されている。

〈ハイアー・グラウンド〉では自宅に戻ってもアウトドア・スポーツを楽しめるよう、参加者全員に「レクリエーション補助金」を給付している。この補助金を使うかどうか、まだ思案中だと、ロペスはわたしに言った。いっぽうマーシャ・アンダーソンとカーラ・ガルシアは、南カリフォルニアでサーフィンを楽しむようになり、ときには一緒に波に乗っているそうだ。無気力だったアンジャ・メイソンは、一〇キロのダイエットを決意してフィットネスジムに通いはじめた。その変化には目をみはるものがある。いまでは近所の野山によくハイキングに出かけるようになり、キャンプ用品が欲しいとまで言っている。パム・ハナはサイクリングを始め、補助金でマウンテンバイクを買おうかと思案中だ。

エレーラは、べつの川下りのプログラムに申し込んだところだと教えてくれた。こんどは〈アウトワード・バウンド〉のプログラムだ。「川が気に入ったの。最後までやりとげることもね」と彼女は言う。それに、ほかにも参加できるプログラムがないかとあれこれ調べている。アラバマ州の田舎での狩猟にも興味があるし、スカイダイビングもやってみたい。身体に障害があってもできそうな場所があるのなら、ロッククライミングも試してみたい。「毎年、夏にはなにかに挑戦するつもりよ」と、エレーラは言った。

そして、誇らしげにこうつけくわえた。いま、髪を伸ばしているところなの、と。

11 自然のなかで伸びるADHDの子どもたち

子ども時代はこのうえなく独創的な冒険であり、幾多の困難の物語であり、勇気、不断の警戒、危険であり、ときには災難であり、そうありつづけてきたし、またそうあるべきだ。[1]

——マイケル・シェイボン（アメリカの作家）

サマーキャンプでの成長

小学二年生になるころには、ザック・スミスが椅子にじっと座っていられないことはだれの目にもあきらかだった。そもそも椅子におとなしく座っていようという気がないのだ。授業中に大声で話し、順番を待ってなにかをするのが苦手なため、授業の妨げとなることも多かった。両親はADHD（注意欠陥多動性障害）の治療に用いられる薬をあれこれ服用させたが、効果が見られないものも多かった。通学していたコネチカット州ウエストハートフォードの学校では、途中で特別支援学級に編入することになった。そこでも粗野な言動がおさまらず、停学処分を二度受け、大きな挫折を味わった。ザックは学校のどんな勉強や活動にもいっさい興味を示さなかった。これ以上その学校にいたら、いっそう深刻なトラブルを引き起こすかもしれない。そう考えた両親は、ザックが八年生のときに環境を一新して、冒険させることにした。

冒険の地となったのは、ウエストヴァージニア州ペンドルトン郡。ザックはいま東向きの珪岩《けいがん》の岩壁に手足を大きく広げて張りついている。ミニオンズのような黄色のヘルメットから、ボブカットにした赤みがかった金色の巻き毛が跳ねている。安全確保用のハーネスをＴシャツ――両袖とも破りとられている――の上にしっかりはめていて、胸のあたりの〈コールオブデューティ　アドバンスド・ウォーフェア〉〔シューティングゲームの一種〕のロゴが半分隠れている。

「ハーネスがケツに食い込んじゃった！」高さ六メートルほどのところで岩にしがみつき、ザックが叫んだ。

崖の下でザックのロープを確保しているのは、こちらも一四歳のダニエル。いかにもまじめそうな細身の少年だ。その日の朝、ダニエルは「ぼくもロープを操作しなくちゃいけないの？　体重が四三キロしかないんだよ」とぼやいていた。ザックもダニエルもまだ少し不安そうではあるけれど、自分たちをつなぐロープと岩場に全神経を集中しているのは間違いない。その前日、セネカロックのそばのキャンプ場に設営したテントの「青空教室」で、ＳＯＡＲアカデミーに在籍する多様な一二人の子どもたちは、８の字結びやプルージックなど、命綱となるロープの基本的な結び方を学んでいた。子どもたちの年齢は最年長と最年少で五歳離れている。思春期に子どもはいちじるしく成長するため、年少の子どもたちは年長の子どもたちよりはるかに幼く見える。体格で判断するなら、ザックはこの集団の真ん中あたりだろうか。ひょろ長い手脚やＸ脚をもてあましているように見える。はにかんだ笑顔とは裏腹に、低く太い声で話す。

ザックは右足をそろそろと動かし、新たな足場につま先をかけると、また少しよじ登った。こうして奮闘を続けたすえ、よくやく岩のてっぺんまで登りきると、勝ち誇ったようにロープ端の金属のリングを叩き、懸垂降下した。「やばい、腕がマジ痛い」地面まで降りてくると、ザックが言った。奮闘と日焼けのせいで、いつもは青白い頬が真っ赤に紅潮している。うっかりクライミング用ロープを踏んでしまったダニエルは、ルールに従い、ロープにキスをするはめにおちいった。とはいえ、それはよくあるミスだったので、だれもからかったりはしない。首尾よくやりとげたザックとダニエルは、こんどはティムに声援を送りはじめた。ティムはアトランタからやってきた小柄な少年で、眼鏡のレンズがあまりにも分厚いため、まるでゴーグルを装着しているように見える。ヘルメットの後頭部に貼られたテープには、少年たちを鼓舞するようなニックネームが記されている。ティムのニックネームは「Tボーンステーキ野郎」だ。全員がティムに声援を送りはじめた。「頑張れ、ティム！　その調子だ、ティム！」

ザックはいま、七年生から一二年生を対象に、多彩なアドベンチャー活動をとりいれた全寮制の学校SOARアカデミーに在籍している。ノースカロライナ州バルサムに拠点を置くこのアカデミーのサマーキャンプに、ザックもここにいる仲間たちと同様、何度か参加していた。SOARはADHDやさまざまな学習障害に苦しむ子どもたちのために、全寮制のアカデミーのほかにも毎年、サマーキャンプを開催している。SOARは、屋外ですごすことで、ADHDの子どもが健全に成長するという理念のもとに設立されたが、こうした理念は数十年前には非常に革新的で、残念ながらいまでも正当な評価を受けていない。創設時と比べると、ADHDと診断をくだされる子どもの数は爆発的に増え、いまではアメリカの一〇代の子どもの一一％を占めている。そのいっぽうで、学校の休み時間や体育の授業は減り、子どもが自然と触れあう機会は情けないほど激減している。

ザックが初めて参加したSOARのサマーキャンプは、ワイオミング州ですごす三週間の乗馬の旅だった。この旅に参加するまで、ザックは家のなかでゲームをしているほうが好きだった。「自然なんて大嫌いだった」と、ザックは言う。ところがワイオミングのはてしない空の下ですごすうちに、ザックのなかでなにかが変わった。目の前の作業に集中できるようになったのだ。友だちもできて、自己嫌悪におちいることも減った。ザックの落ち着きのなさは、冒険心へと形を変えた。それこそが、SOARが主催するキャンプの狙いだったに違いない。

発達過程にある子どもの脳には自然が必要

人間の脳は屋外で進化してきた。外の世界は興味深いもので満ちてはいるが、興味を惹かれるものの数が多すぎるわけではない。たとえば子どもの世界では、すべてのものに名前がついている。食べ物、動物、星座。このように慣れ親しんだものに囲まれて暮らしているからこそ、人間には本来、環境になにか変化が生じると、ついそちらに注意を向け、気を散らすという性質がある。そうしなければ捕食者に襲われ、生き延びてはいけないからだ。と同時に、道具をつくり、獲物にそっと忍び寄り、赤ん坊を育て、長期的な計画を立てるには、ひとつのことに粘り強く取り組む根気が必要だ。進化の面から見れば、初期の人類にはひとつのタスクに集中して取り組むと同時に、必要とあればタスクをすぐに切り替えられる反応の速さが求められた。そこで脳の前頭前野はタスクをすばやく切り替えられるように進化した。デヴィッド・ストレイヤーとモアブに集合した神経科学者の一団が立証してきたように、注意を向ける対象をすばやく切り替えられるのは、人類のもっともすぐれた能力のひとつだ。

わたしたちの祖先はたいてい新奇なものを求めていたし、ある程度までなら冒険したいと望む脳をもっていた。こうした脳は人類の発展の役に立った。人類はほかのどんな生物よりも生息地を拡大し、いまや人間とペットと家畜は個体数で地球上の陸生脊椎動物の九八％を占めている。とはいえ、進化によって人間の脳には個体差が生じた。そのため血湧き肉躍る冒険が大好きという人もいれば、これまでとは違う未知の場所に引っ越すのが楽しいという人もいる。そんなふうに刺激を求める人はたえず変化する環境で繁栄し、新たな情報にすばやく反応する。

落ち着きのなさはかつて、環境への「適応性にすぐれている」という特長ととらえられていたが、いまは障害と見なされるようになった。最近のＡＤＨＤの治療薬の広告には、留意が必要な「症状」のリストが挙げられている。[2]「高いところに登りたがる、たえず走りまわる、じっと座っていられない」

ザックのような子どもの脳を調べるのは有益だ。こうした子どもたちが自然のなかでの冒険を必要としているだけではなく、冒険（および冒険を必要とする人類）もまた彼らを必要としているからだ。ザックのように環境にうまく順応できずに押さえつけられている子どもたちは、わたしたちのだれもが気持ちのなかに抱えている冒険への衝動を解きあかす鍵を握っている。自然と隔絶した室内でばかり動きまわり、画面ばかり見ていると、そうした衝動が満たされる機会が徐々に減っていく。そのような閉塞した状況のなかで、ひとつのことに集中しにくい特徴をもつ世界各地の人たちが気を吐き、人類の進化に貢献してきたのだ。さらにはこれからも、マイケル・シェイボンが「子ども時代の荒々しい自然は消滅した。冒険の日々は過去のものとなったのだ」とわびしく描写した未来が現実のものとなるのを阻止するのかもしれない。おっと、少し話の展開が速すぎただろうか。それではまず、学習と、探検、子ども時代、遊び、自然界との関係について見ていこう。

自然のなかですごせば、大人の心身の健康を大きく改善できるのであれば、まだ発達過程にあるティーンエイジャーの脳に、自然はどれほど大きな影響を与えるのだろう？　子どもは大人よりはるかに速く物事を吸収し、身につける。この事実から考えても、疲れた心を癒やしたり、新たな学習法を修得したりするうえで、屋外での体験からとてつもなく大きな恩恵を得る可能性があることはよくわかる。自然のなかですごしていると、子どもたちの感情や注意のパターンはほんとうに変化するのだろうか？

人間の子どもはみな冒険からなにかを学びとる。ということは、現代のわたしたちは子どもを無力化させているのではないだろうか。薬を飲ませるだけでは飽き足らず、規則や管理の厳しい教室やスポーツチームで子どもをがんじがらめにし、歩きまわる自由を奪い、室内で目がちかちかする画面の誘惑にさらしているのだから。現代の生活は子どものみならず大人までをも注意散漫にさせ、精神的に疲弊させている。カナダのマギル大学の神経科学者ダニエル・レヴィティンによれば、わたしたちは一日に七四ギガバイトものデータを消費している。ティーンエイジャーは放課後、起きている時間の大半、画面を見てすごしている。画面を見ている時間のほうが、見ていない時間より圧倒的に長い。

「デジタル時代の到来により、わたしたちの身体能力や生理機能はもちろんのこと、視野がひどく狭まり、創造性も失われた」と、冒険写真家のジェームズ・バローグは言う。彼は世界各地の激しく変貌を続ける大自然の風景を悪戦苦闘のすえ写真におさめ、数百万枚の写真をデジタル配信している。子どものころ、ニュージャージー州の田舎で暗くなるまで野山を歩きまわってすごしたバローグをもってしても、一二歳になる娘さんを携帯電話から引き離すことはできないという。「何時間も外に出ずにすごしている」と、バローグはこぼす。「とんでもないことだ」

インターネットのない環境に子どもたちを放り込み、夏の森を自由に走りまわらせるのもひとつの手だろう。とはいえ、わが子に一年間丸ごと戸外ですごさせるのは、親が藁《わら》にもすがりたくなるほど精神的に追い込まれているか、大胆な教育方針をもっているか、その両方かにかぎられるのかもしれない。全寮制学校であるSOARの生徒は、二週間を森のなかですごしたあと、二週間を野山ですごすというパターンを繰り返す。ザックのようにどうしても学校になじめず、手がつけられないと問題児扱いされて転校してくるのはよくある例で、男子に多い。そもそもADHDと診断されるのは、女子より男子のほうが多く、その数は二倍以上だ。

だが歴史をひもとけば、型破りな行動ゆえに幸運にも有名になった人の例は枚挙にいとまがない。たとえばナチュラリストの草分けであるジョン・ミューアは、幼いころから夜になると窓枠にぶらさがってはこっそりと家から抜けだし、スコットランドのダンバーの海岸沿いに続く足場の悪い岸壁をよじ登った。フレデリック・ロー・オルムステッドは大の学校嫌いだったが、寛大な校長先生のおかげで野山を歩きまわるのを大目に見てもらった[3]。マーク・トウェインは一二歳で学校をやめたが、川下りの旅にはすばらしい価値があると信じていた。写真家のアンセル・アダムスの両親は落ち着きのない息子に学校をやめさせると、ブローニーカメラをもたせ、一緒にヨセミテの大自然を巡る旅に出た。これなど、カリフォルニア流ホームスクーリングといえるかもしれない。

　オルムステッドはみずからの人生を振り返り、問題があるのは窒息しそうな教室のほうで、手に負えないと言われている子どもたちのほうではないと断罪し、「いわゆるごくふつうの環境ですごしていない少年、すなわち毎日一〇マイルから一二マイル〔約一六〜二〇キロ弱〕歩くのではなく、家のなかで日がな一日じっと座ってすごしている少年は、いずれ病に苦しむか、勉強に身が入らなくなるだろう」と記した。

探検の重要性

　ＳＯＡＲアカデミーが学校として正式な認可を受けたのはたった三年前のことだ。生徒はわずか三二名で、うち二六名が男子だ。生徒は年齢に関係なく四つのグループに分けられる。各生徒に個別のカリキュラムが用意され、生徒と教師の比率は五対一だ。授業料は年間四万九五〇〇ドルで、ほかの全寮制の学校と同じくらいだが、ハリー・ポッターが学ぶホグワーツ魔法魔術学校のような重厚な食堂や革装丁の本が並ぶ書架はない。カリキュラムは学習指導要領を満たすいっぽうで、料理などの基本的な生活技術にも時間を割いている。とはいえ生徒たちは、その昔は戦場だった場所に実際に立っているときのほうが歴史に関心をもつし、オルドビス紀の地層の上で野営をしているときのほうが地質学の授業を熱心に聴く。

「ぼくたちは、文字どおりゼロから始めたんですよ」と、ＳＯＡＲの理事長のジョン・ウィルソンは言う。ウィルソンは一九九一年にキャンプ生活の指導員として働きはじめた。「ここでは、モノをつくりなおすのではなく、モノを捨てるところから始めるのです」と彼は言う。ＳＯＡＲ

の創設者はアウトドア・スポーツの熱心な愛好家だったわけではない。ただニューロンがあらゆる方面に活発に活動する成長期の子どもたちにとって、ロッククライミング、山登り、カヌーといったアウトドア・スポーツが、このうえなく有効であることに気づいたのだ。「岩棚の上にいると緊張しつつも頭が冴え、ストレスと覚醒のバランスがほどよくとれます。すると生徒の学習意欲が高まりますし、こちらはそれぞれに適した学習方法を見つけることができます。問題を解決する新たな手法が見つかるんですよ」とはウィルソンの弁だ。

公営住宅の窓から見える景色の研究で有名なイリノイ大学のフランシス・クオは、ADHDと戸外での活動の関係も研究した。[4] 彼女の研究は小規模ではあったものの、じつに示唆に富んでいた。ある実験で、ADHDの子どもが室内ですごした場合と自然のなかですごした場合を比較したところ、自然のなかですごすとADHDの症状が三分の一に減るとわかった。べつの実験では、八歳から一一歳のADHDの子ども一七人に、ガイドと一緒に三つの異なる場所を二〇分間歩いてもらった。住宅街、都会の繁華街、公園の三か所だ。公園を歩いたあとは、数字を逆の順番で記憶するテストの成績がいちじるしくよくなった。ADHDの子どもとそうではない子どものどちらでも同様の結果が出たし、ADHDの一般的な治療薬を服用している子どもと服用していない子どものどちらでも、やはり同様の結果が出た。[5] また先日、バルセロナで二〇〇〇人のADHDの子どもを対象にした研究を実施したところ、緑のなかで頻繁に遊んだ子どもの親から、不注意や多動の症状がいくらか改善されたという報告があった。[6]

二〇〇四年の論文で、クオと同僚のアンドレア・フェーバー・テイラーは、注意回復理論が作用するメカニズムに関する仮説を立てた。[7] 右前頭前野——物事を系統立てて考え、判断をくだし、作業に集中する際に必要な部位——の働きが、ＡＤＨＤの子どもの場合はあまり活発ではないことがわかっている。もし、自然に触れることで前頭前野が力を取り戻すのであれば、ＡＤＨＤの子どもの注意力も上昇すると思われた。

ＡＤＨＤの症状には個人差がある。過激なスポーツを楽しむ選手のように、さまざまな未知のものがうずまく世界で刺激を受けていると元気が出るタイプの子どもは、学校で一日中座ってすごしていると生気を失ってしまう。ところが産業化の時代を迎えると、子どもはおしなべて教室で勉強すべきだという標準化教育を、教育界が重視するようになった。「ＡＤＨＤはいまから一五〇年前、義務教育が始まると同時に生まれたのです」と、カリフォルニア大学バークレー校の心理学者スティーヴン・ヒンショーは言う。「この意味では、ＡＤＨＤは社会の変化によって生みだされた概念といえるでしょう」

ヒンショーによれば、ＡＤＨＤの子どもは従来の学校の授業では退屈し、うまく順応できないと感じる場合が多く、さらに、規則が厳しい環境のせいで症状が悪化するという。イタリアの女医で教育家のマリア・モンテッソーリは、一九二〇年、中学生は講義を中心とする授業などさぼり、もっと農場に出かけるなり、自然教室に参加するなりすべきで、そこで実際に身体を動かし、体験から学んだほうがいいという大胆な提案をした。ザック・スミスのような子どもにとって、とりわけ学校は息が詰まり、規則に縛られているように感じる場所だ。それゆえに、ふざけたり騒いだりする。すると、いっそう制限の多い環境に送り込まれることさえある。金網のフェンスに囲まれた監視の目が光る施設に入れられ、向精神薬を投与されることもある。こうした薬はＡＤＨＤの症状を改善するとともに、不安障害やうつ病、攻撃性なども緩和するが、ときには強い副作用でトラブルを起こす。またザックが自分もそうされるのではないかと心配していたように、薬を飲まされて意識を失い、深夜、長期滞在型の治療プログラムへと屈強な男たちにむりやり連れていかれる場合まである。そうした治療プログラムのパンフレットには〈アウトワード・バウンド〉のような冒険プログラムが紹介されているかもしれないが、その実態は強制労働収容所と大差ないかもしれない。

ラットを利用した実験でも、ＡＤＨＤの子どもたちと同様のパターンが観察された。率直にいえば、ラットは手がつけられないほど乱暴になったのだ。ワシントン州立大学の神経科学者ヤーク・パンクセップが実施した実験では、若年ラットが移動と遊びを制限された場合、前頭葉（実行機能をつかさどる部位）が正常に成長しなくなる。[8] そのうえ、こうしたラットが成長すると、いわばラット版の反社会的行動をとるようになる。「充分に遊べない、あるいは存分に動きまわれる場所がない環境で成長した動物は、遊びを渇望するようになる」と、パンクセップは言う。「衝動をうまく抑えることができなくなり、ついには仲間とのあいだでさまざまな問題を起こす」

その反対に、遊ぶ時間をたっぷり与えられた動物は、脳神経というハードウェアがいっそう発達し、永続的に機能するようになる。パンクセップが実施した実験では、若年ラットを三〇分間遊ばせただけで、脳の成長因子の放出がうながされ、前頭葉の数百種類もの遺伝子が活性化した。パンクセップによると、ＡＤＨＤの治療によく使われているリタリンやアデラルなどの精神刺激薬は、たしかに子どもの注意力や学業成績を改善するのかもしれないが、一時的とはいえ探検したいという衝動を抑える副作用がともなう。「こうした薬はいわば『抗遊び薬』なんだよ」と、彼は言う。「これはまぎれもない事実で、疑いの余地はない」

こうした薬——そして座っていることを強要される生活——は、長期的に見れば子どもから冒険心を奪ってしまうのだろうか。この点に関しては懐疑的な心理学者も多い。だが実際のところはどうなのか、だれにもわからない。これは一部の人にかぎられた問題ではない。アメリカでは六四〇万人の子どもがADHDと診断され、その約半数が処方された精神刺激薬を服用し、その割合は二〇〇七年から二八%も増加しているのだから。

森の幼稚園——フレーベルの幼児教育

SOARのキャンプに初めて参加するティーンエイジャーのなかには、服をうしろまえに着ている子もいる。食事をするのを忘れてしまう子や、延々と食べつづける子もいる。また怒ると暴言を吐いたり手をだしたりする子もいれば、ちょっとしたことですぐにイライラする子もいる。ADHDの症状は男子と女子ではあらわれ方が異なる場合が多い。男子によく見られる症状は、多動性、衝動性、不注意で、こうした症状は世間でもよく知られている。どの性質もある程度は、だれにでもそなわっているが、重い症状があらわれる場合は、脳の報酬、行動、注意をつかさどる複数の部位で独特の化学作用が起きているらしい。すると他人の話をおとなしく聞いたり、じっと座ったりしていることが苦痛になり、外部からの刺激に気が散りやすくなる。すぐに退屈し、危険なことがしたくなる。そしてドーパミン、セロトニン、ノルアドレナリンなど、快感の神経伝達物資が脳内にあふれるような刺激的な行動を求める。さもないと、脳がうまく働かなくなるのだ。ADHDの子どもには頭の怪我をしやすい、うっかり毒物を口にする、路上で売買されている麻薬に手をだすなどの傾向が見られる。

長期にわたる研究によって、ザックのような――というより、大半の――子どもには、幼いころから存分に身体を動かせる戸外で学習するほうが有効だとわかっている。ワシントン州ヴァションにある〈シーダーソング自然学校〉の創設者エリン・ケニーはこう語る。「大人が壁をとりのぞいてしまったら、子どもたちは壁にぶつかることさえなくなってしまう」[9]

そもそも、幼稚園の生みの親の頭のなかにあったのも、こうした思想だった。

一七八二年、フリードリヒ・フレーベルは深い原始の森と緑の谷が続くドイツのワイマール近郊の村で生まれた。ロマン主義の最盛期に成長し、博物学を学び、フランスの思想家ジャン＝ジャック・ルソーに傾倒した。「自然という造物主の手から生じたものはいかなるものも善であり、人間の手に渡ると悪になる」[10]というルソーの言葉は、フレーベルの心にとりわけ深く刻まれた。ルソーは著書『エミール』で、子ども時代に好奇心と自由の精神を育むことが重要だと証拠を挙げて説明している。これは当時、革新的な見解で、のちの進歩的な教育法に多大な影響を及ぼした。フレーベルの時代には、子どもは七歳ぐらいまでほぼ自宅ですごすか、乳児院に預けられた。ところがフレーベルは、自然と創作活動をとりいれた教育を実施すれば、子どもは生涯にわたって学ぶための準備をととのえられると考えた。さらには思いやりといった感情が育まれ、生きとし生けるものと自分がつながっているという深遠な感覚をもつようになると信じていた。

初等教育の学校に何年か勤務したあと、一八三七年、フレーベルは幼児のための学校をひらいた。彼は森のなかを歩いているときに（まさに森のなかを散歩中に！）キンダーガルテン（子どもの庭）という名前を思いついたという。幼稚園で、子どもは五感を通じて自然を吸収する。園児は屋外で植物を育て、運動し、踊り、歌う。積み木や木製の球、色紙といったシンプルな玩具を使い、いつのまにか幾何学、さまざまな形、物理学、デザインといった普遍的な法則を学んでいく。フレーベルは型にはまった授業計画など無益だと考えていた。子どもはおもに好奇心と「自発的行動」によって学ぶべきだというのが、フレーベルの見解だった。こうした考え方は多くの支持を得たが、その後、プロイセン政府は自由な遊びが無神論につながることをおそれ、公立の幼稚園禁止令をだした。それは一八五二年にフレーベルが亡くなる前の出来事だった。かくも政府の抑圧があったにもかかわらず、フレーベルの幼児教育は裕福で有力な女性から支持され、彼の理念は世界各地に広まっていった。[11] ノーマン・ブロスターマンはキンダーガルテンの歴史を綴った著書『幼稚園の発明（*Inventing Kindergarten*）』に「それは近代の真珠の核のようなもので『子どもの庭』と名づけられた」と記している。

幼児期のすごし方はその後も変わりつづける。

アメリカを含めた海外へと広まっていった幼稚園だが、そのあり方は、まったく異なる方向へと向かっていった。幼稚園で勉強するようになったのだ。フレーベルが生きていたら激怒して、幼児用のそろばんを放り投げたに違いない。彼は幼児期の子どもにいわゆる授業を行なうべきではないと考え、積み木にアルファベットを記すことさえ拒んだ。ところが一九世紀後半の教育者は産業時代の仕事にそなえて、とりわけ労働者階級の子どもにはそのための教育に力を入れるべきだと考えた。その結果、幼稚園は子どもが室内ですごす時間を増やし、計画的な授業を行なうようになった。一九六〇年から七〇年代には一時期、自然教室が注目されたこともあったが、アメリカの幼稚園はあくまでも子どもたちを椅子に座らせ、猫背で授業を受けさせるという姿勢を崩さなかった。

とはいえ、自然を中心に据えたフレーベルの幼児教育がヨーロッパから消滅することはなかった。いまなおヨーロッパでは、六歳以下の子どもに読み書きや算数を本格的に教えることはない。ドイツには「森の幼稚園」を意味するヴァルトキンダーガルテンが一〇〇〇園以上あり、北欧でも人気を博し、その数はいまも増えている。「森の幼稚園」に通う園児たちは、どんな天気であろうと戸外に出て、自然のなかで木の枝などをおもちゃにして遊び、大いに楽しむ。わたしは実際に、スコットランドのパースシャーにあるアウチローンという幼稚園を訪ねた。子どもたちは木登り用の木のまわりを楽しそうに駆けまわり、枝を組んだテントのなかでままごとをし、死んだカエルのお葬式を挙げていた。おやつの時間になると、四歳の男の子が火を熾すのを手伝い、ポップコーンをつくった。園長のクレア・ウォーデンは子どもとたき火を心から愛している。園児にナイフを使わせ、みずからの身体を使ってさまざまなことに挑戦するのがいかに重要かを強調する。また、嵐で大木が倒れたときのことも話してくれた。子どもたちは巨大な倒木を何日もかけてのこぎりで切り、とがった部分を叩いて潰し、安全に登って遊べるようにした。これこそが自然を基盤にした教育そのものだと、園長は言う。手先が器用になり、物事の因果関係が体験から学べ、チームワークが身につく、と。

子どもにそんなことをさせたら、アメリカの親はショックを受ける——それはウォーデン園長も承知している。アメリカでは子どもを緩衝材でくるむようにして育てるからだ。「あらゆるリスクを避けることなどできません」と、園長は語った。ちょうどそのとき、黄色い長靴を履いた男の子が、子ども用の弓のこを手に目の前を勢いよく歩いていった。「子ども用」と「弓のこ」の組み合わせなど、アメリカではあってはならないように思える。だが、この幼稚園ではこれもまた大切な教具なのだ。つい先ほどまで、その男の子はジャガイモの皮むき器を手にしていたほどなのだから。「安全かどうかを判断する際に、リスク回避を最優先には考えません」と、園長は言う。「学校が退屈でつまらなければ、子どもたちは積極的に勉学や活動に取り組もうとしません。そんな子どもたちが一〇代になると、結局は保護者と納税者に大きな負担をかけることになるのです」

いま、スカンジナヴィアの幼稚園児や保育園児の約一割が、ほぼ一日中戸外ですごしている。そして、ほかの大方の園児もかなりの時間を戸外ですごしている。フィンランドでは、小学校の授業でも驚くほど多くの時間を屋外での遊びにあてている。計算すると、生徒は一時間のうち一五分は外ですごすことになる。

わたしはフィンランドを訪れたとき、六年生を担当する教師ヨハンナ・ペルトラに、なぜ子どもたちを外で遊ばせるのかと尋ねた。ペルトラはいかにも現実的なフィンランド人らしく「外に出て新鮮な空気を吸うと、頭がすっきりして、明晰に考えられるようになりますから」と答えた。アメリカの教育関係者はフィンランドの教育システムを絶賛し、世界的に学力が高いことも褒めそやしているにもかかわらず、新鮮な空気がそうした教育に貢献している現実を直視しようとしない。残念ながら、アマンダ・リプリーの著書『世界教育戦争　優秀な子供をいかに生み出すか』〔北和丈訳、中央公論新社〕のフィンランドの章でも、屋外での遊びについては触れられていない。

フィンランドでADHDと診断される子どもの割合は、アメリカと同程度だという調査結果がある[12]。その割合は約一一％で、大半が男子だ。とはいえ、ADHDと診断されたアメリカの子どもの大半が薬を飲んでいるのに対して、フィンランドでは薬を服用している割合が低い。

フレーベルが信じていたことやフィンランドの人たちが実践していることに関しては、科学的な根拠がある。自然のなかで遊ぶと、子どもの認知機能と情緒的発達において少なくともふたつの活動が強化される。運動と探検遊びだ。一〇以上の研究の大規模なメタ分析〔複数の研究結果を集めて分析した研究〕[13]によると、四歳から一八歳の子どもが身体を動かすと、脳内物質の働きが活性化する。知覚能力、IQ、言語能力、数学的能力が向上するうえ、学習に向けた下地もできる。この効果は学齢が低いほど大きい。

さらに興味深いことにペンシルヴェニア州立大学の研究で、学業の成績がいい生徒より、幼いころに社会技能を身につけた生徒のほうが将来、成功する確率が高いことが示された。[14]これは七五〇人の子どもを二〇年にわたって調べた結果である。幼稚園の教師から、協調性があり、友だちとの対立をうまく処理し、他人の話をよく聞くと評価された子どもは、大人になってからの失業、薬物乱用、逮捕、低所得者層用住宅への入居、生活保護受給などの問題を抱える確率が低かった。また一九七〇年代、ドイツ政府はある意欲的な調査に助成金を交付し、一〇〇の幼稚園の卒園児の追跡調査を実施した。調査の対象となった幼稚園の半数は遊びを中心にした園で（ただし外遊びとはかぎらない）、あとの半数は勉学と教師からの指示を中心に据えた園だった。勉学を主体とした幼稚園に通った子どもは、小学校入学直後の成績はよかったものの、四年生になるころには学力でも社会情緒的な面でも、遊びを主体とした幼稚園に通った子どもから後れをとりはじめた。こうした結果から、フレーベルが創案した積み木などの教育遊具の価値が見直されるようになり、ドイツは勉学を重視した幼稚園から遊び中心の幼稚園へと大きく方向を転換した。

だが、悲しいかな、アメリカではそうした変化は見られず、幼児はこれまでになく長時間、机に座ってすごしている。二〇一五年、小児科専門誌『ピディアトリクス』に掲載された論文によれば、就学前の幼児には一日二時間の運動が推奨されているにもかかわらず、実際のところアメリカの園児は一日に平均四八分しか運動していない[15]。おまけに、その四八分のうち戸外ですごしているのはたったの三三分だ。二〇〇九年に同誌に掲載された論文によれば、小学三年生の三〇%は一日の休み時間が一五分未満だった[16]。また、ほかの研究によれば、休み時間がまったくない生徒は白人では一五%で、いっぽう、アフリカ系アメリカ人では三九%にも達するという。

この問題に関しては、親もほとんど役に立っていない。メリーランド大学の運動学教授ジェーン・クラークは、よちよち歩きの幼児を「コンテナ輸送っ子[17]」と呼んでいる。この年齢の幼児がチャイルドシート、ベビーチェア、ベビーカーなどに座らされている時間が長くなるいっぽうだからだ。そのうえ、もう少し成長すると、こんどは座ってテレビやインターネットにどっぷり浸かってすごすことになる。アウトドア財団（アメリカ国立公園局とアウトドア関連の製造業者の出資により設立された団体）の調査によると、アウトドア活動に参加する子どもの数はどの年齢でも減っているが、二〇〇六年から二〇一四年にかけて、とくに六歳から一二歳の子どもが一五%と、もっとも激しく減少した。この調査が対象としたアウトドア活動とは、ハイキング、キャンプ、釣り、サイクリング、カヌーやカヤック、スケートボード、サーフィン、野生動物の観察などで、チームスポーツは含まれていない。

二〇〇四年の調査によると、アメリカの母親の七〇%には、子どものころ、外で自由に遊んだ記憶がある[18]。当時より犯罪発生率は下がっているにもかかわらず、わが子を同じように外で遊ばせている母親はわずか三一%だ。イギリスの子どももやはり自由に遊びまわることはできないようだ。ナショナル・トラストの報告によれば、一九七〇年代以降、イギリスの子どもの「行動半径」――親に監視されずに自由に歩きまわれる自宅周辺の範囲――は九〇％近く狭まっている。また一九七一年には徒歩で通学している七歳児と八歳児は八〇％だったが、一九九〇年には一〇％を切っている。

イギリスでは小学生の三分の二が、ドングリが木から落ちた木の実だということを知らない。

幼稚園児の抗うつ薬使用

ＳＯＡＲアカデミーでは多くの生徒が入学したときにはすでに薬を飲んでいて、たいていはそのまま服薬を続ける。おなかの袋に赤ん坊を入れたカンガルーさながら、教師は薬で満杯のメッセンジャーバッグのジッパーをしっかりと閉め、斜めがけにし、肌身離さずもっている。理事長のウィルソンはここに入学すればＡＤＨＤの薬をやめられるわけではないと明言しているが、薬の量を徐々に減らしている生徒もいる。ザックの両親は息子が次の長期休暇で自宅に戻ってきたら、抗不安薬の服用をやめさせようかと考えている。できれば精神刺激薬の服用量も減らしたいところだ。「息子の変化は奇跡のよう」と、ザックの母マーリーン・デ・ペコルは言う。「いまのザックはとっても楽しそうだもの」

研究で示されているように、戸外でのびのびと遊ぶことが子どもの心身の健康にそれほど欠かせないというのなら、室内ですごす時間が急激に増えた世代が病気にかかりやすくなっているという証拠を見せてもらいたいと思う方もあるだろう。たしかに直接的な因果関係を見いだすことはできないが、そうした報告はあがりつつある。その数字には震撼させられる。アメリカでは幼稚園児の抗うつ薬使用が急増している。一万人以上の園児がＡＤＨＤの治療薬を服用しているのだ。ティーンエイジャーにいたっては、一九五〇年代生まれの成人が一〇代だったころと比較して、重度の不安障害やうつ病と診断される者が五倍から八倍に増えている。[19] 一九九九年以降、アメリカの自殺率はほぼあらゆる年齢層で増加を続け、一〇歳から一四歳の女子の増加率は二〇〇％ともっとも高い。

さらに周知のとおり、この三〇年間で子どもの肥満率は三倍になり、アレルギーや喘息も激増している。アメリカ疾病予防管理センターのデータによれば、およそ一〇人にひとり、すなわち七六〇〇万人の子どもがビタミンＤ欠乏症だ。さらに、その子たちをべつにして、——なんと、子どもの三分の二にあたる五〇八〇万人がビタミンＤ「不足」の状態にあるという。日光は、睡眠調節、概日《がいじつ》リズム、適切な骨の成長促進、免疫力の向上など、わたしたちのあらゆる生命活動に欠かせない。ビタミンＤ不足の問題は深刻化し、イギリスやアメリカの一部では、すでに根絶されたはずのくる病に罹患する人があらわれている。この両国では、くる病に罹患した子どもの数がこの一五年で四倍に増えている。

幼い子どもというものは、ただの芝地であろうと低木が生えているだけの場所であろうと、緑がある環境では活発に動きまわる。都会の学校でよく見られるごくふつうの校庭でも、男子は女子より活発に走りまわる。ところがスウェーデンの研究によれば、自然の多い環境では男子と女子の運動量の差が縮まるという。運動量の男女差を、自然が詰めると言ってもいい。森の幼稚園に通う子どもは、室内ですごす時間が多い園児に比べて病気になりにくく、より多様でより健康な細菌叢《マイクロバイオーム》が体内に大量に宿っている。

こうした観点から見れば、ザック・スミスは恵まれた環境ですごしている。裕福な家庭の子どもは、サマーキャンプへの参加から美しい自然に囲まれた学校への入学まで、さまざまな選択肢を与えられる。だが、子どもの健康のことを真剣に考え、もっと多くの子どもたちに自然と触れる機会を与え、幼児教育や小学校教育を改革しようとするならば、実際にわたしたちの大半が暮らし、働いている場所に目を向けなければならない。都会、住宅地とその近隣地域、公立学校や私立学校だ。

わたしはワシントンDCの学校に通っている七年生の息子に、学校の休み時間は一日どのぐらいあるのかと尋ねた。

「休み時間？　この三か月は一度もなかったと思うけど」

なんと、ゆゆしき問題だ。わたしは校長先生に電話をかけた。

「おっしゃることはよくわかります」校長先生は、怒鳴り込んできた母親をなだめるような口調で言った。「学校といたしましても、もっと外で遊んでもらいたいのは山々なんですが、校庭がぬかるんでおりまして。外で遊んだ子どもたちが戻ってくると、廊下が泥だらけになってしまいますからね」

つまり掃除がたいへんだから、外では遊ばせないというわけだ。フィンランドの学校では、子どもたちは昇降口につねに長靴を置いているというのに。アメリカの学校にはもうこれ以上ｉＰａｄや模擬テストなんぞ必要ない。長靴のほうがよほど役に立つ。

はっきり言えば、もうぐずぐずしている暇はない。実際に身体を動かして探検に励めば、子どもも大人も学習能力が向上する。ザックのような思春期の子ども——前頭前野が一生分のニューロンを産生している時期の子ども——であれば、その恩恵はもっと大きくなるはずだ。ヴァーモント大学の生物行動心理学者、ジョン・グリーンとメガン・エディは、成体ラットと若年ラットを運動させたあと、迷路のなかで餌を探す方法を記憶させた。運動をした若年ラットは、運動をした成体ラットより記憶力がすぐれ、ADHDの治療薬リタリンを投与したラットと同程度の記憶力だった。SOARアカデミーのウィルソンが直観で察していたように、どうやら一〇代のころにたっぷりと遊び、探検に繰りだし、身体を存分に動かせば、哺乳動物の学習能力はぐんと向上するらしい。グリーンは同様のことをもっと科学的な言いまわしでこう説明している。「思春期の子どもの前頭前野は、環境刺激を体験することによって形成される」

さあ、これでもうおわかりになっただろう。いますぐ、行動を起こさなければならない。こうした子どもたちをのびのびと成長させる機会はかぎられている。革新的な冒険に向いている脳をもつ子どもたちが才能を発揮するからこそ、わたしたちの未来に革新がもたらされるのだ。

ADHDの子どもたちはいわば前衛部隊だ。環境をその子どもたちの脳に順応させる方法がわかれば、ADHDでない者にも道がひらける。ひとつだけ、明確なことがある。人間の脳はそれなりの時間を戸外ですごしているときにもっとも成長する、ということだ。

ザック・スミスはウエストハートフォードの合成樹脂だらけの教室でのつらい年月を経て、いま、大きく変わろうとしている。ザックと仲間たちはキャンプ場の奥でたき火を囲んでいた。ハンバーガーと甘いピクルスの薄切りでもうおなかはいっぱいだ。あたりはすでに真っ暗。ここにいる一四人の子どもたちはみな、あしたはセネカロックスで高さ一〇〇メートル以上もある岩場をロッククライミングで登ることになっている。その後は二日間、リュックを背負ってドリー・ソッド原生自然地域を歩き、南北戦争の勇将ストーンウォール・ジャクソンの墓に寄り、将軍の義理の妹が綴った詩を読む。さしあたり、子どもたちは落ち着いているとはいえなくても、疲れておとなしくなっている。

その日のザックの肩書きは「キャプテン・プラネット」だった。つまりゴミをもちかえる係だ。一六歳のマックスは「筆記係《スクライブ》」。マックスはしょっちゅう大きなおならをして、そのたびに自慢する。そして、「外ではぜったいに中途半端なことはしないんだ」と言う。マックスはわたしと一緒にトレイルを歩いているときに、リス狩りとクライミングと川下りが得意だと話してくれた。学校を卒業したら、ネイチャーガイドの仕事がしたいという。紫色のバンダナを頭に巻いたマックスは、グループ日誌をひらくと、赤いヘッドランプの細い明かりを頼りに、その日の出来事を書きはじめた。

ザックは仰向けに寝そべり、満天の星を見あげている。そして感無量といった口調で言った。

「こんなの、家では見られないもん」

PART 5

庭のなかの都市

12 都会生活者が自然の恩恵にあずかるには

人はパンのみで生くるものにあらずなら、植樹ほど価値があるものはないはずだ。[1]
——フレデリック・ロー・オルムステッド

人間の家畜化

二〇〇八年、人類は生息環境に関して重大な決断をくだし、いわば一線を越えた。人類史上初めて、都市部に暮らす人の数が過半数を超えたのだ。ある人類学者は人類に「都市《メトロ》サピエンス」[2]と命名した。わたしたちは実際にそんな種になりつつあるのかもしれない。この傾向には拍車がかかるばかりだ。今後三〇年間で、二〇億人以上が都市部に移住すると予測されている。二〇三〇年には、インドだけで五億九〇〇〇万人が都市生活者になるという。[3]中国ではすでに人口の半分が都市部に暮らしている。西アフリカのリベリアでも同様の現象が見られる。バングラデシュとケニヤの都市生活者の割合は、近年、四倍に膨れあがっている。

都市部への移住というこの大移動は悪いことばかりではない。都会には創造性があふれ、富が集中しているうえ、都会ではエネルギーが効率よく利用されている。都市生活者のほうが衛生、栄養、教育、男女同権、医療機関へのアクセス、家族計画などに関しておおむね恵まれている。とはいえ、世界各地で急成長をとげている巨大都市《メガシティ》は、わたしたちが望むような文明生活の中心地としてかならずしも機能しているわけではない。コンゴ民主共和国の首都キンシャサには一一〇〇万人以上が暮らしているが、平均年収は二五〇ドルだ。ハーヴァード大学の経済学者エドワード・グレイザーは、貧困層が暮らす巨大都市は「地上の地獄以外のなにものでもない」[4]のでは、と問いかけている。そして、キンシャサのような都市を居住に適した場所に変えるのは「今世紀最大の難題だ」と論じている。

都会では今後、居住者の頭がおかしくならない程度に、狭い場所にできるだけ多くの人を詰め込む方法を考えださなければならなくなるだろう。一九六五年、動物行動学者のパウル・ライハウゼンが、異常に混雑した環境に何匹もの猫を押し込めたらどうなるかという実験を行なった。[5]すると猫は横暴になり、「いじめっ子軍団」と化した。ノルウェーの実験で同様の環境にラットを置いたところ、ラットは巣作りの方法を忘れ、自分の身体を食べはじめた。霊長類が狭い場所に閉じ込められると、ホルモンのバランスが崩れ、生殖能力が急激に低下する。ということは、人間の場合はどうなるのだろう? 広範な医学文献を分析したところ、都市部居住者は非都市部居住者と比較し、不安障害の罹患率が二一%、気分障害の罹患率が三九%増大し、統合失調症の罹患率は倍増することがわかった。[6] 都会で暮らしていると、脳のなかの扁桃体——恐怖心をつかさどる部位——や、恐怖心やストレスを調整する前帯状皮質の脳梁膝《のうりょうしつ》周囲部が活性化するのだ。

またポルトガルの研究では、緑地とは対照的な「灰色一色」の工業地帯に隣接する地域に暮らしていると、ストレスに対処する「処理能力《コーピング》が低下」し、物事を楽観的に考えられなくなることが判明した。[7]。物事を楽観的に考えられるかどうかは、意外なほど重要な問題だ。楽観的に考える人のほうが、より健康的な行動をとり、中性脂肪の数値が低く、ストレスを感じてもそこから回復する力が強いからだ。こうした精神的な回復力はもっと評価されてしかるべきだ。世界保健機関の調べでは、うつ病は世界的に、人が健康ですごせる期間を縮める主因となっている[8]。

自然のなかですごせば脳によりよい変化が生じることは、もうおわかりになっただろう。ではそろそろ、その教訓をわたしたちの大半が暮らしている都市部で活かす方法を考えてみよう。押さえておくべき基本的なポイントはいくつかある。まずは身近な場所に自然があること。近所に樹木が生え、海や川や水場があり、緑豊かであれば、そうした風景を見るだけで認知機能が向上し、気分が上向く。学校、病院、職場、地域社会の景観にはもっと知恵をしぼるべきだ。そうすれば、万人の得になる。五感を刺激する自然のある場所に、都市生活者がすぐに行けるようにすることが重要だ。都会にはだれもが気軽に利用できて、汚染されていない静かで安全な自然の避難所が必要なのだ。短時間でも自然に触れれば、攻撃性が鎮まり、創造性が高まり、公共心をもてるようになり、心身ともに健康になる。うつ病を寄せつけないためには、フィンランドの研究者のアドバイスに従い、最低一か月に五時間は自然のなかですごす。あるいは、詩人、神経科学者、川下りをしたグループのように、ときにはもっと長期間、大自然のなかにどっぷり浸かるのも大切だ。そうすれば精神的な深い傷が癒えて、未来に希望がもて、秘めたる才能を社会で発揮できるようになる。

本来、わたしたちは多様な自然を存分に満喫し、そこから活力を得る必要がある。とはいえ、はたして巨大都市の居住者にそんなことが可能なのだろうか？

この疑問に対する答えを求めて、わたしは過密な都市の未来を楽観視する人たちから話を聞くことにした。そうした未来がすでに現実のものとなっている国を訪ねたのだ。その国とは、シンガポール。世界で唯一、都会と自然が同居しているめずらしい国だ。シンガポールには、ワシントンDCの人口の約八倍にあたる五〇〇万人以上が、ワシントンDCの四倍ほどの面積に暮らしている。人口密度は世界第三位。[9] 都市計画家が超過密都市と呼ぶだけのことはある。シンガポールの南洋《ナンヤン》理工大学の霊長類学者マイケル・ガマートは、シンガポールは国を挙げて人体実験を行なっているようなものだと指摘する。「まだ全容はあきらかになっていませんが、ストレスが増えているに違いない。自覚しないまま、自分で自分を家畜化しているのですから」と、ガマートは指摘する。都市《メトロ》サピエンスはこうした環境に適応するべく、これから激しい進化をとげていくのだろうか。

シンガポールの取り組み

わたしにとってシンガポールは、チューインガムや公共の場で唾を吐くことが禁止され、規則を破れば鞭打ちのような理不尽な刑罰が待っているというイメージだ。こうした政策は世界各地でジョークのネタになっていて、わたしの頭には、規則や躾《しつけ》に厳格なことこのうえないあのナニー・マクフィー〔映画『ナニー・マクフィーの魔法のステッキ』やその続編に登場する魔法使いの乳母〕がシンガポールで死刑宣告を受ける光景が浮かぶ。だが現実のシンガポールは壁面緑化や広々した公園に予算を割き、垂直農法などにも取り組み、世界でも有数の「バイオフィリック・シティ（生命愛に満ちた都市）」と呼ばれることまであるという。実際に行ってみると、空港を出たとたんに、なんと緑豊かな巨大都市だろうと感じ入った。

大きな公団住宅が並んではいるけれど、いたるところに緑があふれている。空港から中心部に向かう道の両側にはヤシの木が並び、低木には花が咲き乱れ、空を見あげると街路樹が天蓋のように枝を広げている。こうした光景は、熱帯の島ではそれほどめずらしいものではないけれど、のちに聞かされた話によると、かつてその一帯の自然は完全に破壊され、それをふたたび開墾し、植樹を行なったとのことだった。そのあたりの樹木や低木はすべて、輸入した土に植えられている。そして精神的に不安定な女性歌手さながら、この都市はつねに注目を浴びたがっている。わたしが宿泊したホテルも、繁華街の多くのビルも、建物全体がサルビアのように見えた。数階ごとに枝や葉がこぼれんばかりにあふれているし、なかには壁全体が流れる滝のように植物でおおわれている建物まであった。「朝、目が覚めたらすぐに草を食めますよ」ホテルの前でタクシーを降りようとすると、運転手が冗談を言った。

この国の自然に対する価値観をさぐるには、一五五年前につくられた世界屈指の植物園、シンガポール植物園から訪ねるのがよさそうだ。広大な植物園で、一日の開園時間は一九時間、入園料は無料。数年前にユネスコの世界遺産に認定され、強大な権力をもつ国立公園局の本局もそこにある。急に降りだした激しい雨のなか、わたしは身をかがめて園のなかを走り、公園局の建物に駆け込んだ。すると、公園開発課を率いるヨウ・メン・トンが出迎えてくれた。眼鏡をかけた男性で、つねに笑みをたやさない。大半の国では公園開発の部局は小規模で予算も少なく、華々しい存在とはいえない。ところがシンガポールでは、ヨウが「景観の開発」と表現するものに、年間二億シンガポールドル〔約一六〇億円〕もの予算を割いている。それは国家予算の〇・六%にあたり、アメリカで連邦政府の予算から国立公園局に割りあてられる額の約五倍だ。ヨウの笑いがとまらないのも不思議はない。

ヨウは一九六三年生まれで、その二年後、かつてイギリスの植民地だったシンガポールはマレーシア連邦から分離独立した。その後五〇年間、事実上の一党独裁政治が続き、実質的には故リー・クアンユー首相が実権を握る形で、世界金融センターランキング第三位にのし上がった。[10] 国民ひとり当たりのGDP、学歴、生活水準、平均寿命、どれをとってもアメリカを上回っている。シンガポールには輸出できるような天然資源がなく、国土の拡張も見込めず、急増する人口はじつに多様な民族で構成されている。こうした背景を考えれば、その成果たるやおみごとというほかない。

国民からLKYの愛称で親しまれたリー・クアンユーは、首相就任後、さっそく環状交差点の周囲に木を植え、やがて本格的な植樹を開始した。まもなくシンガポール政府は数千本の植木を輸入し、樹木医や園芸家などの専門家を大勢雇った。こうして首相は「ガーデン・シティ」（庭の都市）計画を掲げ、その後、この計画はもっと意欲的な「シティ・イン・ア・ガーデン」構想へと変貌した。リー・クアンユーは回顧録に次のように記している。「独立後、わたしはあまたの発展途上国とは一線を画する、シンガポール独自の政策を模索した。その結果、清潔で緑豊かなシンガポールをめざすという決断をくだした。わたしの戦略の大きな柱は、シンガポールを東南アジアのオアシスにすることだった……」

ヨウが誇らしげに語るところによれば、保安林、小規模の公園、未開発地、手入れを欠かさない街路樹といったものをすべてあわせれば、七一九平方キロメートルの国土のじつに約半分が、なにかしらの緑におおわれているという。「一センチでも隙間があれば、そこを緑化するようにしています」と、ヨウは言った。かつては実用本位だった運河を、市民の憩いの場所になるよう整備し、美化し、遊歩道をつくり、いくつもの公園をつなぐ総延長三〇〇キロメートルもの緑道を完成させた。新たに土地を開発する際には、屋上庭園や建物と一体化した庭、駐車場の屋根を利用した公園など、そこあった自然を上まわる緑化を実現しなければならない。そのための費用は政府から助成される。わたしもそうした建物をいくつか見学し、うっとりと見入った。なかでも「世界最大の垂直の庭」は圧巻で、二四階建てのマンションの西側の壁すべてが、二万三〇〇〇本ものつる状のベンガルヤハズカズラでおおわれていた。その光景はどことなく『ボディ・スナッチャー』〔宇宙から飛来した植物生命体に人の体が乗っとられるというストーリーのSF映画〕に似ていなくもない。なんと壁が生きているのだ。壁を植物でおおえば遮熱効果があり、エアコンの使用を控えられ、一五〜三〇%の省エネになる。温暖化が進む地球の熱帯の島ではじつに有効な手段というわけだ。

こうした政策のおかげで、シンガポールの国土を占める緑地の割合は増えている。一九八六年から二〇〇七年のあいだに人口は二〇〇万人ほど増加したが、緑地の割合は三六%から四七%へと大きく増加した。対照的に、わたしが住むワシントンDCは、地球上の大半の場所と同様、まったく逆の現象が見られる。一九五〇年には樹木が生えている土地の面積が五〇%に達していたが、いまでは三六%にまで減っている。シンガポールは都会のDNAにも緑の遺伝暗号を組み込めることを立証したすばらしいモデルだ。「国民の八〇%が緑のある場所から四〇〇メートル以内に暮らせるよう、たゆまぬ努力を続けています」と、ヨウが語った。「目標達成まであと少しです。現時点で七〇%のところまできていますから」

雨がやむと、ヨウが足取りも軽く外へ出て、植物園にある自然遺産の樹木へと案内してくれた。

そのうちの一本は、枝を大きく広げた樹齢一五〇年のテンブスの木で、国民から親しまれ、シンガポールの五ドル紙幣にも印刷されている。幹から突きでた樽のように太くて長い枝が地面すれすれのところを真横に伸びている。「シンガポール人にとって、これは郷愁の木でもあります。家族でここを訪れるたびに、子どもはこの木に登りますから」と、ヨウは言った。「やがて友人と一緒にくるようになり、その後、ここでデートをすることになる。そして、この木の下でプロポーズをします。ここで結婚式の写真を撮る人も大勢いますよ」

「あなたもここで結婚式の写真を?」と、わたしは尋ねた。

「もちろん!」

自然を人為的につくりだす

めでたしめでたし、というところだろうか。こうして自然への愛もきちんとお膳立てされているところが、いかにもシンガポールらしい。そのままパンフレットや空港のポスターになりそうなほど、きっちりととのえられているのだ。美しい公園や緑でおおわれたビルは、旅行者や投資家に見せるためのものなのか? 不都合な現実をおおいかくす張りぼてのパラダイスなのだろうか? シンガポールの人たちが日常生活で自然と触れあっているようすをこの目で確かめようと、わたしは地域住民が通うクォー・テック・パウト病院を訪ねた。その公立病院は市街地から離れたところにあり、旅行者や外国人はほとんど利用しない。なおかつ、バイオフィリアの精神に基づくシンプルな設計が大いに奏功している新たな病院のモデルともいわれている。実際に目にした建物は、あまりにもすばらしく、衝撃的だった。病院とは思えないほどだ。病室の多くが緑あふれる中庭に面し、そこには鳥や蝶がやってくるように厳選された草木が植えられている。外の庭にはかなり大きな池、薬草園、遊歩道がある。池の中央の小さな人工島にはサギが集まっている。病院の建物から外構にいたるすべてが、生物多様性を意識したデザインになっている。庭を流れるささやかな水路には絶滅危惧種の魚が泳いでいる。そこにいる魚に残された唯一の生息地が病院の水路だというのは、少し胸が痛む現実ではあるけれど。

すべての階のバルコニーに植えられた植物は外へと伸びて、垂れさがり、まるで建物全体がジャングルから生えているように見える。まさに地上の楽園といった雰囲気だ。「わたしたちは『庭のなかの病院』と呼んでいます」と、庭園管理部門の責任者ロザリンド・タンは言った。わたしはマダム・バタフライとも呼ばれるタンと一緒に、ハイビスカスが咲き乱れ、金色の小さなタイヨウチョウが舞う庭を歩いた。「これまでの経験から、人は緑に囲まれていると幸せな気持ちになるとわかっていました。ですから、患者さんが癒やされる環境をつくることにしたんです。ここにいれば患者さんの血圧が下がり、次に診察を受けるときには、だいぶ回復している。そんな環境をつくりたかったのです」

塵《ちり》ひとつ落ちていない集中治療病棟のなかも歩かせてもらった。そこには高さ二メートル近い大きな窓があり、すべての患者が窓の外の木立を眺められるようになっていた。通路や階段の踊り場など、さまざまな場所からも外を眺められる。わたしは、病院特有の消毒薬のにおいがまったくしないことに気がついた。それにもかかわらず、院内感染発生率が国内でもっとも低い病院のひとつだという。わたしは二〇一二年にオレゴン州ポートランドで行なわれた研究を思いだした。[11] 外気がよく入ってくる病室では多様な細菌が生息し、「悪さをしかねない」細菌の数が少ないというのだ。次に案内されたのは、屋上にある有機農法の野菜畑だった。世話をしているのはおもに土いじりが好きな地元住民だ。収穫した野菜の一部は患者の食事に使い、一部は直売所で販売している。タンはオイスタープラントの紫と緑の長い葉を摘み、わたしに差しだすと、これでお茶をいれて飲んでくださいと言った。「わたしたちもよく飲んでいます。抗酸化作用が抜群ですよ」と、彼女は言った。「それに、ほてりも鎮めてくれます」

建物全体がサルビアのように見える宿泊先のホテルに戻ると、わたしはお茶をいれ、ほてった身体を鎮めてから、また外出した。シンガポールに行ったら、かならず〈ガーデンズ・バイ・ザ・ベイ〉に寄りなさいと、みんなから言われていたのだ。〈ガーデンズ・バイ・ザ・ベイ〉とは、海沿いの埋め立て地に一〇億ドルをかけてつくられた華々しい巨大植物園だ。その「都会の極上のレクリエーション・スペース」には、いくつもの戸外の庭園と、とてつもなく大きい温室がふたつある。温室と言えばふつうは室内を温めるが、シンガポールではその一部を冷やさなければならない。雲霧林《うんむりん》〔たえず雲や霧がかかる場所に発達した森林〕、地中海沿岸のオリーブの林、カリフォルニアのチャパラル〔砂漠に生息する低木〕など、温帯気候の植物を育てている温室もあるからだ。とはいえ、この植物園の最大の見どころは一八本のスーパーツリーだ。すべてが人工の巨大な木で、本物の木などはるかに追い越し、低い木で約二五メートル、高い木では五〇メートルもの高さがある。空に向かってすっくと立つゴルフの巨大ティーの骨格のようにも見える。うち数本の木は幹の上のほうが狭い空中歩道でぐるりとつながっていて、そこを歩けば町を一望できる。さらにスーパーツリーの上にあるレストランで革張りの椅子にゆったりと座り、高級春巻きを食べることもできる。スーパーツリーは雨水を集め、幹にからむアナナスやつる植物（本物の植物ではあるが、人の手で植えられたもの）

に水を供給している。ソーラーパネルも設置され、この太陽光発電を利用し、夜には絢爛豪華な光と音のショーが繰り広げられている。

春巻きで元気を取り戻したわたしは、スーパーツリーの下に広がるきれいに刈り込まれた芝生に腰を下ろした。周囲にはカップルや家族連れが大勢いて、幼い子どもたちが走りまわっている。日が暮れてきたかと思うと、電子音のシンフォニーが聞こえてきた。突然、あたりのスーパーツリーが色とりどりのネオンを輝かせ、シンフォニーにあわせて色を変えはじめた。レッドツェッペリンのレーザー光線を駆使したライブも顔負けだ。わたしの胸に、ユタ州のブラフの峡谷で抱いた感情とそこそこ似ている思いが湧きあがってきた。畏怖の念だ。

これぞ、まぎれもない未来都市の自然。比喩的な自然、進化に欠かせない衝動、そしてテクノロジーの合体。作家で、デジタル技術にもくわしいスー・トーマスが、「テクノ生命愛《バイオフィリア》」と命名したものだ。こうなると、本物の自然にこだわったところで仕方がない。いまや人類は世界中の生態系になにかしら影響を及ぼしているのだから。シンガポールは人為的に自然をつくりつづけている極端な例にすぎない。それでも、草原、樹木や草木、青空や青い海、安全な環境、美、遊び、人の目を惹くもの、驚異といったものに刺激を受けると、わたしたちの脳のなかの神経系のボタンが次々に押される。

ただ、わたし自身はほんとうにそれで満足できるのだろうか？　荒々しい未開の地ですごした経験がある人間も、人工の自然で満足できるものなのだろうか？　簡単に言えば、その答えはノーだ。人工の自然は予測がつくため、人の興味を長く惹くことはない。目新しさなどすぐに薄れてしまうし、謎めいていて日常生活から逃避できるものというカプランが示した条件も満たしていない。

だが、周囲の幼児や若い親御さんたちを見ているうちに、あることに気がついた。ここにいる人たちは本物の雄大な自然など、一度も見たことがないのだろう。それなら、知らないものを恋しく思うはずがない。だとしたら、なおさら原始の自然を保護し、人々に本物の自然を体験してもらう努力をすべきではないだろうか。どう考えても、そうとしか思えない。

わたしは植物園をあとにした。南の空にぼんやりと霞のかかった銀色の月が浮かんでいた。それまでは、まったく気がつかなかったのだけれど。

行政による改革へ

シンガポールへの旅では大きな教訓をふたつ得た。ひとつは、都会のすみずみまで緑で埋めつくすには、政府の確固としたビジョンが必要だということ。もうひとつは、ところどころに少し野性味をくわえると、都会の自然は人の心身に最大の効果を発揮するということだ。でも、疑問も残った。都会には、本物の自然以上に人に畏怖の念を抱かせる要素があるのだろうか？　本物の自然――人類がそのなかで進化をとげてきた自然――は変化に富み、複雑だ。血潮がみなぎり、強風が吹きあれ、命が躍動し、大地の震動が伝わってくる。シンガポールの自然は、いかにも自然らしく見えるけれど、本物の自然のようには心に響かなかった。自然の息吹が感じられなかったのだ。進化の要因となる弱肉強食の世界とは無縁のものだった。

とりあえず造花やフェイクツリーではなく、本物の草木を愛でるのが最初の一歩だろう。というより、都会の住人に救いの手を差し伸べているのは、樹木だけなのかもしれない。都会で暮らしている人がもっとも感情を揺り動かされる自然、それは水と木だ。いまや自然を愛する人たちは、メルボルンの一本の木にメールを送ることだってできる（「きょう、セントメリーカレッジを発つとき、すごく感動しました。葉や枝だけじゃなく、あなたの立ち姿全体が神々しいまでに美しかったからです。でも、あなたはこんなメール、しょっちゅう受けとっているんでしょうね。だって、ほんとうに素敵な木なんですもの」といったメールを、一本の木に向けて送信できるのだ。セントメリー公園の木にはすべてタグがつけられ、識別番号が記入してある。ときには公園のスタッフ経由で、返信が届く場合もあるという）。

われらが近代造園の父オルムステッドは、人間が木に抱く強い愛着を熟知していた。オルムステッドは公園を設計する際に、目立ちすぎるものや派手すぎるものをくわえてはならないと考えた。けばけばしい花壇など言語道断で、建造物もできるだけ目立たないように設計し、かつ最小限にとどめた。オルムステッド流公園設計の極意といえば、広々とした草地を設け、さりげなく樹木で境界線を示す。小径は湾曲させ、わざと先が見えないようにして歩く人の好奇心をくすぐる。周囲の木立が枝を伸ばし、いっそう謎めいた雰囲気をかもしだす。ここにも木、あそこにも木、そこにも木。オルムステッドの設計ではとりわけ木が重要で、面積約三・四平方キロメートルのセントラルパークのために、三〇万本もの木を注文して、見る見る予算が逼迫した。植える予定の高木や低木が多すぎて、オルムステッドとともに設計を担当したカルヴァート・ヴォークスは、家族や友人まで駆りだして設計図に小さな緑地を無数に書き足した。ときは一八五八年、コンピュータ・グラフィックス技術などない時代、それは気が遠くなるような手作業だったに違いない。

都会の木々を眺めれば、美意識が刺激を受けるだけではなく、わたしたちは確実に心身ともに生き返る。木の種類によっては花粉などで喘息を悪化させる場合もあるけれど、たいていは人間の生理機能を複数の方法で向上させる。行政はこうした自然の力を正当に評価してこなかったが、二〇一三年、風向きが変わった。アメリカ農務省林野局で都会の森を担当する森林官ジェフリー・ドノヴァンは、ある自然現象に着目した。[12] 樹木に甚大な被害を及ぼすアオナガタマムシは植物の維管束《いかんそく》を食い荒らす。二〇〇二年ごろに初めてアメリカに侵入し、中西部と北東部で一億本のトネリコの木を枯らした。枯れた木は伐採するしかなかった。ドノヴァンはこの樹木版地獄の黙示録ともいうべき大惨事と、人間の心臓血管疾患の発病率の関連を調べることにした。

いわゆる都会の「緑地」といわれるものと、人間のストレスや病気との関係に関しては、ヨーロッパではすでにいくつか研究が行なわれていて、それはドノヴァンも知っていた。またスコットランドのリチャード・ミッチェルの研究も含め、都会の公園の近くに暮らす住民の死亡率が平均より低いという研究結果も知っていた。ミッチェルの研究では、とりわけ都会に暮らす低所得者層の自宅近辺に公園があると、住民の健康状態が大きく改善されるという結果が出ていた。いっぽうドノヴァンが行なった調査によれば、害虫被害で木が突然枯れてしまうと、近隣の裕福な住民たちにいっそう大きな悪影響が及んでいた。害虫被害により近所に木立がほとんどなくなってしまったのが原因と思われた。全体的に見れば、アオナガタマムシの被害にあった郡では、心臓血管疾患による死亡数が一万五〇〇〇件増加し、下気道〔気管、気管支など〕感染症による死亡数も六〇〇〇件増えた。

このふたつのデータを総合すると、実際の死亡率が予測死亡率よりも一〇%増加したことになる。死亡数が増えたのは、大気汚染が進んだせいなのかもしれないし、眺めるだけですがすがしい気持ちになっていた高木がなくなり、ストレスが嵩じたせいなのかもしれない。いや、その両方が原因ということも考えられた。サーモン川で退役軍人の女性たちが周囲の自然から大いに影響を受けて、自然のあり方を自分の生き方になぞらえていたように、枯れたり病気になったりした木立を都市の住人が見ていたら、強いストレスを感じるのはまず間違いない。

カナダのトロントでは、町中の一〇〇〇万本の樹木の価値を重く見ている。そして都会の森には七〇億ドル相当の価値があると評価している。[13] 先日、発表されたある論文によれば、自宅近辺に樹木が密に生えているほど、住民の心臓病や代謝疾患の罹患率が低くなるそうだ。これを身も蓋もなく損得で考えれば、平均より一一本以上樹木の数が多い区画の住民の健康状態は平均を上回り、平均年収の二万ドル増加に等しい経済効果がある。木に囲まれて暮らす幸運な住民は、同時にリッチになれるというわけだ。

たった一本の木でも、わたしたちの役に立つ。自然と脳の関係の研究の草分けであるレイチェル・カプランは、「豊かな自然がかならずしも必要というわけではないのよ。木がたった一本あるのとゼロとでは雲泥の差だもの」と話してくれた。とはいえ、木がたくさんあるのなら、それに越したことはない。ワシントンＤＣは非営利団体と協力し、今後二〇年間で街路樹を四〇％増やすべく、これまで年間八六〇〇本以上の木を植えてきた。ニューヨーク市は一〇〇万本の木を植えようという大々的なキャンペーンを行なって、目標を達成した。ロサンゼルス、上海、コロラド州デンヴァー、アラブ首長国連邦ドバイでも、同様の動きが起こっている。

樹木は、地球温暖化、ヒートアイランド現象、都市の大気汚染など、地球規模の環境問題を解決する鍵を握ると考えられている。

たしかにどれも難問ではあるけれど、樹木は地球のお役に立つべく、すでに気をつけの姿勢で立っている。

エピローグ

だが身体を動かし、戸外の空気を吸うだけのことなら、だれにでもできるはずだ。[1]

――ウォルト・ホイットマン

ネイチャー・ピラミッド

本書の大きなテーマのひとつは、自然から得られる恩恵は、そのなかですごす時間と正比例の関係にあるということだ。ヴァージニア大学で「バイオフィリック・シティーズ」というプロジェクトを立ちあげたティモシー・ビートリーはいま〈ネイチャー・ピラミッド〉という考え方を世に広めようとしている。このピラミッドを見れば、必要に応じてどのように自然と接すればいいかが一目でわかる。すばらしいアイディアだ。そしてそれは、偶然にも、近くの自然にごく短時間触れることから、雄大な自然のなかで長期間すごすことまでを網羅した本書の内容とも共通している。ビートリーは、アメリカ人が見慣れている食生活の指標〈フード・ピラミッド〉のイラストにヒントを得て、〈ネイチャー・ピラミッド〉の底辺に、日々触れあうべき身近な自然を置いた。日常的に自然と接すれば、ストレスが軽減され、集中力が高まり、疲れた心と頭が癒やされる。たとえ都会に住んでいても、外に出れば鳥がさえずり、木立があり、水辺や噴水があるはずだ。ペットもいれば、庭や観葉植物もある。公共施設や商業施設のなかには、陽光が射し込み、新鮮な空気が吸え、青い空や自然の風景を垣間見られる場所もあるはずだ。こうしたものはすべて、わたしたちが日々摂取する野菜のようなもの。そしてシンガポールでは、レーザー光線やらなにやらを駆使し、だれもが自然と日常的に触れあえるよう完璧なお膳立てがされている。世界のだれもがシンガポール市民のような恩恵にあずかれればいいのだが。

ピラミッドの二段目に上がると、週に一度は行くべき場所として、公園や川が挙げられている。都会の喧騒から逃れ、フィンランド人のように最低でも週に一度、一時間はこうした場所で自然を全身で感じるべきだ。たとえば、都会のなかの緑豊かな大きな公園に行く。運が良ければ、そういう公園があるかもしれない。さもなければ、気軽に足を伸ばせる広い公園でもいい。

さらにピラミッドを一段上がると、それなりの努力をしないとたどりつけない場所となる。日本の森林医学の研究者、李が勧めていたように、月に一度は森林浴に出かけたり、静かで心休まる場所に出かけたりしよう。そうすれば、免疫力の向上も期待できる。

ピラミッドの頂点に鎮座するのは、滅多に行けない場所で、そこでは雄大な自然にどっぷりと浸かる。ユタ大学のデヴィッド・ストレイヤー同様、ビートリーも年に一度、あるいは二年に一度は、そうした場所で何日かすごし、心に残る体験をすべきだと考えている。本書で見てきたとおり、そうした旅を通じてわたしたちの脳の核にある部位が変化し、希望や夢といったものがはっきりと見えてくることもある。さらに自然に畏怖の念をもつことで、人との絆が強まり、森羅万象における自分の存在に思いを馳せることもできる。荒々しい自然に囲まれることで、とくに

NATURE PYRAMID
ネイチャー・ピラミッド

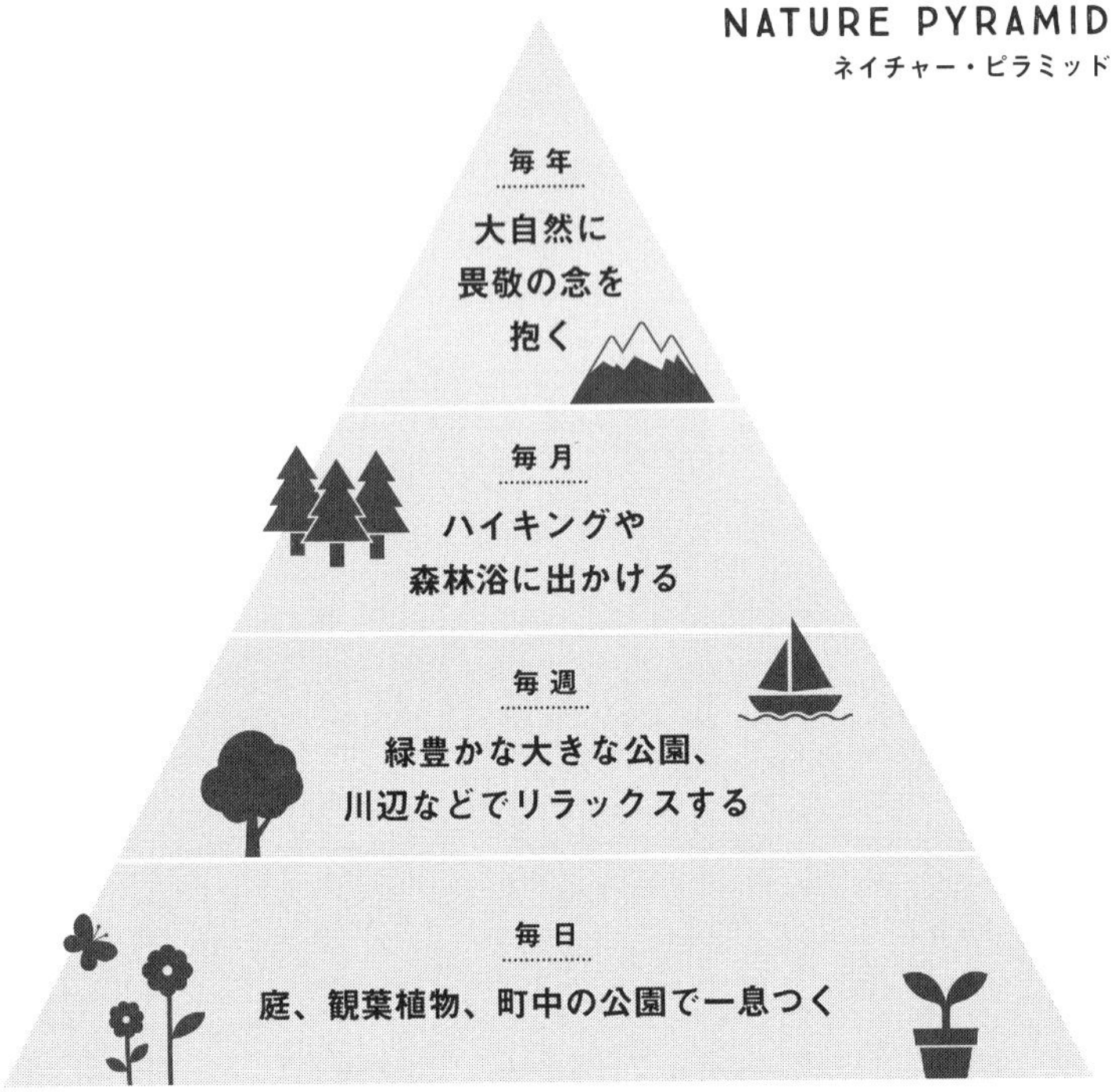
毎年
大自然に畏敬の念を抱く
毎月
ハイキングや森林浴に出かける
毎週
緑豊かな大きな公園、川辺などでリラックスする
毎日
庭、観葉植物、町中の公園で一息つく

心身にいい影響が得られる人がいる。ジェットコースターに乗っているように激しく気分が上下し、自我を確立しようともがく思春期の若者、そして深い悲嘆を経験した人やトラウマに苦しむ人たちだ。

人には本来、自然との触れあいが欠かせない――その事実をきちんと理解すればするほど、得るものも大きくなる。わたしはもっと自然セラピーが実施されているところを見てみたいし、サマーキャンプ、野外観察、ボーイスカウトの自然探検に参加する子どもたちのようすも見てみたい。ごくふつうの都会の住人が雄大な自然に触れる機会がもっと増えることも願っている。

人はみな折に触れ自分の心と向きあい、生きる目的はなんだろうと自省し、自分という枠を超えて物事を俯瞰する必要がある。そのためには、携帯電話の電源をオフにすべきだ。

これまでに学んだことから、わたしはきわめてシンプルな結論をだした。できるだけ頻繁に外に出ること。ときには雄大な自然が広がる場所に出かけていくこと。ひとりでも、友人と一緒でもかまわない。そして、深々と自然の空気を吸うこと。

ビートリーによれば、明るいきざしも見えている。世界各地の都市が規模は違えど、日常生活に自然の要素を融合させる試みで大きな成果をあげている。たとえば廃線になった鉄道の高架部分を空中公園へと再開発したニューヨークのハイラインや、本書でも紹介した韓国の清渓川《チョンゲチョン》がその好例だ。都市に緑が増えれば、そこで暮らす者が健康になるだけでなく、都市自体も健康になる。極端な高温多湿を緩和するうえ、たとえ自然災害に見舞われても、復興にかかる時間の短縮に一役買う。また蜂から蝶まで、はたまた鳥から魚まで、さまざまな絶滅危惧種に退避地《レフュジア》を提供できる。

脳は水が大好きだ。ゆえに、川などを都市計画の中心に据えるのは理にかなっている。全長約五〇キロのロサンゼルス川は、かつて川岸がコンクリートで固められた殺風景な水路で、目障りな存在だったが、いまでは人がくつろぎ、動植物が集う水辺に変わりつつある。デンマークの首都コペンハーゲンでは、港のなかに安全に泳げるエリアが設けられた。サンフランシスコではベイカー・ビーチから沖の小島アルカトラズまで泳いで渡るイベントが開催され、大勢の人が参加した。ワシントンＤＣのアナコスティア川には以前は汚水が流れ、人が寄りつかず、犯罪の温床となっていたが、いまでは整備も進み、家族向けの「金曜夜の釣り大会」や学童向けのカヌー教室が開かれるようになった。そして、とりわけ素敵なのは、ニュージーランドのウェリントンの取り組みだ。なんと、シュノーケリングをしながら海を巡れる「シュノーケル・トレイル」がつくられたのである。こうした場所は「畏怖の念を感じられる都市」の好例だと、ビートリーは言う。自然と気軽に触れあえる場所を、だれもが身近に感じられなければならない。ビートリーはこうした場所のことを「ブループレース（青い場所）」と呼んでいる。

緑の不平等をなくす

道のりは険しい。問題のひとつが貧困だ。なにしろ、いまでは宇宙からも貧困が見えるのだから。わたしが暮らすワシントンDCの衛星写真を『ワシントンポスト』紙が分析したところ、「樹木の境界線」がはっきり見えたという。その線の西側は裕福な人が暮らす北西地区で、宇宙から見ても街路には緑があふれていた。いっぽう、その線の東側は住民の四〇％が低所得者層という区域で、宇宙から見ても単調な灰色が広がっていた。こうした光景はワシントンDCにかぎったものではない。都市部の住人が増加の一途をたどるなか、こうした緑の不平等は現代の根本的な問題となっている。

オルムステッドは、ペルシア帝国の人々からイギリスの貴族まで、金持ちが森や草原を贅沢《ぜいたく》なくつろぎの場として利用してきたことをよく知っていた。イギリスの地主は狩猟を楽しむために草地をきれいに刈らせ、これが都会の公園設計の大きなヒントとなったとも言われている。オルムステッドは、富める者だけが自然の恩恵を受けるという状況を、根底からくつがえしたいと考えた。市民に公園で心を癒やしてもらいたいと願っただけでなく、あらゆる人に公園を利用してほしいと考えた。一八七〇年代、オルムステッドはセントラルパークとプロスペクト公園の場所を記したチラシをつくり、貧しい地域に貼りだして、ニューヨーク中の医者にも配った。[2]チラシには、病後の患者が自然のなかですごすと回復が早まるという説明をくわえた。

そろそろ世のお医者さんたちは、場合によっては戸外ですごすべき時間を明記した処方箋をだしてもいいのではないだろうか。

一五〇年近くが経過してようやく、オルムステッドの考えが医師にも受けいれられるようになった。都会に暮らす患者に向かって、せっせと公園に行きなさいと勧める医師はまだ少ないとはいえ、それでもわずかながら存在する。カリフォルニア州オークランドの小児病院の小児科医ノーシン・ラザニは地元の公園の協力を得て、低所得者層の子どもがもっと気軽にもっと頻繁に公園に出かけられるよう尽力している。ワシントンDCのユニティ・ヘルスケアの小児科医ロバート・ザルも、従来の治療法では恵まれない家庭の子どもに充分な効果がないことを痛感していた。肥満、糖尿病、うつ病、不安障害、喘息で苦しんでいる子どもも多いからだ。

「考えるまでもない」と、ザルは言った。「公園ならただで利用できる。有効活用されていないだけで、公園にはとてつもない利用価値がある。だれもがもっと公園に行くよう、奨励すべきだ」

それには、医療からの取り組みだけでは足りない。「自然にアクセスしよう」という流れを盛りあげるには、学校、教会、職場、地域社会、市町村が一体化して取り組むのがいちばんだ。そのためには、「わたしたちには自然が絶対的に必要である」という認識をもっと広めなければならない。本書の執筆を通じて、そうした必要性があまりにも過小評価されていることを痛感した。その証拠として、小学校の休み時間が削られ、子どもが外で遊ぶ時間も減り、建物や都市設計でも、日光や広々とした空間、新鮮な空気はさほど重視されず、多くの人が戸外に出ようとせずに室内でばかりすごしている。経済的に余裕がある人ほど、自然を求めるニューロンを満足させているようだが、それはたんに緑豊かな高級住宅地に暮らし、休暇中に旅先で自然に触れ、気分転換できているだけなのかもしれない。とくに意識して自然を求めているとは言えそうにない。自然を欲する本能を満たすからこそ、行動を起こす意欲が湧きあがってくるという脳のシステムをきちんと理解しないかぎり、万人が自然の恩恵を受けられるような取り組みはなされない。

公園へ行こう

とはいえ嬉しいことに、アメリカ各地で新たな試みも始まっている。〈アウトドア・アフロ〉〈ガールトレック〉〈シティキッズ〉〈ネイチャー・ブリッジ〉〈チルドレン&ネイチャー・ネットワーク〉といったグループが、楽しみながら自然と接する画期的な取り組みを展開しているのだ。テキサス州ヒューストンやニューヨークのガヴァナーズ島には、水たまりで泥んこになったり、木の枝で砦をつくったりできる冒険型の遊び場がある。また、いわゆる「タクティカル・アーバニズム（戦術的都市計画）」を推進する人たちは、都会の身近な公共空間を市民の憩いの場にするべく、期間限定の公園をつくったり、路上にゲリラ的に花壇をつくったりしている。さまざまな組織や行政機関も、都会に細々と残る緑地や水辺を人々に活用してもらおうと試行錯誤を重ねている。もはや、自然を人間の手から保護するだけでは足りない時代になった。いまではさまざまな団体が人間のために自然を保護している。非営利団体〈ザ・ネイチャー・コンサーバンシー〉は貴重な生態系と生息地の保全活動に取り組み、「ヒューマン・ディメンションズ・プログラム

（HDP）」を立ちあげ、野生生物の管理と人間の幸福な社会生活との両立をめざしている。アメリカ国立公園局は〈ヘルシーパークス・ヘルシーピープル〉という世界的に広がりを見せているスローガンを掲げ、公園を多種多様な人々に足を運んでもらえる魅力あふれるものに整備し、健全な公園の実現（公園が健全であれば利用者が増える）と、それがもたらす住民の健康をめざしている。「これまでは、公園に足を運んでください、そして楽しんで、なにかを学んでお帰りくださいという方針でした」と、国立公園局公衆衛生課でこのプログラムを担当するダイアナ・アレンは語る。「いまは、どうぞ公園にいらしてください、そして大いに楽しみ、健康になってくださいと呼びかけています。以前とは様変わりしているのです」

公園へのアクセスのよさが近隣住民の健康を大きく左右するのなら、その点も評価したいところだ。非営利団体〈トラスト・フォー・パブリック・ランド〉は、公園の情報サイト「ＰａｒｋＳｃｏｒｅ（パークスコア）」を開設し、自宅から徒歩一〇分以内に公園があるかどうかを評価基準に、アメリカ国内主要都市のランキングを発表している。第一位はミネアポリス（住民はさぞや幸福なことだろう！）で、達成率八六・五％。そしてなんとワシントンＤＣが第三位、達成率は八〇％だ。博物館や美術館があるナショナル・モールの緑地も含めれば、これほどの割合になるのかもしれない。

正直に認めよう。わたしはいまだにワシントンＤＣに馴染めずにいる。それでも、気分はだいぶ上向いてきたし、習慣も改善されてきた。本書の取材や調査から得た知識をもとに散歩のコースを変え、木立の多い道を歩くことにした。公園にも足繁く通い、園内をできるだけ歩くことを心がけている。子どもも一緒に連れていき、鳥のさえずりに耳を澄まし、自然のなかにフラクタル・パターンをさがし、小川の流れを眺めるようにしている。頭上に航空機が飛んでくると、あいかわらず拳を突きあげてはいるけれど、ときには飛行機に乗り、雄大な自然が広がるところへ飛んでいくという楽しみも味わっている。

この冬、ワシントンDCは大吹雪に見舞われ、二日間、航空機が飛行不可能となり、車も走れないという事態におちいった。すると路上に鹿が姿をあらわし、雪の町を跳ねまわった。住民も通りに出てはしゃぎだし、雪かきの合間に大通りをそりで滑ったり、逆立ちをしたり、雪を踏みならして歩きまわったりした。太陽が顔をだすと、わたしは夫と一緒に古ぼけたスキーブーツを履き、スキー板をもちだし、運河沿いの道を直滑降で滑った。あたりには人っ子ひとりいない。ふたりっきりだ。

「すごく静かね！」と、わたしは言った。

「イエローストーンにいるみたいだ」と、夫が言った。

シジュウカラとヒメレンジャクのさえずりが聞こえる。

自宅に戻る途中、イタリア系の年配の女性に会った。一〇代の子どもたちが雪かきをするようすを見守っている。「外は気持ちいいね！」と、声をかけられた。「飛行機も飛んでいないし！」と、わたしが応じた。すると、なるほどという顔をして、彼女が笑った。「最高だね！《ブラヴァー》　飛行機のない空！」

スキーで滑りながら家をめざしていると、みごとなまでにすっぽりと雪に埋もれた車を掘りだしている男性がいた。あともう少しですよ、頑張ってくださいと、わたしは声をかけた。この二年間、一度も見かけたことがなかったご近所さんとも顔をあわせた。がんの治療中だと打ちあけてくれた人もいて、三〇分ほどお喋りをした。そのあとは、起業家精神旺盛な少年の一団に声をかけられ、自宅の車庫から道までの雪かきをしてもらった。少年たちが雪かきを終えると、家に入ってもらい、一緒にデンヴァー・ブロンコスの最終戦を見た。お菓子をもってきてくれた隣人もそこに合流した。「昔の近所づきあいが復活したみたいだねえ」と、隣人が言った。

　そこが都会であることに変わりはなかったけれど、つかのま、わたしたちは自然に支配された。いや、それは大げさにすぎるかもしれない。その日、自然と都市が対等になった。自然が本来の力を発揮して、町はそのようすを見守り、人はそのなかで遊んだのだった。

謝辞

まずは『アウトサイド』誌の編集者、エリザベス・ハイタワー、マイケル・ロバーツ、クリス・キーズに心からの感謝を。みなさんが青葉繁れる各地へとわたしを送りだしてくれたおかげで本書を執筆することができた。それに『ナショナル ジオグラフィック』誌の編集者ロバート・クンジグのおかげで、わたしはこの旅を最後まで続けることができた。ルーカス・ファグリアの数々の写真には大いに刺激を受けた。彼の作品を本書に掲載させていただけたのはじつに光栄だ。

自然が人の心を寛容にすることについて調査し、考察しているあいだ、ここではそのお名前を紹介しきれないほど多くの方々が研究室にわたしを招きいれ、こころよく受け入れ、現場を案内してくださった。そしてときには母国語ではない言語で、わたしの長々とした質問に応じてくださった。なかでも貴重な時間を割き、専門的な見解を教えてくださった諸氏に御礼申しあげる。宮崎良文、李卿、李宙営、デヴィッド・ストレイヤー、アダム・ガザリー、アート・クレイマー、リサ・トゥルヴァイネン、カレヴィ・コルペラ、デルチョ・ヴァルチャノフ、ジェニー・ロウ、ジョージ・ミッチェル、ウルリカ・スティッグスドッター、パトリック・グラーン、マティルダ・ヴァン・デン・ボス、グレッグ・ブラットマン、マーク・バーマン、デリック・タフとその研究チーム、タン・レー。韓国での通訳セピアル・シムにはほんとうにお世話になった。みなさんの今後の研究が楽しみでならない。

さまざまな組織や個人のみなさんからの支援がなければ本書を書きあげることはできなかった。ヴァージニア・ジョーダン、ビル・フレンチとエレイン・フレンチのご協力に感謝する。〈センター・フォー・ヒューマンズ・アンド・ネイチャー〉のブルック・ヘクト、カート・ミーン、ギャヴィン・ヴァン・ホーンは、わたしのスポンサーで頼りになるアドバイザーだ。ジョージ・ワシントン大学の環境・職業保健学科のメリッサ・ペリーがわたしを講師として登録してくださったおかげで、図書館を無料で利用できることができた。

一冊の本を書きあげるのは、オフィスに九時から五時まで勤務する作業とはまったくの別物だ。ときには集中力を高めるために、外出することもあった。そんなときには、さまざまな方のお世話になったし、わたしを仲間に入れてくださった方も多かった。おかげでカリフォルニア州ポイントレイズの〈メサ・レフュージ〉に二週間滞在することがかなった。そのあいだ、サラ・チャンとザヒール・ジャンモハメドからは何度か韓国式のバーベキューとチャイをご馳走になった。あれほど素敵な場所に滞在できたのは、ピーター・バーンズ、スーザン・ペイジ・ティレット、パトリシア・ダンカンのおかげだ。〈ヴァージニア・センター・フォー・ザ・クリエイティブ・アーツ〉のみなさんにも感謝。兄夫婦ジェイミーとウェンディ・フライアーは、わたしが缶詰になって執筆できるよう、何日か地下室を貸してくれた。ミッシェル・ネイハイスはソノラ砂漠でのタコスと執筆の日々、ときどき一緒にはしゃいでくれた。マーガレット・ノメンターナはメイン州の湖に二匹のロブスターを持参し、子どもの世話までしてくれた。ほんとうにありがとう。世界一すばらしい義理の母ペニー・ウィリアムズ、レイチェル・バラノフスキー、アリソン・フリッシュが子育てに協力してくれなければ、にっちもさっちもいかなかっただろう。ケイト・シエリダンとダニエル・ロスは、調べものと事実確認を手伝ってくれた。

ワシントンDCのライター仲間や同業者にも心からお礼を言いたい。ジョッシュ・ホールウィッツ、ジュリエット・エイルパリン、デヴィッド・グリンスプーン、エリック・ワイナー、ティム・ジンマーマン、ジャッキー・ライデン、マーティン・トロースト、マーガレット・タルボット、アレックス・ザプルーダー、ハンナ・ロジン。あなたたちのおかげで、ワシントンDCでの暮らしが実りの多いものになったし、みなさんの才能と見識には大いに刺激を受けた。ボルダーの昔なじみのライター仲間も、以前と変わらず力になってくれた。本書の原稿の大半に目を通し、わたしがボルダーを離れてからのおもしろい出来事も聞かせてくれた。ハンナ・ノードハウス、ヒラリー・ロスナー、メラニー・ウォーナー、ありがとう。愛すべき義理の妹で、才気あふれるリサ・ジョーンズはさまざまな冒険につきあってくれた。ワシントンDCの地域の仲間たちにも感謝している。エライザ・マグロー、キム・ラーソン、ドンナ・オーツェル、マーガレット・レイータノー、メリッサ・ボースバーグ、ウィル・シャフロスとエリカ・シャフロス、カーク・ジョンソン、チェイス・デフォレスト。そして、遠く離れた友人のジュリー・フライダーとアン・ヴァイライシス。だれもが忌憚のない意見を聞かせてくれて、ときには一緒に自然のなかに出かけてくれた。

フローラ・リクトマンはコンピュータ・グラフィックスの世界に誘ってくれた。わたしはバーチャルリアリティ向きではないけれど、幸運にも、一流のサイエンス・ライターであるサイバーおたくという強い味方ができた。彼らには憐れまれ、度肝を抜かれ、ときには叱咤激励されることもあった。クリスティ・アシュワンデン、ブルース・バーコット、マリン・マッケナ、セス・ムヌキン、デヴィッド・ドブズ、デボラ・ブルム、エリザベス・ロイト、カレン・コーツ。わたしたちのマグカップにはWTMFBと書いてある。あなたたちと出会えたのは一生の幸運だ。

この本の原稿をすべて、あるいは一部を読み、鋭くご指摘くださった方々にも深謝する。有益なアドバイスを授けてくれたアマンダ・リトルとジェイ・ハインリクス、ありがとう！　一緒にガッツポーズをしたこともあったよね。ふたりともとんでもない才能の持ち主だ。自然を愛し、大地をも揺るがすエージェントのモリー・フリードリック、そしてW・W・ノートンの有能なチームに謝意を伝えたい。とりわけジル・ビアロスキー、マリア・ロジャース、エリン・サイナスキー・ロヴェット、スティーヴ・コルカに。そして、原稿をみごとに整理してくれたフレッド・ウィーマー。

元気で愛おしい家族の協力なしには、自然のなかだろうとどこだろうと、楽しめるはずがない。継母、義理の両親や妹、両親、そしてわたしの家族。ジョン・ウィリアムズ、ジェイミー・ウィリアムズ、ベン・ウィリアムズ、アナベル・ウィリアムズ——この本はあなたたちのためのもの、あなたたちのことを書いたもの。あなたたちと分かちあう自然ほどすばらしいものはない。

日本語版解説

宮崎良文（千葉大学教授）

著者ウィリアムズ氏の「準備」「エネルギー」「感性」がこの書籍の源泉である。

本書では、自然セラピー分野で活躍中の八か国、二〇名程の「旬」の研究者への取材を敢行している。取材のための「準備」があり、体験し、実感し、理解するという「エネルギー」がある。さらに、ことの本質を感じ取る「感性」が素晴らしい。相手とコミュニケートし、シンクロナイズし、あるときは批判的な目を持って、率直な感想を交えながら、その研究の本質を執筆している。

実は自然セラピー研究も同様で、「論文」ならびに「社会還元」という最終目的地に辿り着くまで、多くの準備をする。「発想、予算獲得、実験デザイン、予備実験、本実験、データ解析・解釈、論文作成、社会還元」という手順を辿るが、「発想、予算獲得、実験デザイン、予備実験」が全体の七~八割を占め、この本実験までの「準備」で研究の成否が決まるといっても過言ではない。加えて、サイエンスの進展に貢献したいという気持ちと紆余曲折を乗り越える「エネルギー」も当然必要であるが、全体を概観した上で、本質を感じ取る「感性」が求められる。ここでも、「準備」「エネルギー」「感性」が三本柱である。

二〇一二年に著者ウィリアムズ氏からメールで連絡があり、その後、青森県津軽国定公園内白神山地十二湖周辺の森における森林セラピー実験の取材に来られたときのことは鮮明に覚えている。森林セラピー実験は、通常、実験者六〜八名、実験協力者二〇名、被験者一二名という大所帯で行われる。研究責任者であり、現場監督でもある私は、前日に雨が降り、実験用の歩行道の状態が良くなかったこともあり、ピリピリムードであった。しかも、宿泊ホテルからは、森林部も都市部も車で二〜二・五時間程かかり、他の森林セラピー実験に比べて、実験時間がかなり制限された状況でもあった。

よく講演会等で「あっちこっちの森に行って実験し、リラックスできて良いですね」と言われる。確かに、これまで、実験期間に一週間程度をかけて、七〇箇所程の森林で実験を実施してきたが、フィールド実験の現場は、てんやわんやなのである。雨や風は当然のことながら、ハチ、アブ、ヒル、熊の危険とその回避は常に考えている。事故は絶対に起こしてはいけないのである。森林セラピー実験地奥で、実験前日の夜に遭難者がでて、ヘリコプター、救急車が走り回ったこともあるし、夏の都市部実験中に、目の前でお年寄りが熱射病で倒れ、救急車を呼んだこともある。ゲリラ豪雨に遭って、テントは飛び、実験メモは紙吹雪のように舞い、パソコンが水浸しということもあった。近くの民家で数匹の犬が鳴き出し、実験にならないので、何とかお願いして犬の移動をお願いしたこともあった。何かが起こるフィールド実験において、四〇名程度に効率よく作業してもらわなくてはいけない。被験者に対しては、ゆったりと笑顔で対応し、緊張感を与えてはいけない。頭と体のフル回転により、とてもリラックスできる状況ではないのである。

本書のテーマである「自然と脳」に関しては、二〇一一年、『ネイチャー』に画期的な研究が発表された。ストレス状態と関連する脳の扁桃体の活性が、都市部居住者では田園部居住者よりも高いというのである。本論文内の実験において、被験者に同じ社会的ストレッサーを与えたところ、扁桃体の反応は、都市生活者の方が、田舎生活者より、過剰に強かったという。

我々も、前額部にセンサーを装着して、様々な刺激に対応する前頭前野の活動を近赤外分光法という手法を用いて計測している。森林部において、歩いたり、座ったりした場合、都市部（駅前）に比べて、前頭前野の活動が鎮静化していることがわかった。室内実験においても、ヒノキ材、スギ材、ヒノキ葉やα-ピネン（森や木材の香りの主成分）等の香りの吸入によって、前頭前野活動が鎮静化することを報告している。ヒノキ材、ナラ材に手や足で触った場合も、同様に前頭前野が鎮静化することを最近明らかにした。また、リラックス時に高まる副交感神経活動は亢進し、ストレス時に高まる交感神経活動は低下することも、同時計測している。私は、人工化された都市環境下において日常的に働き過ぎている前頭前野が、自然由来の刺激によってリラックスし、「本来の人としてのあるべき姿」に戻ったものと解釈している。

我々は、脳波ではなく光を使う近赤外分光法により脳活動を評価し、心拍変動性を用いて交感神経活動と副交感神経活動を計測し、唾液を用いて代表的なストレスホルモンであるコルチゾール濃度を計っている。これまでの研究の中で、森林、公園、園芸作業、木材、花等が五感を介してもたらす生理的リラックス効果をフィールドならびに人工気候室内実験から明らかにしてきた。

我々の研究における最近のホットな成果としては、「生体調整効果」が挙げられる。一五分間、森林中を歩いた前後で血圧の変化を計測したところ、元々、血圧の高い人は低下し、低い人は上昇することがわかったのである。同じ人が都市部を歩いたり、都市部で座ったりした場合には、そのような効果は認められない。つまり、この血圧に関する「生体調整効果」は、森林のみで認められたのである。

ここ一五年程で人の生理計測手法は、機器類の開発が進んだこともあり、格段の進歩をみせている。私は、文部科学省と農林水産省から二・六億円程度の予算を獲得できたことを受け、二〇〇四年に生理評価システムの開発と本格的な森林セラピー研究をスタートさせた。浜松ホトニクス株式会社による近赤外分光器機を始め、日本における計測機器は突出して高いレベルにあり、生理評価システムの作成においては、好都合であった。自然セラピーにおける研究実績においても、日本は先導的な役割を果たしている。

最近、自然セラピーにおける脳、自律神経、内分泌、免疫を指標とした論文を総説としてまとめたところ、その研究論文の多くは日本発であることが分かった。世界のメディアも日本の自然セラピー研究に対する関心が高く、我々の研究室だけでも、今年度は、『ウォール・ストリート・ジャーナル』、ブラジル国営テレビ、『感覚と健康』（フランス・ルモンド出版）、昨年度も、『タイム』『ナショナル ジオグラフィック』『ワシントン・ポスト』、フランス国営テレビ等からの取材が相次いでいる。『タイム』誌においては、一九九〇年の屋久島実験が世界で初めての森林セラピー実験であると掲載してくれた。本実験はＮＨＫが「みどりのワンダーランド　屋久杉三〇〇〇年の不思議」という番組を制作するにあたり、実験予算を用意した上で、声を掛け下さったことにより実施されたものである。ここに改めてお礼を申し上げたい。

幸運にも、ちょうど、このとき、従来用いられていた血液ではなく、開発が進んでいた唾液を用いたコルチゾール（ストレスホルモン）濃度の計測が可能となった。この時点では、実験デザインや評価手法が確立しておらず、稚拙な実験であったが、唾液中ストレスホルモン濃度計測が世界初であり、この点を含めて『タイム』が掲載してくれたと思っている。この記事を読んで、二七年前に四〜五人乗りの小型機に乗り、経験したことのない上下動によって飛行機酔いしてしまい、ふらふらしながら屋久島に辿り着いたことを懐かしく思い出した。

現代を生きる我々は、元々六〇〇〜七〇〇万年前に人となり、ずっと自然環境中で生活し、遺伝子も変化する進化という過程を経て、今を生きる現代人となった。産業革命を人工化の始まりと仮定した場合、人は九九・九九％以上を自然環境下で過ごしており、人の体は「自然対応用」に出来ているのである。二〇〇八年に全世界の人口の半分以上が、「都市部」に生活するようになった現状において、我々は、なかなか気づきにくいのであるが、強すぎる覚醒状態、ストレス状態になっているのである。このようなストレス社会だからこそ、各種の自然と触れることにより、リラックスし、ストレス状態において低下していた免疫機能が改善するという「予防医学的効果」に注目が集まっているのであろう。これまで、議論されることは少なかったが、「自然セラピー」は「予防医学的効果」を介して「医療費の削減」にも寄与しているのである。

本書においては、著者自ら、世界中の旬の自然セラピー研究者の元にでかけて取材し、脳活動を中心に、心拍変動性やストレスホルモン計測に関わる研究の現状が紹介されている。自然セラピー研究の世界の動向を把握するには絶好の書籍であり、一読をお勧めする。

訳者あとがき

人生を変える本がある。いえ、おおげさな売り込み文句じゃありません。読書をしていると、これからの生き方を変え、光が射すほうに連れていってくれるような本と出会うことが、ごく稀《まれ》にある。本書は、まさしくそんな作品だ。

本書の原題は『*The Nature Fix*（ザ・ネイチャー・フィックス）』。"Fix"には「修繕する、回復させる、治す、ととのえる」などの意味がある。直訳すれば「自然が回復させる」「自然がととのえる」といった意味だろうか。自然には、人間の心身を回復させる力、ととのえる力があるというタイトルだ。

著者フローレンス・ウィリアムズは作家、ジャーナリスト。以前はコロラド大学で教鞭をとっていた。『アウトサイド』誌で記事を執筆するかたわら、『ニューヨーク・タイムズ』『ニューヨーク・タイムズ・マガジン』などにも環境、健康、科学に関する記事を寄稿し、著書に『おっぱいの科学』（梶山あゆみ訳、東洋書林）がある。コロラド州の雄大な自然に囲まれて暮らしていたが、夫の転勤にともないふたりの子どもを連れ、ワシントンDCに越してきた。ところがなかなか都会生活に馴染めず、心身の不調に悩まされる。そして、こう考えるにいたった。もしかすると、わたしには「自然」が足りていないのかもしれない、と。

アリストテレスの時代から、哲学者や詩人は自然のなかを歩き、頭をすっきりさせてきた。運動が脳にいい影響を及ぼすことは、すでに科学的に解明されているけれど、「自然環境」も心身の健康には必要なんじゃない？　そう考えた彼女は（このあとの行動力がすごいと思う）、自然と脳、自然と健康に関する科学を研究している専門家を訪ね、日本、韓国、イギリス、フィンランド、スウェーデン、シンガポールなどに飛んだ。そして研究者たちから話を聞き、実験にも参加した。彼女はしなやかな思考の持ち主で、持ち前の旺盛な好奇心を発揮して、さまざまな説を真剣に検討していく。彼女の人柄、そしてユーモアあふれる文章も魅力的で、本書には専門的な記述があるものの、飽きることなく読み進むことができる。

彼女が取材に出かけたなかで、第1章で紹介されるのが日本の「シンリンヨク」だ。「森林浴」という考え方は日本が初めて提唱したものであることを、本書を読み、恥ずかしながら初めて知り、とても誇らしい気持ちになった。「森林浴」という言葉はすでに日本語の辞書にも掲載されていて、手元の広辞苑には「森林に入り、樹木の香気を浴び、精神的な安らぎと爽快な気分を得ること」とある。とはいえ、森林浴とはなにかが、わざわざ辞書を引かなくてもなんとなくわかるという方も多いだろう。ところが著者は、こうした考え方自体がアメリカにはないと言う。そして、千葉大学環境健康フィールド科学センターの宮崎良文教授を訪ね、青森県の十二湖で行なわれた実験に参加した。このときの描写は本書をお読みいただくとして、自然環境が心身にもたらす効果が科学的に検証されていることを、著者は実感する。そして、宮崎教授らの研究に触発された海外の研究者のもとを訪ねていくのだ。

ここからの各国での体験記には、とにかくワクワクさせられた。アメリカ、ユタ州モアブのアーチーズ国立公園では、神経科学者たちとトレッキングを楽しみながら、自然と脳に関する議論を活発に繰り広げ、さまざまなテストを受ける。そして韓国に飛び、山林治癒プログラムを体験する。猛スピードで経済発展をはたした韓国は「ストレスのピーク」を迎えていると、現地の専門家は言う。そのため韓国政府は、国民が健康で幸福な生活を謳歌できる場所としての山林利用に力を入れている。この韓国の取り組みは大いに参考になるはずだ。その後、著者はヨーロッパに飛ぶ。フィンランドでは国民が昔から自然と密接な関係を続けてきたことを知り、スコットランドでは古来、人々に楽しまれてきた「ランブリング」を体験し、スウェーデンでは園芸セラピーの現場を見学する。アメリカに帰国すると、帰還兵の女性たちと一緒に川下りをし、ADHDの子どもたちのキャンプに参加する。そして最後にシンガポールでは、政府の緑化政策の成果を目の当りにする。

著者は各国で出会った研究者や行政の担当者などから話を聞き、「自然と脳」の関係への理解を深めていく。そして、自然のなかで進化してきた人類が、五感を駆使して自然を感じてきたことを、自身の体験からも痛感する。聴覚に関しては「鳥のさえずり」や「水のせせらぎ」に人間が癒やされることが、科学的に立証されている。嗅覚に関しては、雨上がりのにおいに病を癒やす効果があるという。そして興味深いのは、視覚。自然界には「フラクタル」のパターンがあり、それを見ていると気持ちが落ち着くというのだ。本書を読めば、ミステリーの謎解きをするように知的好奇心を刺激されること請け合いだ。

とりあえず「一か月に五時間は自然のなかですごそう」という提言も紹介されている。そうすれば心身の健康に自然が力を発揮するというのだ。一か月に五時間ということは、一回あたり三〇分程度を週に二回、青々とした木々の下ですごせばいい計算となる。「一か月に二、三日都会を離れれば、同様の効果を得られる」という専門家もいる。本書を読めば、このアドバイスの重要性が身に沁みるだろう。

自然のなかですごすと心身にいい影響が及ぶことは、本書を読むまえから、訳者にも薄々わかっていた。訳者自身、『脳を鍛えるには運動しかない！』（ジョン・J・レイティ、野中香方子訳、NHK出版）や『BORN TO RUN』（クリストファー・マクドゥーガル、近藤隆文訳、NHK出版）などを読み、一念発起。重い身体をひきずるようにしてジョギングを始め、近所をゆっくりと走るのが習慣になった。そして「スロージョギングは、わたしの精神安定剤！」と口癖のように言うようになった。つらいことがあっても、悶々と悩んでいても、川沿いをゆっくりと走れば気持ちが落ち着いてくるのを実感するようになったからだ。でも、ひとつ、不思議なことがあった。住宅街を走っていてもあまり気分転換にはならないのに、どうして川沿いの木陰の道を走ると気持ちが晴れてくるのだろう？　どうして緑のなかを走っていると考えごとができて、ささくれだった気持ちが落ち着いてくるのだろう？　それに、もうひとつ、疑問があった。定期的に運動をしていても、ときどき、無性にハイキングに出かけたくなるのはどうしてなんだろう？

そんな疑問の答えが、本書を読んで霧が晴れたように見えてきた。なるほど、そういうことだったのか。人類は自然のなかで進化してきたから、自然のなかですごしていると、脳が元気になるんだ。その事実は、科学的に解明されているんだ。自然は脳の強壮剤なんだ！

本書を初めて読んだとき、「この本はまさにわたしのために書かれた本！」と思った。そして、本書のアドバイスに従えば、これからの人生が変わるような希望を抱いた。けれど同時に、もっと早く本書に記されていることを知っておきたかったと、残念にも思った。そうすれば、もっと前から積極的に自然と親しんで暮らしてこられたのに、と。


本書の訳出を終えたあと、矢も盾もたまらなくなり、新青森駅でレンタカーを借り、森林セラピーの基地として認定された十二湖の森に出かけた（二〇一七年六月現在、「森林セラピー」の基地として全国で六二の森が認定されている。ネットで「森林セラピー」というワードで検索すれば森林セラピーの総合サイトが見つかるはずだ。基地として認定されたお近くの森にぜひお出かけください）。あいにくの雨だったが、なかでも青池はとりわけ神秘的で美しかった。雨に濡れ、静かに息づくブナの森を、鳥のさえずりに包まれるようにして歩いたときの至福は忘れられない。帰りに弘前から見た独立峰、岩木山の雄大な姿にも息を呑んだ。著者フローレンスさんも、十二湖で同じトレイルを歩き、弘前では岩木山を眺めたはずだと思うと、感慨もひとしおだった。本書では「結婚をして、仕事を得て、海のそばに住む」人は幸福度が高いという説が紹介されているけれど、「山が見える」地域に暮らしていることも幸福度を上げる要因であるような気がした。岩木山のような包容力のある山の姿を、四季を通じて眺められたら、日々の生活がどれほど豊かになるだろう。

いや、「豊かになる」だけではない。本書に登場する帰還兵やＡＤＨＤの子どもたちのように、自然のなかですごせば、もてる才能を発揮し、生きる力を取り戻すこともできる。自然には治癒力がある。「自然セラピー」をもっと有効活用する方策を、日本でももっと真剣に検討すべきではないだろうか。それにシンガポールのように、もっと緑化政策を取り入れることも大切ではないだろうか。韓国のように森林活用を政策として推進し、医療・教育・都市計画の現場でもっと自然を有効活用する方策を練るべきだろう。

とはいえ、ひとくちに「自然」といっても、いろいろな自然がある。庭の草木や街路樹といった身近な自然。近所の公園の木々といった公共施設の自然。そして、海や山など、都会からは時間をかけて足を伸ばさなければならない場所に広がる雄大な自然だ。こうしたさまざまな自然との接し方については、エピローグで紹介されている〈ネイチャー・ピラミッド〉が参考になる。このピラミッドの頂点にある雄大な自然のなかに、ときおり身を置く重要性も、著者は強調している。大自然のなかで感じる「畏敬の念」こそが、わたしたちを生き返らせるからだ。山の稜線で眼下に雲海を望んだとき、水平線に沈みゆく燃えるような太陽を見たとき、古代からただどっしりと存在する巨岩を目の当りにしたとき……。そんなときに「畏敬の念」を覚え、なにか大きなものに包まれているような気がして、自分の存在が取るに足らないものに思えたという経験がある方も多いだろう。そうした「畏敬の念」が脳にどのような影響を及ぼすのか。「バーチャル」な自然では脳を回復させることはできないのか。このあたりの記述も本書の白眉だ。

本書の専門的記述については、千葉大学環境健康フィールド科学センターの宮崎良文教授と、宋《ソン》チョロン先生がお目を通してくださった。千葉大学の柏の葉キャンパスを訪ねた際には、わたしたちをあたかかく出迎えてくださったことにも、あらためて感謝申しあげます（おふたりがくださった名刺は、紙製ではなくヒノキ製でした！　いまも名刺からはほんのりヒノキのいい香りが立ちのぼっています）。また本書の版権を獲得してくださった、鎌倉の山をこよなく愛するトレイルランナー、ＮＨＫ出版の松島倫明編集長、山で「畏敬の念」を感じることの意義を本書で再確認なさったというＮＨＫ出版の担当編集者、塩田知子氏、そしてアーチーズ国立公園でのトレッキング経験があり、テニス仲間でもある共訳者の森嶋マリ氏に心から御礼申しあげます。

本書の第12章は「樹木は地球のお役に立つべく、すでに気をつけの姿勢で立っている」という一文で締めくくられている。訳者はこの一節が大好きだ。日々のストレスに苦しむ方、病と闘っている方、どうにかして気持ちを安定させたいと願っている方、もてる力を存分に発揮したいと思っている方。あらゆる方のお役に立とうと、樹木はいつもあなたのそばに立っている。

本書は、まさにあなたのために書かれた本だ。本書をお読みになり、自然に触れ、脳を生き返らせ、前向きに日々を送っていただきたいと願っています。

二〇一七年　六月

栗木さつき

NATURE FIX
自然が最高の脳をつくる
最新科学でわかった創造性と幸福感の高め方

2017（平成29）年7月25日　第1刷発行

著者
フローレンス・ウィリアムズ

訳者
栗木さつき
森嶋マリ

発行者
森永公紀

発行所
NHK出版
〒150-8081　東京都渋谷区宇田川町41-1
TEL　0570-002-245（編集）　0570-000-321（注文）
ホームページ　http://www.nhk-book.co.jp
振替　00110-1-49701

印刷
亨有堂／大熊整美堂

製本
藤田製本

Printed in Japan
ISBN978-4-14-081718-6 C0098

協力
宮崎良文

装画
平尾直子

装幀
アルビレオ

校正
酒井清一

本文組版
天龍社

編集
松島倫明、塩田知子

編集協力
奥村育美

フローレンス・ウィリアムズ
Florence Williams

作家、ジャーナリスト、ジョージ・ワシントン大学客員学者。『アウトサイド・マガジン』の編集に携わるかたわら、『ニューヨーク・タイムズ』『ニューヨーク・タイムズ・マガジン』『ナショナル ジオグラフィック』などに環境、健康、科学をテーマとした記事を寄稿。デビュー作『おっぱいの科学』(梶山あゆみ訳、東洋書林、2013年)は、ロサンゼルス・タイムズ・ブック賞(科学技術部門)を受賞し、『ニューヨーク・タイムズ』紙の「今年注目を集めた100冊」にも選ばれる。

訳者

栗木さつき
Satsuki Kuriki

翻訳家。慶應義塾大学経済学部卒業。訳書に、グレアム・イーストン『医者は患者をこう診ている』(河出書房新社)、トレーシー・アロウェイ、ロス・アロウェイ『脳のワーキングメモリを鍛える!』、ヘンリー・マーシュ『脳外科医マーシュの告白』(以上、NHK出版)、ジェフ・ウィルザー『科学でわかった正しい健康法』(大和書房)、サイモン・シネック『WHYから始めよ!』(日本経済新聞出版社)ほか多数。

森嶋マリ
Mari Morishima

翻訳家。武蔵野美術大学短期大学部デザイン学科卒業。訳書に、ゼラーナ・モントミニー『折れない心のつくり方』(ハーパーコリンズ・ジャパン)、シェーン・J・ロペス『5年後の自分を計画しよう』、マシュー・ハーテンステイン『卒アル写真で将来はわかる』(以上、文藝春秋)、オヴィディア・ユウ『アジアン・カフェ事件簿1　プーアール茶で謎解きを』(原書房)、ジェラルディン・ブルックス『古書の来歴』(武田ランダムハウスジャパン)ほか多数。

解説

宮崎良文
Yoshifumi Miyazaki

千葉大学環境健康フィールド科学センター教授、医学博士。「木材と森林浴の快適性増進効果の解明」に対して農林水産大臣賞受賞。日本生理人類学会賞受賞。著書に『自然セラピーの科学』『森林医学2』(以上、朝倉書店)など。

原注

プロローグ

［1］ ラルフ・ウォルドー・エマソン著『自然について』（斎藤光訳、日本教文社）の一節「健康がすぐれていれば、空気は、信じられぬほどの効力をもつ強壮剤である」からヒントを得た。

［2］ エドワード・アビーの言葉は以下より。Edward Abbey, *Desert Solitaire: A Season in the Wilderness* (Tucson: University of Arizona Press 1988), preface〔『砂の楽園』（エドワード・アビー、越智道雄訳、東京書籍）。ただし邦訳は1967年版の序文を採用しているため、該当箇所の訳文はない〕.

［3］ 紹介したマッケロンの研究に関して補足しておく。マッケロンが比較対照試験において、天候や仲間との交流など、さまざまな変数を調整したことを指摘しておきたい。また週末や祝日などの回答に関しては、回答者が働いていないと仮定し、休暇中の効果があることも考慮に入れた。つまり回答者はただ自然のなかにいるからではなく、仕事が休みだから幸福感を覚えているという可能性を考慮したのだ。この研究に関しては、以下を参照のこと。George Mackerron and Susana Mourato, "Happiness Is Greater in Natural Environments," *Global Environmental Change*, vol. 23, no. 5 (Oct. 2013): p. 992.

［4］ Elizabeth K. Nisbet and John M. Zelenski,"Underestimating Nearby Nature Affective Forecasting Errors Obscure the Happy Path to Sustainability," *Psychological Science*, vol. 22, no. 9 (2011): pp. 1101–6.

［5］ イギリスのマーケティング代理店Tecmarkの調査を参照した。
http://www.dailymail.co.uk/sciencetech/article-2783677/How-YOU-look-phone-The-average-user-picks-device-1-500-times-day.html
2015年5月26日にアクセスした。

［6］ 次のExperianのマーケティング調査のデータを参照した。
http://www.experian.com/blogs/marketing-forward/2013/05/28/americans-spend-58-minutes-a-day-on-their-smartphones/
2015年5月27日にアクセスした。

［7］ 下記のNature Conservancyの調査結果によれば、子どもは1日に10%程度しか戸外で

すごしていない。
http://www.nature.org/newsfeatures/kids-in-nature/kids-in-nature-poll.xml.

［8］ John Muir, *Our National Parks*（New York: Houghton, Mifflin, 1901）, p. 1.

［9］ Mose Velsor（Walt Whitman）, "Manly Health and Training, with Off-Hand Hints Toward Their Conditions," ed. Zachary Turpin, *Walt Whitman Quarterly Review* 33（2016）: p. 289.

［10］ *The Prelude*, 1805〔『対訳 ワーズワス詩集』（山内久明編、岩波書店）』、ティンターン修道院上流数マイルの地で〕.

［11］ Eric Wiener, *The Geography of Genius*（New York: Simon & Schuster, 2016）, p. 235. ベートーヴェンの引用は1808年にTherese Malfatti に宛てた手紙より。

［12］「『見晴らしがよく、かつ安全に身を隠せる』自分の城が欲しい」と考える人間の傾向について。Jay Appleton, *The Experience of Landscape*（London: John Wiley, 1975）and Gordon Orians, *Snakes, Sunrises and Shakespeare*（Chicago: University of Chicago Press, 2014）.

［13］ Clifford Nass, including Roy Pea et al., "Media Use, Face-to-face Communication, Media Multitasking, and Social Well-Being Among 8-to-12-Year-Old Girls," *Developmental Psychology*, vol. 48, no. 2（2012）: p. 327 ff.
自然欠乏障害に関しては下記を参照した。Richard Louv, *Last Child in the Woods*（New York: Workman Publishing, 2005）.

［14］ Sebnem Arsu and Ceylan Yeginsu, "Turkish Leader Offers Referendum on Park at Center of Protests," *New York Times*, June 13, 2013.
http://www.nytimes.com/2013/06/13/world/europe/taksim-square-protestsistanbul-turkey.html?_r=0
2015年7月2日にアクセスした。

［15］ Witold Rybyznski, *A Clearing in the Distance: Frederick Law Olmsted and the Nineteenth Century*, Kindle location 4406.

1

本章の内容の一部は下記の記事として最初に掲載された。Florence Williams, "Take Two Hours of Pine Forest and Call Me in the Morning," *Outside*, Nov. 2012, published

online Nov. 28, 2012.

[1] Edward O. Wilson, *The Biophilia Hypothesis* (Washington, DC: Island Press, 1993), p. 32〔『バイオフィーリアをめぐって』(スティーヴン・R・ケラート/エドワード・O・ウィルソン編、荒木正純、時実早苗、船倉正憲訳、法政大学出版局)〕.

[2] 松尾芭蕉の俳句。Quoted in Margaret D. McGee, *Haiku—The Sacred Art: A Spiritual Practice in Three Lines* (Woodstock, VT: Sky Paths Publishing, 2009), p. 32.

[3] Miyazaki from the book *Designing Our Future: Local Perspectives on Bioproduction, Ecosystems and Humanity*, ed. Mitsuru Osaki: Okutama Town designated in 2008, pp. 409–10.

[4] 日本の林野庁のHP。

http://www.rinya.maff.go.jp/j/keikaku/genkyou/h24/1.html(2012)

[5] Yoshifumi Miyazaki, "Science of Nature Therapy," p. 8,
http://www.fc.chiba-u.jp/research/miyazaki/assets/images/natural%20therapy (07.06) _ e pdf
2015年6月にアクセスした。

[6] "Suicide in Japan," *Japan Today*, Jan. 18, 2011.

[7] Eric Goldschein, "Take a Look at Why the Tokyo Metro Is Known as 'Commuter Hell,'" *Business Insider*, Jan. 11, 2012; and Ronald E. Yates, "Tokyoites Rush to 'Commuting Hell'" *Chicago Tribune*, Oct. 28, 1990.

[8] *The Anatomy of Human Destructiveness* (New York: Holt, Rinehart & Winston, 1973), p. 366〔『破壊——人間性の解剖』(エーリッヒ・フロム、作田啓一、佐野哲郎訳、紀伊國屋書店)〕. Cited in Stephen R. Kellert, *Kinship to Mastery: Biophilia in Human Evolution and Development* (Washington, D.C.: Island Press, 1997).

[9] Stephen R. Kellert and Edward O. Wilson. *The Biophilia Hypothesis* (Washington, D.C.: Island Press, 1995), p. 416〔『バイオフィーリアをめぐって』(スティーヴン・R・ケラート/エドワード・O・ウィルソン編、法政大学出版局)〕.

[10] Yoshifumi Miyazaki, "Science of Nature Therapy" (above) and Juyoung Lee et al., "Nature Therapy and Preventive Medicine," in *Public Health—Social and Behavioral Health*, ed. Jay Maddock (Rijeka, Croatia: InTech, 2012); and

Miyazaki et al. "Preventive Medical Effects of Nature Therapy," *Nihon eiseigaku zasshi/Japanese Journal of Hygiene*, vol. 66, no. 4（2011）: pp. 651–56.

[11] Sandor Szabo, Yvette Tache, and Arpad Somogyi, "The Legacy of Hans Selye and the Origins of Stress Research: A Retrospective 75 Years After His Landmark Brief 'Letter' to the Editor of Nature," *Stress*, vol. 15, no. 5（2012）: pp. 472–78.

[12] Esther M. Friedman et al., "Social Strain and Cortisol Regulation in Midlife in the US," *Social Science & Medicine*, vol. 74, no. 4（2012）: pp. 607–15.

[13] Roger S. Ulrich et al., "Stress Recovery During Exposure to Natural and Urban Environments," *Journal of Environmental Psychology*, vol. 11: 201–30.

[14] Qing Li et al., "Effect of Phytoncide from Trees on Human Natural Killer Cell Function,"*International Journal of Immunopathology and Pharmacology*, vol. 22, no. 4（2009）: pp. 951–59.

2

[1] Daniel Levitin, *The Organized Mind: Thinking Straight in the Age of Information Overload*（New York: Dutton, 2014）, p. 12.

[2] R.A. Atchley et al., "Creativity in the Wild: Improving Creative Reasoning Through Immersion in Natural Settings," *PLoS ONE*, vol. 7, no. 12（2012）, published online, e51474.

[3] William James, *The Principles of Psychology*（Chicago: Henry Holt/ Encyclopedia Britannica, 1991）, p. 261.

[4] James, p. 260.

[5] William James quote from the biographical note in James, p. vi.

[6] ツイッターのフィードより。Shit Academics Say, May 13, 2015, 9:41 P.M., https://twitter.com/AcademicsSay.

[7] Levitin, p. 7.

[8] Levitin, p. 98.

[9] Levitin, p. 12.

［10］ Olmsted's 1865 Report to the Congress of the State of California as quoted in Roger S. Ulrich et al., "Stress Recovery During Exposure to Natural and Urban Environments," *Journal of Environmental Psychology*, vol. 11, no. 3（1991）: p. 206.

［11］ The Kaplan/Berman cognitive study: Berman et al., "The Cognitive Benefits of Interacting with Nature," *Psychological Science*, vol. 19, no. 12（2008）: pp. 1207–12.

［12］ Tae-Hoon Kim et al., "Human Brain Activation in Response to Visual Stimulation with Rural and Urban Scenery Pictures: A Functional Magnetic Resonance Imaging Study," *Science of the Total Environment*, vol. 408, no. 12（2010）: pp. 2600–2607.

3

本章の内容の一部は、著書執筆の次の記事にちがう形で含まれている。Florence Williams, "This is Your Brain on Nature," *National Geographic*, January 2016.

［1］ Euny Hong, *The Birth of Korean Cool: How One Nation Is Conquering the World Through Pop Culture*（New York: Picador, 2014）: p. 61.

［2］ Hong, p. 2.

［3］ Daniel Tudor, *Korea: The Impossible Country*（North Clarendon, VT: Tuttle Publishing, 2013）, Kindle location 171.

［4］ Robert Louis Stevenson, *Essays of Travel*（London: Chatto & Windus, 1905）, p.170,
http://www.archive.org/stream/e00ssaysoftravelstevrich#page/n7/mode/2up
2015年6月17日にアクセスした。

［5］ "Pan in America" and cited in Tianying Zang, *D.H. Lawrence's Philosophy of Nature: An Eastern View*（Bloomington, IN: Trafford Publishing, 2011）, p. 7.

［6］ "The Forest and Human Health Issues in Korean Forest Policy and Research," topic paper, Korea Forest Research Institute, Oct. 27, 2014.

［7］ 本書の執筆当時、世界銀行が発表した最新のランキングによる。

http://databank.worldbank.org/data/download/GDP.pdf.
2015年6月にアクセスした。

［8］ Tudor, Kindle location 1954.

［9］ Tudor, Kindle location 1939.

［10］ Hong, Kindle locations 740, 757.

［11］ Tudor, Kindle location 498.

［12］ Hong, Kindle location 726.

［13］ Caroline Bushdid et al., "Humans Can Discriminate More Than 1 Trillion Olfactory Stimuli," *Science*, vol. 343, no. 6177（2014）: pp. 1370–72.

［14］ Lilianne R. Mujica-Parodi et al., "Chemosensory Cues to Conspecific Emotional Stress Activate Amygdala in Humans," *PLoS ONE*, vol. 4, no. 7（2008）, published online, e6495.

［15］ スヴァンテ・ペーボへの人間の嗅覚に関するインタビュー。Cold Spring Harbor Laboratory's DNA Learning Center website: http://www.dnalc.org/view/15149-Human-smell-receptors-Svante-Paabo.html.
2014年11月にアクセスした。

［16］ 自分で自分を飼いならすことに関してもっと知りたい方は、下記を参照のこと。
Razib Khan, "Our Cats, Ourselves," New York Times, Nov. 24, 2014.
2014年11月にアクセスした。

［17］ Tami C. Bond et al., "Bounding the Role of Black Carbon in the Climate System: A Scientific Assessment," *Journal of Geophysical Research: Atmospheres*, vol. 118, no. 11（2013）: pp. 5380–552.

［18］ Calderón-Garcidueñas et al., "Air Pollution, Cognitive Deficits and Brain Abnormalities: A Pilot Study with Children and Dogs," *Brain and Cognition*, vol. 68, no. 2（2008）: pp. 117–27.

［19］ Gregory M. Rowangould, "A Census of the U.S. Near-Roadway Population: Public Health and Environmental Justice Considerations," *Transportation Research Part D: Transport and Environment,* vol.25（2013）: pp. 59–67.

この研究はまた全国的に見て、交通量が多い道路の付近の人口密度の高い地域には、

非白人の低所得者層の住民が多いことにも言及している。くわえて、交通量の多い道路のそばに暮らす人がいる地域の大気の質を郡が監視していない場合が多い。

[20] Diane Ackerman, *A Natural History of the Senses* (New York: Vintage Books, 1995), p. 36.

[21] Paula Fitzgerald Bone and Pam Scholder Ellen, "Scents in the Marketplace: Explaining a Fraction of Olfaction," *Journal of Retailing*, vol. 75, no. 2 (1999): pp. 243–262.

[22] Rob W. Holland, Merel Hendriks, and Henk Aarts, "Smells Like Clean Spirit: Nonconscious Effects of Scent on Cognition and Behavior," *Psychological Science*, vol. 16, no. 9 (2005): pp. 689–93.

[23] Katie Liljenquist, Chen-Bo Zhong, and Adam D. Galinsky, "The Smell of Virtue: Clean Scents Promote Reciprocity and Charity," *Psychological Science*, vol. 21, no. 3 (2010): pp. 381–83.

[24] Mi-Jin Park, "Inhibitory Effect of the Essential Oil from Chamaecyparis obtuse on the Growth of Food-Borne Pathogens," *Journal of Microbiology*, vol. 48, no. 4 (2010): pp. 496–501.

[25] Yuk-Lan Lee et al., "A Systematic Review of the Anxiolytic Effects of Aromatherapy in People with Anxiety Symptoms," *Journal of Alternative and Complementary Medicine*, vol. 17, no. 2 (2011): p. 106.

[26] Lee et al., p. 107.

[27] Jacqui Stringer and Graeme Donald, "Aromasticks in Cancer Care: An Innovation Not to Be Sniffed At," *Complementary Therapies in Clinical Practice*, vol. 17, no. 2 (2011): pp. 116–21.

[28] Toshiko Atsumi and Keiichi Tonosaki, "Smelling Lavender and Rosemary Increases Free Radical Scavenging Activity and Decreases Cortisol Level in Saliva," *Psychiatry Research* ,vol. 150, no. 1 (2007) :pp. 89–96, and Yumi Shiina et al., "Relaxation Effects of Lavender Aromatherapy Improve Coronary Flow Velocity Reserve in Healthy Men Evaluated by Transthoracic Doppler Echocardiography," *International Journal of Cardiology*, vol. 129, no. 2 (2008): pp. 193–97.

[29] George MacKerron and Susana Mourato, "Life Satisfaction and Air Quality in London," *Ecological Economics*, vol. 68, no. 5（2009）: pp. 1441–53.

4

[1] アーネスト・ヘミングウェイが若い作家に送ったとされる書簡より。Malcolm Cowley, "Mister Papa," *Life*, Jan. 10, 1949, p. 90.

[2] Kurt Fristrup, senior scientist, National Park Service, from a talk at the AAAS conference in San Jose, California, Feb. 16, 2015.

[3] Jesse R. Barber et al., "Conserving the Wild Life Therein: Protecting Park Fauna from Anthropogenic Noise," *Park Science*, vol. 26, no. 3（Winter 2009–10）, p. 26.

[4] フライト数などに関しては2002年のデータまで the Bureau of Transportation's TranStatsのウェブサイトで参照可能。
http://www.transtats.bts.gov/Data_Elements .aspx?Data=1.
2015年6月にアクセスした。

[5] the National Oceanic and Atmospheric Administration, http://sos.noaa.gov/Datasets/dataset.php?id=44.
2016年6月16日にアクセスした。

[6] FAA Aerospace Forecast Fiscal Years 2012– 2032, quoted in Gregory Karp, "Air Travel to Nearly Double in Next 20 Years, FAA Says," *Chicago Tribune*, March 8, 2012.
2015年2月にアクセスした。

[7] the National Park Service,
http://media.thenews tribune.com/smedia/2014/05/17/16/18/1nMDOK.HiRe.5.jpg.
2015年2月にアクセスした。

[8] うちの近所の騒音の平均値。
the 2013 Annual Aircraft Noise Report of the Metropolitan Washington Airports Authority, http://www.mwaa.com/file/2013_noise_report_final2.pdf.
2015年2月にアクセスした。

[9] カーライルの逸話に関しては下記を参照した。Don Campbell and Alex Doman, *Healing at the Speed of Sound: How What We Hear Transforms Our Brains and Our Lives*（New York: Hudson Street Press, 2011）, Kindlelocation 566.

[10] Barbara Griefahn et al., "Autonomic Arousals Related to Traffic Noise During *Sleep*," Sleep, vol. 31, no. 4（2008）: p. 569.

[11] Barber, p. 26.

[12] Barber, p. 26.

[13] Barber, p. 29.

[14] 脳に音が届く方法をもっと知りたい方は下記を参照のこと。Daniel Levitin, *This Is Your Brain on Music*（New York: Penguin Group, 2006）, pp. 105–6.

[15] Levitin, p. 29.

[16] バークリーの問いに関してもっと知りたい方は下記を参照のこと。Levitin, p. 24.

[17] 騒音と高血圧の関係に関しては下記を参照した。Martin Kaltenbach, Christian Maschke, and Rainer Klinke, "Health Consequences of Aircraft Noise," *Dtsch Arztebl Int*, vol. 105, no. 31-32（2008）: pp. 548–56.

[18] ミュンヘンの空港の調査。Gary Evans et al., "Chronic Noise Exposure and Physiological Response: A Prospective Study of Children Living Under Environmental Stress," *Psychological Science*, vol. 9, no. 1（1998）: pp. 75–77.

[19] Kaltenbach et al., 2008.

[20] Campbell and Doman, *Healing at the Speed of Sound*, Kindle location 2466.

[21] David Weinzimmer et al., "Human Responses to Simulated Noise in National Parks," *Leisure Sciences: An Interdisciplinary Journal*, vol. 36, issue 3（2014）: pp. 251–67.

[22] Marcus Hedblom et al., "Bird Song Diversity Influences Young People's Appreciation of Urban Landscapes," *Urban Forestry & Urban Greening*, vol. 13, no. 3（2014）: pp. 469-474.
また公園で他人の声が聞こえると、公園にきた人の記憶力に悪影響を及ぼすという興味深い研究も報告されている。Jacob A. Benfield et al., "Does Anthropogenic Noise in National Parks Impair Memory?" *Environment and Behavior*, vol. 42, no. 5（2010）: pp. 693–706.

［23］ ラスキンの文章は下記から引用した。"Unto This Last"（1862），cited in Jonathan Bate, *Romantic Ecology: Wordsworth and the Ecological Tradition*（London: Rutledge, 1991），preface.

［24］ ダーウィンに関しては下記を参照した。Gordon H. Orians, *Snakes, Sunrises, and Shakespeare: How Evolution Shapes Our Loves and Fears*（Chicago: University of Chicago Press, 2014），Kindle location 1877.

［25］ Denise Winterman, 'The Surprising Uses for Birdsong', *BBC Magazine*, May 8, 2013,
http://www.bbc.com/news/magazine-22298779.
2015年2月にアクセスした。

［26］ チャイロツグミモドキなどに関する情報は下記を参照した。
http://www.pbs.org/lifeofbirds/songs/.
2015年2月にアクセスした。

［27］ 鳥の脳の構造と人間の大脳基底核の比較に関しては下記を参照した。Johan J. Bolhuis et al., "Twitter Evolution: Converging Mechanisms in Birdsong and Human Speech," *Nature Reviews Neuroscience*, vol. 11, no. 11（2010）: pp. 747–59.

［28］ 鳥と人間の脳の構造と遺伝子の発現の類似、そして両者の進化に関してもっと知りたい方は下記を参照のこと。Bolhuis, but also Cary H. Leung et al., "Neural Distribution of Vasotocin Receptor MRNA in Two Species of Songbird," *Endocrinology*, vol. 152, no. 12（2011）: pp. 4865–81, and Michael Balter, "Animal Communication Helps Reveal Roots of Language," *Science*, vol. 328, no. 5981（2010）: pp. 969–71.

5

［1］ ジュラーの一節は下記文献から引用した。Elie Dolgin, "The Myopia Boom," *Nature*, vol. 519, no. 7543（2015）: pp. 276–78.
2015年3月にアクセスした。

［2］ E. M. Forster, *A Room with a View*（New York:Knopf, 1922），p. 13〔『眺めのいい部屋』E・M・フォースター、西崎憲、中嶋朋子訳、筑摩書房〕.

［3］ Florence Nightingale, *Notes on Nursing: What It Is, and What It Is Not*（New York: D. Appleton & Co., 1860）,
http://digital.library.upenn.edu/women/nightingale/nursing/nursing.html
2015年4月にアクセスした。

［4］ "View Through a Window May Influence Recovery," *Science*, vol. 224, no. 4647（1984）: pp. 224–25.

［5］ E. O. Moore, "A Prison Environment's Effect on Health Care Service Demands," *Journal of Environmental Systems*, vol. 11（1981）: pp. 17–34.

［6］ ロバート・テイラー公営住宅の研究に関しては以下を参照のこと。Frances E. Kuo, "Coping with Poverty: Impacts of Environment and Attention in the Inner City," *Environment & Behavior*, vol. 33, no.1（2001）: pp. 5–34; Frances E. Kuo and William C. Sullivan, "Aggression and Violence in the Inner City: Effects of Environment via Mental Fatigue," *Environment & Behavior*, Special Issue, vol. 33 no. 4（2001）: pp. 543–71.

［7］ Frances E. Kuo and William C. Sullivan, "Environment and Crime in the Inner City: Does Vegetation Reduce Crime?" *Environment & Behavior*, vol. 33, no. 3（2001）: pp. 343–67.

［8］ Frances E. Kuo et al., "Fertile Ground for Community: Inner-City Neighborhood Common Spaces," *American Journal of Community Psychology*, vol. 26, no. 6（1998）: pp. 823–51.

［9］ 車を運転しているときの苛立ちに関する研究に関しては下記を参照した。Jean Marie Cackowski, and Jack L. Nasar, "The Restorative Effects of Roadside Vegetation Implications for Automobile Driver Anger and Frustration," *Environment and Behavior*, vol. 35, no. 6（2003）: pp. 736–51.

［10］ オランダの研究はJolanda Maas et al., "Social Contacts as a Possible Mechanism Behind the Relation Between Green Space and Health," *Health and Place*, vol. 15, no. 2（2009）: pp. 586–95. オフィスの観葉植物の研究はNetta Weinstein, Andrew K. Przybylski, and Richard M. Ryan, "Can Nature Make Us More Caring? Effects of Immersion in Nature on Intrinsic Aspirations and Generosity," *Personality and Social Psychology Bulletin*, vol. 35, no. 10（2009）: pp. 1315–29.

［11］Richard Taylor, “The Curse of Jackson Pollock: The Truth Behind the World's Greatest Art Scandal,” *Oregon Quarterly*, vol. 90, no. 2（2010）, http://materialscience.uoregon.edu/taylor/CurseOfJackson Pollock.pdf 2015年3月にアクセス。

［12］アーサー・C・クラークが出演したドキュメンタリー番組からの引用。*The Colours of Infinity*, directed by Nigel Lesmoir-Gordon（1995）. YouTubeで動画を視聴できる。
https://www.youtube.com/watch?v=Lk6QU94xAb8
2015年6月にアクセスした。

［13］Caroline M. Hagerhäll et al., “Fractal Dimension of Landscape Silhouette Outlines as a Predictor of Landscape Preference,” *Journal of Environmental Psychology*, vol. 24, no. 2（2004）: pp. 247–55.

［14］脳波計に関する議論については下記を参照のこと。Richard Taylor et al., “Perceptual and Physiological Responses to Jackson Pollock's Fractals,” *Frontiers in Human Neuroscience*, vol. 5（2011）: pp. 60–70.

［15］絵画と自然におけるフラクタルについてもっと知りたい方は下記を参照のこと。Branka Spehar and Richard P. Taylor, “Fractals in Art and Nature: Why Do We Like Them?” *Human Vision and Electronic Imaging XVIII*, March 14, 2013, published online.

［16］Taylor, p. 60.

［17］B. E. Rogowitz and R. F Voss, “Shape Perception and Low Dimension Fractal Boundary Contours,” in B. E. Rogowitz and J. Allenbach, eds., *Proceedings of the Conference on Human Vision: Methods, Models and Applications, SPIE/SPSE Symposium on Electron Imaging, 1990*, vol. 1249, pp. 387–94, cited in Hagerhäll（2004）.

［18］Richard Taylor, “Human Physiological Responses to Fractals in Nature and Art: a Physiological Response,” author page at
http://materialscience.uoregon.edu/taylor/rptlinks2.html
2015年3月にアクセスした。

［19］1808年、ベートーヴェンは交響曲第6番ヘ長調「田園」の作曲を終えたあと、教え子で

あり、愛情をもっていたTherese Malfattiに手紙を送った。
http://worldhistoryproject.org/1808/beethoven-finishes-his-sixth-symphony
March 2015年3月にアクセスした。

[20] Peter H. Kahn, Rachel L. Severson, and Jolina H. Ruckert, "The Human Relation with Nature and Technological Nature," *Current Directions in Psychological Science*, vol. 18, no. 1 (2009) : p. 41.

[21] Peter Aspinall, personal communication, June 2014.

[22] ハンフリーの言葉は下記から引用した。
Natalie Angier, "How Do We See Red? Count the Ways," *New York Times*, Feb. 6, 2007,
http://www.nytimes.com/2007/02/06/science/06angi.html
2015年4月にアクセスした。

[23] 色の心理学についてもっと知りたい方は下記を参照のこと。Adam Alter's aptly named *Drunk Tank Pink* (New York: Penguin Group, 2013) .

[24] 作家のジョン・バージャーの一節は下記から引用した。
Diane Ackerman, *A Natural History of the Senses* (New York: Random House, 1990) ,p. 177.

[25] 見る者の気持ちを元気にさせるものの特徴に関してもっと知りたい方は下記を参照のこと。
D. Valtchanov and C. Ellard, "Cognitive and Affective Responses to Natural Scenes: Effects of Low Level Visual Properties on Preference, Cognitive Load and Eye-Movements," *Journal of Environmental Psychology*, vol. 43 (2015) : pp. 184–95.

[26] fMRIを利用した海馬傍回と腹側線条体に関するほかの研究には下記がある。Xiaom Yue et al., "The Neural Basis of Scene Preferences," *Neuroreport*, vol. 18, no. 6 (2007) : pp. 525–29.

[27] Ackerman, p. 255.

[28] ヴァルチャノフの空間視覚に関する理論を知りたい方は下記を参照のこと。Deltcho Valtchanov, "Exploring the Restorative Effects of Nature: Testing a Proposed Visuospatial Theory," diss., University of Waterloo, 2013.

6

［1］ Moominvalley in November（New York: Macmillan, 2014）, p. 26, first published in English in 1945〔『ムーミン谷の十一月』（トーベ・ヤンソン、鈴木徹郎訳、講談社）〕.

［2］ Rebecca Ray, Milla Sanes, and John Schmitt,"No-Vacation Nation Revisited"（Center for Economic and Policy Research,2013）, p. 5.以下から参照可能。
http://www.cepr.net/documents/publications/novacation-update-2013-05.pdf
2015年6月にアクセスした。
"Annual Holiday"（Ministry of Employment and the Economy, February 11, 2010）, 以下から参照可能。
https://www.tem.fi/en/work/labour_legislation/annual_holiday
2015年6月にアクセスした。

［3］ フィンランドの育児休暇制度については下記を参照のこと。
http://europa.eu/epic/countries/finland/index_en.htm
2015年6月にアクセスした。

7

［1］ Helen Macdonald, *H is for Hawk.*（New York: Random House, 2014）〔『オはオオタカのオ』（ヘレン・マクドナルド、山川純子訳、白水社）〕.

［2］ ゲール語で朗読された詩を下記で聞くことができる。
http://www.edinburghliterarypubtour.co.uk/makars/maclean/hallaig.html
2015年4月にアクセスした。

［3］ Robert McFarlane, *Landmarks*（London:Penguin UK, 2015）.

［4］ グラスゴーの人たちの寿命に関するデータはWHOの情報を参考にした。
http://www.who.int/bulletin/volumes/89/10/11-021011/en/
2015年4月にアクセスした。

［5］ *Richard J. Finlay, Modern Scotland 1914–2000*（London: Profile Books, 2004）.

［6］ キロカロリーのデータは下記を参照した。Jo Barton and Jules Pretty, "What Is the Best Dose of Nature and Green Exercise for Improving Mental Health? A

Multi-Study Analysis," *Environmental Science & Technology*, vol. 44, no. 10（2010）: p. 3947.

［7］"Let's Get Scotland Walking: The National Walking Strategy," government report（2014）, http://www.gov.scot/Resource/0045/00452622.pdf
2015年4月にアクセスした。

［8］Richard Mitchell and Frank Popham, "Effect of Exposure to Natural Environment on Health Inequalities: An Observational Population Study," *Lancet*, vol. 372（2008）: pp. 1655–60.

［9］『アメリカ予防医学ジャーナル』に発表したミッチェルの研究については、彼のブログから引用した。
http://cresh.org.uk/2015/04/21/more-reasons-to-think green-space-may-be-equigenic-a-new-study-of-34-european-nations/
2015年4月にアクセスした。
この研究のオリジナル文献はRichard J. Mitchell et al.,"NeighborhoodEnvironmentsand Socioeconomic Inequalities in Mental Well-Being,"*American Journal of Preventive Medicine,* vol. 49, issue 1（2015）: pp. 80–84.

［10］Martin Williams, "Hopes for Forestry Scheme to Branch Out," *The Herald*（Edinburgh）, June 4, 2013.
http://www.heraldscotland.com/news/home-news/hopes-for-forestry-scheme-tobranch- out.21253639
2014年5月にアクセスした。

［11］ベンジャミン・ラッシュの言葉は下記から引用した。*Benjamin Rush, Medical Inquiries and Observations upon Diseases of the Mind*（Philadelphia: Kimber & Richardson, 1812）, p. 226,
https://archive.org/stream/medicalinquiries1812rush#page/n7/mode/2up
2015年5月にアクセスした。

［12］Johan Ottosson, "The Importance of Nature in Coping,"diss., Swedish University of Agricultural Sciences, 2007, p. 167.

［13］Ralph Waldo Emerson, *Nature*（Boston: James Munroe & Co., 1836）, p. 13〔『自然について』（斎藤光訳、日本教文社）〕.
オリジナルのエッセイの電子版

https://archive.org/details/naturemunroe00emerrich,
2015年6月にアクセスした。

［14］ イギリス人の幸福と健康と海岸線に関する研究には下記のものがある。
M.P. White et al., "Coastal Proximity, Health and Well-being: Results from a Longitudinal Panel Survey," *Health Place*, vol. 23（2013）: pp. 97–103
B.W.Wheeler et al., "Does Living by the Coast Improve Health and Wellbeing?" *Health Place*, vol. 18（2012）: pp. 1198–201.

［15］ ウォーキングに関するほかの研究。
Melissa Marselle et al., "Examining Group Walks in Nature and Multiple Aspects of Well-Being: A Large-Scale Study,"*Ecopsychology*, vol. 6, no. 3（2014）: pp. 134–147,and Melissa Marselle et al.,"Walking for Well-Being: Are Group Walks in Certain Types of Natural Environments Better for Well-Being than Group Walks in Urban Environments?" *International Journal of Environmental Research and Public Health*, vol. 10,no. 11（2013）: pp. 5603–28.

8

［1］ Henry David Thoreau, "*Walking,*" in *The Writings of Henry David Thoreau*, Riverside ed.（Boston: Houghton Mifflin, 1893）, p. 258〔『歩く』（ヘンリー・ソロー作、山口晃編・訳、ポプラ社）〕.

［2］ グロの文章は下記から引用した。
Carole Cadwalladr, "Frédéric Gros: Why Going for a Walk Is the Best Way to Free Your Mind," *The Guardian*, April 19, 2014
http://www.theguardian.com/books/2014/apr/20/frederic-gros-walk-nietzsche-kant
2015年5月にアクセスした。

［3］ Henry David Thoreau, "Walking," Kindle location 54.

［4］ "Walking": Thoreau, Kindle location 33.

［5］ Velsor Mose（Walt Whitman）, "Manly Health and Training, with Off-Hand Hints Toward Their Conditions," ed. Zachary Turpin, *Walt Whitman Quarterly Review* 33（2016）, p. 189.

[6] ハートマンの移転の話は下記を参照のこと。
Jon Nordheimer, "15 Who Fled Nazis as Boys Hold a Reunion," *New York Times, July* 28, 1983.

[7] ワーズワースの引用は、the First Book of *The Recluse* より。

[8] 『叙情歌謡集』〔ワーズワス、コールリッジ、宮下忠二訳、大修館書店〕の序文から。下記からの孫引き。James A. W. Heffernan, "Wordsworth's London: The Imperial Monster," *Studies in Romanticism*, vol. 37, no. 3（1998）: pp. 421–43.

[9] ベルガーの研究についてもっと知りたい方は下記を参照のこと。David Millett, "Hans Berger: From Psychic Energy to the EEG," *Perspectives in Biology and Medicine*, vol. 44, no. 4（2001）: pp. 522–42.

[10] エディンバラにおける脳波の研究については下記を参照のこと。Peter Aspinall et al., "The Urban Brain: Analysing Outdoor Physical Activity with Mobile EEG," *British Journal of Sports Medicine*（2013）, published online, bjsports -2012-091877.

[11] クレイマーの運動に関する研究に関しては下記を参照のこと。Charles H. Hillman et al., "Be Smart, Exercise Your Heart: Exercise Effects on Brain and Cognition," *Nature Reviews Neuroscience*, vol. 9, no. 1（2008）: pp. 58–65, and Kirk I. Erickson et al., "Exercise Training Increases Size of Hippocampus and Improves Memory," *Proceedings of the National Academy of Sciences*, vol. 108, no. 7（2011）: pp. 3017–22.

[12] スタンフォード大学が行なったウォーキングに関する研究は下記を参照のこと。Marily Oppezzo and Daniel L Schwartz, "Give Your Ideas Some Legs: The Positive Effect of Walking on Creative Thinking," *Journal of Experimental Psychology: Learning, Memory and Cognition*, vol. 40, no. 4（2014）.

[13] Greg Bratman et al., "The Benefits of Nature Experience: Improved Affect and Cognition," *Landscape and Urban Planning*, vol. 138（2015）, pp. 41–50.

[14] Gregory N. Bratman et al., "Nature Experience Reduces Rumination and Subgenual Prefrontal Cortex Activation," *Proceedings of the National Academy of Sciences*, vol. 112, no. 28（2015）: p. 8567.

9

本章の内容の一部は、著者執筆の次の記事に、最初は違う形で掲載された。National Geographic story "This Is Your Brain on Nature," January 2016.

バシュラールの引用は下記を参照した。Michael Pollan, *Cooked: A Natural History of Transformation*（New York: Penguin Press, 2013）, p. 109.

エレン・メロイの文章は、自然史を深く考察した下記の名著から引用した。Ellen Meloy, *The Last Cheater's Waltz*（New York: Henry Holt, 1999）, pp. 7, 107.

エドワード・アビーの最終章のタイトルは*Desert Solitaire: A Season in the Wilderness*（Tucson: University of Arizona Press, 1988）.〔『砂の楽園』、越智道雄訳、東京書籍〕

［1］ Bill Watterson, *The Complete Calvin and Hobbes*, Vol. 3（Riverside, NJ: Andrews McMeel, 2005）, p. 370.〔『カルビンとホッブス』（ビル・ワターソン、柳沢由実子訳、集英社）〕

［2］ Edmund Burke, *A Philosophical Enquiry into the Origin of our Ideas of the Sublime and Beautiful*（London: University of Notre Dame Press, 1968）, p. 57〔『崇高と美の観念の起源』（エドマンド・バーク、中野好之訳、みすず書房）〕.

［3］ 「畏怖の念」"awe" についてもっと知りたい方は下記を参照のこと。 Dacher Keltner, *Born to Be Good*（New York: W. W. Norton, 2009）, p. 257.

［4］ カント、ディドロらにバークが与えた影響について知りたい方は、前記Burke, 1968 ed., p. cxxvff 掲載のJames T. Boultonyによるintroduction を参照のこと。

［5］ この件は下記に紹介されている。Michael Pollan, "The Trip Treatment," *New Yorker*, Feb. 19, 2015
http://www.newyorker.com/magazine/2015/02/09/trip-treatment,
2015年10月2日にアクセスした。

［6］ Paul K. Piff et al., "Awe, the Small Self, and Prosocial Behavior," *Journal of Personality and Social Psychology*, vol. 108, no. 6（2015）: p. 883.

［7］ サイトカインの研究に関しては下記を参照した。
Jennifer E. Stellar et al., "Positive Affect and Markers of Inflammation: Discrete Positive Emotions Predict Lower Levels of Inflammatory Cytokines," *Emotion*, vol. 15, no. 2（2015）.

［8］ 思いやりに関するダーウィンの考え方や、一般的な畏怖の念についてもっと知りたい方に

は下記をお薦めする。Keltner's *How to Be Good.*
もっと学術的な要約は下記を参照のこと。Michelle N. Shiota, Dacher Keltner, and Amanda Mossman, "The Nature of Awe: Elicitors, Appraisals, and Effects on Self-Concept," *Cognition and Emotion*, vol. 21, no. 5（2007）: pp. 944–63.

［9］ J. Carroll, "Time Pressures, Stress Common for Americans" a Gallup-Time Poll from 2008, cited in Rudd, 2012.

［10］ 畏怖の念や時間の認識に関してもっと知りたい方は下記を参照のこと。
Melanie Rudd et al., "Awe Expands People's Perception of Time, Alters Decision Making, and Enhances Well-Being," *Psychological Science* vol. 23, no. 10（2012）.
畏怖の念と寛容に関する研究についてもっと知りたい方は下記を参照のこと。
Netta Weinstein et al., "Can Nature Make Us More Caring? Effects of Immersion in Nature on Intrinsic Aspirations and Generosity," *Personality and Social Psychology Bulleti*n, vol. 35, no. 10（2009）: pp. 1315–40.

10

［1］ A. A. Milne, *The House at Pooh Corner*, deluxe ed.（New York: Dutton, 2009）, p. 101〔『プー横丁にたった家』（A・A・ミルン、石井桃子訳、岩波書店）〕.

［2］ ジョン・ミューアの言葉は、彼自身の下記の蔵書にある欄外書き込みから引用した。*Prose Works by Ralph Waldo Emerson*, vol. 1（this volume resides in the Beinecke Rare Book and Manuscript Library of Yale University）. Cited in "Quotations from John Muir," selected by Harold Wood,
http://vault.sierraclub.org/john_muir_exhibit/writings/favorite_quotations.aspx,
2016年4月12日にアクセスした。

［3］ ルイス・クラーク探検隊の記述に関しては下記を参照した。
lewis-clark.org/content/content-article.asp?ArticleID=1790
2014年9月にアクセスした。

［4］ 第一次世界大戦における形成外科技術の役割に関してもっと知りたい方は下記を参照のこと。Sheryl Ubelacker, "Unprecedented Injuries from First World War Spawned

Medical Advances Still Used Today," *Canadian Press* (via Postmedia's World War 1 Centenary site), Sept. 23, 2014,
http://ww1.canada.com/battlefront/unprecedented-injuries-from-first-world-war-spawned-medical-advancesstill-used-today,
2015年6月にアクセスした。
マスタード・ガスの影響については下記を参照のこと。"Facts About Sulfur Mustard," Centers for Disease Control, May 2, 2013,
http://www.bt.cdc.gov/agent/sulfurmustard/basics/facts.asp
2015年6月にアクセスした。

[5] オルムステッドの文章は下記から引用した。Rybczynski, Kindle edition location 3244.

[6] Matthew J. Friedman, "PTSD History and Overview," U.S. Department of Veterans Affairs, March 2, 2014
http://www.ptsd.va.gov/PTSD/professional/PTSD-overview/ptsd-overview.asp.

[7] "Witness Testimony of Karen H. Seal, M.D.,
MPH," House Committee on Veterans' Affairs, June 14, 2011,
http://Veterans.house.gov/prepared-statement/prepared-statement-karen-h-seal-md- mphdepartment-medicine-and-psychiatry-san, as quoted in David Scheinfleld,
"From Battlegrounds to the Backcountry: The Intersection of Masculinity and Outward Bound Programming on Psychosocial Functioning for Male Military Veterans," diss., University of Texas at Austin, 2014, p. 27.

[8] Gail Gamache, Robert Rosenheck, and Richard Tessler, "Overrepresentation of Women Veterans Among Homeless Women," *American Journal of Public Health*, vol. 93, no. 7 (2003): pp. 1132–36.

[9] 記憶力におけるグルココルチコイドの役割については下記を参照した。
J-F. Dominique et al., "Stress and Glucocorticoids Impair Retrieval of Long-Term Spatial Memory," *Nature*, vol. 394 (1998): pp. 787–90.
海馬に関する記述については下記を参照した。Nicole Y.L. Oei et al., "Glucocorticoids Decrease Hippocampal and Prefrontal Activation During Declarative

Memory Retrieval in Young Men," *Brain Imaging and Behaviour*, vol. 1（2007）: pp. 31–41.
ノルアドレナリンに関しては下記を参照した。J. Douglas Bremner, "Traumatic Stress: Effects on the Brain," *Dialogues in Clinical Neuroscience*, vol. 8, no. 4（2006）: pp. 445.

[10] Jessie L. Bennett et al., "Addressing Posttraumatic Stress Among Iraq and Afghanistan Veterans and Significant Others: An Intervention Utilizing Sport and Recreation," *Therapeutic Recreation Journal*, vol. 48, no. 1（2014）: p. 74.

[11] Matthew Jakupcak et al., "Hopelessness and Suicidal Ideation in Iraq and Afghanistan War Veterans Reporting Subthreshold and Threshold Posttraumatic Stress Disorder," *Journal of Nervous and Mental Disease*, vol. 199, no. 4（2011）: pp. 272–75.

11

本章の内容の一部は最初に著者執筆の以下の記事で発表した。"ADHD: Fuel for Adventure," *Outside*, Jan./Feb. 2016, published online Jan. 20, 2016,
http://www.outsideonline.com/2048391/adhd-fuel-adventure?utm_source=twitter&utm_medium=social&utm_campaign=tweet
2016年2月22日にアクセスした。

[1] "Manhood for Amateurs: The Wilderness of Childhood," *New York Review of Books*," July 19, 2009, www.nybooks.com/articles/archives/2009/jul/16/manhood-for-amateurs-the-wildernessof-childhood/
2015年7月17日にアクセスした。.

[2] 下記のブログを参照した。Richard Louv's blog post, "NATURE WAS MY RITALIN: What the New York Times Isn't Telling You About ADHD: The New Nature Movement
http://blog.childrenandnature.org/2013/12/16/nature-was-my-ritalin-what-the-new-york-times-isnt-tellingyou-about-adhd/
2015年7月20日にアクセスした。

[3] Witold Rybczynski, *A Clearing in the Distance: Frederick Law Olmsted and America in the 19th Century*（New York: Scribner,1999）, Kindle edition location 417.

Quote to principal from Kindle edition, location 296.

[4] A. Faber Taylor et al., "Coping with ADD: The Surprising Connection to Green Play Settings," *Environment and Behaviour*, vol. 33 (Jan. 2001) : pp. 54–77.

[5] Andrea Faber Taylor and Frances E. Ming Kuo, "Could Exposure to Everyday Green Spaces Help Treat ADHD? Evidence from Children's Play Settings," *Applied Psychology: Health and Well-Being*, vol. 3, no. 3 (2011) : pp. 281–303.

[6] Elmira Amoly et al., "Green and Blue Spaces and Behavioral Development in Barcelona Schoolchildren: The Breathe Project," *Environmental Health Perspectives* (Dec. 2014) , pp. 1351–58.

[7] Frances E. Kuo and Andrea Faber Taylor, "A Potential Natural Treatment for Attention-Deficit/Hyperactivity Disorder: Evidence from a National Study," *American Journal of Public Health*, vol. 94, no. 9 (2004) .

[8] Jaak Panksepp, "Can PLAY Diminish ADHD and Facilitate the Construction of the Social Brain?" *Journal of the Canadian Academy of Child and Adolescent Psychiatry—Journal de l'Académie canadienne de psychiatrie de l'enfant et de l'adolescent*, vol. 16, no. 2 (2007) : p. 62.

[9] エリン・ケニーの言葉は下記から引用した。David Sobel, "You Can't Bounce off the Walls if There Are No Walls: Outdoor Schools Make Kids Happier—and Smarter," *YES! Magazine*, March 28, 2014.
http://www.yesmagazine.org/issues/education-uprising/the-original-kindergarten?utm_source=FB&utm_medium=Social&utm_campaign=20140328
2015年7月17日にアクセスした。

[10] ルソー『エミール』より。引用元はNorman Brosterman, *Inventing Kindergarten* (New York: Harry N. Abrams, 1997) , p. 19.

[11] 世間にあまり知られていないフレーベルが残した多大な影響に関してはBrostermanの著書を参照のこと。フレーベルがキンダーガルテンを文字どおりモダンアートへと変化させたことがよくわかる。ブラック、カンディンスキー、ル・コルビュジエ、フランク・ロイド・ライトといった芸術家たちはみな、フレーベルのシンプルな玩具を手にし、抽象的な幾何学

模様のヒントを得た。とくにライトとル・コルビュジエは、自分のデザインのセンスはフレーベルに負うところが大きいと認めている。Brostermanは、こうしたフレーベルの影響力は歴史家にかえりみられていないと指摘する。というのも、こうした感覚が子ども時代に女性の教師によって育まれてきたからだ。

［12］フィンランドにおけるADHDに関しては下記を参照のこと。S. L. Smalley et al., “Prevalence and Psychiatric Comorbidity of Attention-Deficit/Hyperactivity Disorder in an Adolescent Finnish Population,” *Journal of the American Academy of Child and Adolescent Psychiatry*, vol. 46, no. 12（Dec. 2007）: pp. 1575–83, cited in Daniel Goleman, “Exercising the Mind to Treat Attention Deficits,” New York Times, May 12, 2014.

［13］B. A. Sibley et al., “The Relationship Between Physical Activity and Cognition in Children: A Meta-analysis,” *Pediatric Exercise Science*, vol. 15, no. 3（2003）: pp. 243–56.

［14］Damon E. Jones et al., “Early Social-Emotional Functioning and Public Health: The Relationship Between Kindergarten Social Competence and Future Wellness,” *American Journal of Public Health*, vol. 105, no. 11（2015）: pp. 2283–90.

［15］Pooja S. Tandon et al., “Active Play Opportunities at Child Care,” *Pediatrics*, May 18, 2015, published online.

［16］Romina M. Barros, et al., “School Recess and Group Classroom Behavior,” *Pediatrics*, vol. 123, no. 2（2009）: pp. 431–36.

［17］“Containerized kids”に関しては以下を参照のこと。
http://www.usatoday.com/news/health/2004-11-05- active_x.htm
2016年2月2日にアクセスした。

［18］R. Clements, “An Investigation of the Status of Outdoor Play,” *Contemporary Issues in Early Childhood*, vol. 5（2004）: pp. 68–80.
また下記も参照した。
S. Gaster, “Urban Children's Access to Their Neighbourhoods: Changes Over Three Generations”（1991）, quoted in R. Louv, *Last Child in the Woods*（Chapel Hill, NC: Algonquin Books, 2005）, p. 123.
子どもと運動に関しては下記を参照した。M. Hillman, J. Adams, and Whitelegg,

"One False Move: A Study of Children's Independent Mobility," London: Policy Studies Institute, 1990.
http://www.dailymail.co.uk/news/article-462091/How-children-lost-rightroam-generations.html.
ADHDと診断された未就園児に関しては下記を参照した。
http://www.nytimes.com/2014/05/17/us/among-experts-scrutiny-of-attention-disorderdiagnoses-in-2-and-3-year-olds.html?_r=0
2015年7月18日にアクセスした。

[19] J. M Twenge et al., "Birth Cohort Increases in Psychopathology Among Young Americans, 1938–2007: A Cross-Temporal Meta-Analysis of the MMPI," *Clinical Psychology Review*, vol. 30 (2010) : pp. 145–54, cited in M. Brussoni et al., "Risky Play and Children's Safety: Balancing Priorities for Optimal Child Development," *International Journal of Environmental Research and Public Health*, vol. 9 (2012) : pp. 3136–48.

12

[1] オルムステッドの言葉は下記から引用した。Rybczynski, Kindle location 2776.

[2] 都市（メトロ）サピエンスについてもっと知りたい方は下記を参照のこと。Jason Vargo, "Metro Sapiens, an Urban Species," *Journal of Environmental Studies and Sciences*, vol. 4, no. 3 (2014) .

[3] R. Dhamodaran, "The Great Migration—India by 2030 and Beyond: Harnessing Technology for Better Urban Transportation in India," a presentation to the Wilson Center,
http://www.wilsoncenter.org/sites/default/files/RAMAKRISHNAN%2C%20DHAMODARAN_Presentation.pdf
2015年7月31日にアクセスした。

[4] グレイザーの言葉は下記から引用した。
http://www.cityjournal.org/2014/24_3_urbanization.html
2015年7月31日にアクセスした。

[5] E. O. Wilson, *Sociobiology* (Cambridge, Mass: Harvard University Press, 2000) , p. 255.

[6] Florian Lederbogen et al., "City Living and Urban Upbringing Affect Neural Social Stress Processing in Humans," *Nature*, vol. 474, no. 7352（2011）: pp. 498–501.

[7] S. Marques and M. L. Lima: "Living in Grey Areas: Industrial Activity and Psychological Health," *Journal of Environmental Psychology*, vol. 31（2011）: 314–22, cited in "The Natural Environments Initiative: Illustrative Review and Workshop Statement," Report, Harvard School of Public Health, Center for Health and the Global Environment, 2014, p. 11.

[8] World Health Organization fact sheet
http://www.who.int/mediacentre/factsheets/fs369/en/
2015年8月3日にアクセスした。

[9] 世界銀行の統計より。
http://www.infoplease.com/ipa/A0934666.html,
2015年8月1日にアクセスした。

[10] Lee Kuan Yew, *From Third World to First: The Singapore Story: 1965–2000*（Singapore: Times Editions: Singapore Press Holdings, 2000）, p. 199.

[11] S. W. Kembel et al., "Architectural Design Influences the Diversity and Structure of the Built Environment Microbiome," *ISME Journal*, vol. 6, no. 8（Jan. 26, 2012）: pp. 648–50.

[12] Geoffrey H. Donovan et al., "The Relationship Between Trees and Human Health: Evidence from the Spread of the Emerald Ash Borer," *American Journal of Preventive Medicine*, vol. 44, no. 2（2013）: pp. 139–45.

[13] Omid Kardan et al., "Neighborhood Greenspace and Health in a Large Urban Center," *Scientific Reports*, vol. 5（2015）: pp. 1–14.

エピローグ

[1] ウォルト・ホイットマンの言葉は下記から引用した。Mose Velsor, "Manly Health and Training, with Off-Hand Hints Toward Their Conditions," ed. Zachary Turpin, *Walt Whitman Quarterly Review* 33（2016）: p. 212.

[2] Charles E. Beveridge and Paul Rocheleau, *Frederick Law Olmsted: Designing the*

American Landscape（New York: Rizzoli, 1998）, p.45, cited in Carol J. Nicholson, “Elegance and Grass Roots: The Neglected Philosophy of Frederick Law Olmsted,” *Transactions of the Charles S. Peirce Society*, vol. XL, no. 2（Spring 2004）,
http://www.dathil.com/cadwalader/olmsted_philosophy100.html
2015年8月3日にアクセスした。

＊URLは2017年2月の原書刊行時のものです。